小儿神经系统疾病研究

XIAO ER SHEN JING XI TONG JI BING YAN JIU

王 华 张学敏 韩国胜 著

U0335573

 吉林科学技术出版社

图书在版编目（CIP）数据

小儿神经系统疾病研究 / 王华, 张学敏, 韩国胜著
. -- 长春 : 吉林科学技术出版社, 2021.8
ISBN 978-7-5578-8542-7

Ⅰ.①小… Ⅱ.①王… ②张… ③韩… Ⅲ.①小儿疾
病 – 神经系统疾病 – 诊疗 Ⅳ.①R748

中国版本图书馆CIP数据核字(2021)第159865号

小儿神经系统疾病研究

著　王　华　张学敏　韩国胜
出 版 人　宛　霞
责任编辑　张伟泽
封面设计　刘　芸
制　　版　北京亚吉飞数码科技有限公司
幅面尺寸　185 mm × 260 mm　　1/16
字　　数　300千字
印　　张　14.375
印　　数　1—1500册
版　　次　2021 年 8 月第 1 版
印　　次　2022 年 5 月第 2 次印刷

出　　版　吉林科学技术出版社
发　　行　吉林科学技术出版社
地　　址　长春市净月区福祉大路 5788 号
邮　　编　130118
发行部传真/电话　0431-81629529　81629530　81629531
　　　　　　　　　81629532　81629533　81629534
储运部电话　0431-86059116
编辑部电话　0431-81629518
印　　刷　保定市铭泰达印刷有限公司

书　　号　ISBN 978-7-5578-8542-7
定　　价　60.00元

前　言

P REFACE

　　小儿神经外科学是神经外科学中的一个分支，目前发展成为一门独立学科。小儿神经外科之所以作为一种专门学科来进行研究，是由于小儿神经解剖、生理，病理及疾病的诊断、治疗等许多方面与成人有不同的特点，对于小儿神经系统病变的认识及其治疗后果，与年龄的差异和处理及时与否都有重要的关系。因此，随着医学技术的日益更新，小儿神经外科学作为探索新的诊断、治疗、预防技术的一门高、精、尖学科，小儿神经外科护理学也必须不断发展，并尽快培养出与之匹配的护理水平高、专科技术精、管理能力强的护理骨干。以优质护理服务为契机，以提升专科护理水平为抓手，护理人员只有全面掌握神经外科疾病的专业知识与专科技能，方能准确地观察患儿，判断病情，才能及时配合医疗，作出处理，才能有效干预、协助康复。

　　本书编者针对小儿神经系统疾病的日益增多和疾病的特殊性，编者查阅了大量相关文献和专业书籍，结合他们自身多年的临床护理经验，编辑了此书。本书符合当今护理要求，推陈出新，旨在为广大儿科护理人员提供小儿神经外科疾病护理知识的参考，以解决临床实践中的相关护理专业问题，并为促进患儿的康复做出贡献。

　　衷心希望该书能为读者提供帮助！

目 录
CONTENTS

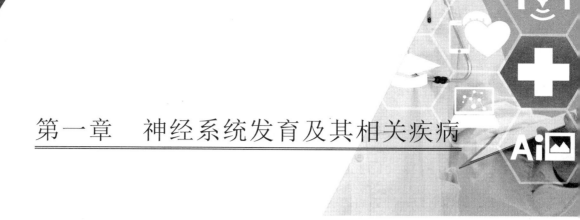

第一章　神经系统发育及其相关疾病

第一节　神经胚胎学新概念

传统胚胎学以描写形态发生为主，即细致观察发育中胚胎与胎儿器官及组织的大体及显微镜下改变。新的神经胚胎学将经典胚胎学与指引细胞及区域性分化的分子遗传程序整合起来，以期为这些解剖学改变显示的高度精确的序列性及显著时间空间上的重叠性特点提供解释。近年已有很多高级参考书中将形态发生与遗传程序（genetic programming）有效整合。在人类神经病理学中，大体与显微镜下改变所见体现出精细地序列化，显示脑成熟度与孕龄间有精确相关性，并为一些情况下的发育延迟提供了证据。

通过分子遗传学的手段，神经系统正常与异常发育的概念已经从传统的结构改变范畴如神经元发生、细胞移行、轴索投射及突触发生等转变为对"程序化前机制"的认识。基因或其转录产物间的相互关系使分化特定化，发育中基因可能只在胚胎瞬间表达，也可能终生持续。在发育完成后，这些基因可保留个体细胞型的特点，直至成年后，并可能为神经系统成熟后开始的变性过程提供线索。

临床小儿神经除了可从新的神经胚胎学中增加新概念外，还在于其提供了对神经系统出生缺陷的预防与治疗方面的新途径。基于这种新概念的人们必然会考虑到全新的，目前还不熟悉的大脑畸形的分类法。如基于各种在发育中决定与协调神经胚胎各方面（从原肠胚形成，神经上皮形成至出生后突触发生与成髓鞘）的基因转录产物的表达或共表达缺陷的分类法。另一重要性在于认识到，神经系统的发育不再能与整个胚胎及胎儿的其他部分分离，而是必然与周围结构相互影响，例如脊髓神经根可被中胚叶体节分段；而颅面发育可因从神经管移行的神经管（Neural crest）所诱导。

一、原肠胚形成（gastrulation）

原肠胚的形成诞生了神经系统，也是首次识别神经上皮与其他细胞或组织有区别的时刻。在简单脊索动物如文昌鱼及两栖类，原肠胚形成是由球状囊胚的向内凹陷。在鸟及人类，囊胚折叠成扁平双层的盘状，原肠胚形成是在该盘状物的双侧表面上胚层（epiblast）的原始条纹（primitive streak）。该条纹在每个胚胎建立了全部脊椎动物的基本躯体计划，即一个中线轴，双侧对称，头及尾端，背面及腹面。当原始条纹向前扩展，细胞在一端的聚集形成原始结节（primitive node）或 Hensen 结节（即两栖类原肠胚的"背唇"），该结节确定了头端方向。上胚层两端细胞均向原始条纹移动，通过它并在其下方进入两群细胞间的狭窄空间，上胚层（epiblast）在上，下胚层（hypoblast）在下。这些移行的细胞在其内产生中胚层及内胚层，有些会替代下胚层。

二、诱导（induction）

诱导是指一种胚胎组织对另一组织的影响，从而使诱导者及被诱导者分化成不同的成熟组织。在神经系统，神经管（Neural tube）的产生与发育可能与诱导作用的梯度（gradients）有关。

"诱导"的特异性不在于诱导的分子，其在于位于被诱导的细胞上的受体。若该受体对外来分子的识别发生错误测外来分子将成为对胚胎的致畸物。所以"诱导"只发生在精确的时间，此时被诱导细胞具备胜任能力，在该段时间前、后均不会发生。"诱导受体"并不必须在细胞的质膜上，也可在细胞质或在细胞核质，视黄酸（Retinoic acid）是细胞核诱导物的一个例子。有时，刺激物只作用在靶细胞膜而不需穿过细胞。受体所代表的诱导特异性也是由遗传程序化的：例如 Notch 基因在调节细胞对来自神经管内及周围胚胎组织诱导性因素反应的胜任能力十分重要。有些中胚层组织例如胎儿肠平滑肌可作为分裂素（mitogen）通过增加细胞增殖率而作用在神经上皮，但这并非真实的神经诱导，因为增殖中细胞并不分化与成熟。有些神经系统的调节基因及"组织原"（organizer）如 Wnt-1 也显示分裂素性效应，胰岛素样（IGF）及碱性成纤维细胞生长因子（bFGF）也有分裂素效应。

三、分节（Segmentation）

生物学家在 100 多年前就对很多昆虫及软体动物沿头尾轴的多个重复单位及胚胎脊椎动物的体节的概念产生争论。神经管的分节创造了内源性分隔空间，从而产生物理及化学界线以限制细胞在近分隔之间的运动。这些胚胎的分隔空间称为神经管节。

四、神经管的成型及生长与分化的轴和梯度

"成型"意指躯体计划的基本特点。这些特点则是每个细胞核内 DNA 遗传密码的解剖学表达，也可因邻近细胞的信号导致，这些特点由各种组织原基因家族的分泌性翻译产物的分子所携带，每一种均以高度精确且可预期的时间空间分布。

脊椎动物中枢神经系统的早期发育甚至在神经管形成之前即需建立一种基础性躯体计划即双侧对称，头部优势发育，识别头与尾端及背与腹面。这个躯体与神经管的基础建筑需要首先建立遗传表达及分化的确切生长轴及梯度：①纵轴伴头尾及尾头梯度；②垂直轴伴背腹与腹背梯度；③水平轴伴中间外侧与外侧中间梯度。正常个体发生及胚胎神经异常发育均与这些轴 / 梯度相关，必须加以重视。

五、遗传程序化的概括性原则

神经管发育的分子遗传调控可总结为一系列遗传程序化的原则。

（一）发育中的基因表现重复性作用

在胚胎发育期，通常认可的有用基因虽可经多次应用，但其在不同阶段有不同作用。一个分节的神经轴的组织原基因在以后可成为调节基因，在 CNS 特殊细胞的分化及保持中起作用。生长因子基因在不同阶段也可以重复使用，如成纤维细胞生长因子基因 EGF8 在原肠胚形成中有活性，以后在心脏，颅面，中脑，小脑及前脑发育中也起作用。所以一个基因分类为组织原还是调控基因取决于其所在特殊胚胎时期及在该发育期的功能。

（二）组织原基因的功能域在连续时期中改变

组织原基因表达的"领域"（或范围）通常在初期是弥漫的，在神经管发育后变得更局限或只限一定的神经管节。

（三）相关基因领域可能在不同神经管节有所不同

在发育的任何阶段，一个基因的领域可能对于一个头端神经管节而言为背侧，对尾端神经管节而言则为腹侧。

（四）有些基因可激活，调控或压抑其他基因的表达

有些组织原基因呈连续性作用，即一个已表达的基因可以启动另一个表达，也可共表达。所以第一个基因若表达失败可导致缺少其他基因表达，产生更广泛的发育缺陷，可以比第一个基因丢失损害更大。

（五）缺陷性同源异型框常使"领域"减少

一个缺陷的同源异型框基因，尤其是"分节"基因之一，通常在比正常情况下较少的神经管节表达，当缺陷使其领域减少，甚至可丢失其全部表达。这些改变发生在遗传性动物模型的纯合子而非杂合子状态。

（六）有些基因可补偿其他与其领域重叠的丢失的基因

过剩及协同：有些基因在同一神经管节共同表达，则可全部或部分补偿丢失表达的另一半，从而使神经系统解剖学的发育、成熟及功能仍可正常进行。

（七）一个组织原基因可能会被上调而在异位域表达

当该胚胎暴露过多时，有些分子可能在发育中神经系统起致畸作用，无论是外源性或内源性。诱导机制使组织原基因被上调使其在异位域如在正常发育中无作用的神经管节表达。

六、神经胚形成

神经胚形成是神经基板的弯曲而形成神经管。称之为初级神经胚形成。该过程需要

外源与内源性机械力量，并加上神经管成型中的背侧及腹侧化的遗传作用即生长轴与梯度和分化部分。

所谓二极神经胚形成仅指脊髓尾部终末端（即脊髓圆锥），其是发生于神经上皮尾部至后神经孔闭锁位点。脊髓的该部分并非形成管状，而是神经细胞的实心索带，在此处室管膜细胞在核心处分化，并使该索带形成管道，往往会发生小的畸变。中胚层对定向重要，但对神经管闭合不重要。胚胎表面上皮层的膨胀是主要的外源力量使神经上皮折叠而形成神经管。神经基板细胞是能动的并在表面外胚层下方移行，从而使基板外缘向背中线凸起。神经上皮内源性力量即底板细胞呈楔形，上窄下宽，则可促进其弯曲。底板宽度较小，但因位于腹中线足以产生重要作用。底板还受脊索的诱导，形成底板的室管膜细胞是首批分化的神经细胞，而且诱导腹侧带实质的生长多于背区，这也是促进神经基板呈曲线状的机制之一。

神经板的神经上皮细胞可下调其浆膜极性，所以顶部与底部表面并无不同，当神经管闭合前，通常细胞分化会有极性改变。此外神经上皮大多数有丝分裂纺锤的头——尾朝向及子代细胞体对其压挤的方向均可影响神经管形状。

七、胎儿期后调节基因的表达与细胞特性的保守性

个体发生期以后直至成年，很多发育中的基因仍在继续表达，尤其针对那些指导分化特殊类型细胞的基因，可使这些细胞直至成熟期仍保存其特征。

八、中枢神经系统发育中的解剖与生理过程

（一）过剩原则

神经胚胎学中最重要的普遍原则之一是"过剩"。主要包括：①当基因支配区域重叠时，可有能力代偿表达不足的基因；②神经母细胞产生过多，较实际需要多出30%～50%的现象，可发生在神经系统全部区域，这取决于对称有丝分裂循环次数及随后剩余的与靶组织无法匹配细胞的凋亡之间的平衡。未成熟轴索投射也有过剩，这是因为很多并行者形成弥漫性投射，随后在成熟过程中只剩下少数更加特殊的连接。突触产生也过多，随后通过修剪（pruning）方可达到行使精确功能的目的。

（二）神经管胚胎学的区带

神经胚形成后，闭合的神经管从横切面看有两个同心环结构：内环是室带，由可增殖的假复层柱状神经上皮组成；外环是边缘带，是细胞较少的区，含纤维及细胞外基质蛋白。进一步发育后，出现4个同心环带即室下带在增殖性室带外面由有丝分裂后，移行前神经母细胞，胶质母细胞及放射状胶质细胞组成。当神经母细胞沿放射状胶质细胞移行开始后，出现有放射状胶质细胞突起及附着的移行中神经母细胞组成的中间带形成，该带最终成为深部大脑半球皮层下白质。大脑移行的神经母细胞将成为大脑皮层者开始在边缘带内形成不分层的皮层板，由此使该带成为最外层缺少细胞区即分子层（以后为成熟大脑皮层Ⅰ），边缘带最内层被皮层板隔开称为板下带，且该区含很多神经元形成短

暂的先驱轴索以建立皮质脊髓及其他长投射途径，但最终板下带消失掺入成熟皮层第 6 层。

在脑干与脊髓，这几个同心环与大脑相似，然在小脑呈倒转变化，颗粒细胞从表面向内而非从室周向外移行。

（三）凋亡（apoptosis）

在神经系统各区均有神经母细胞过多产生，至成熟时较实际需要多出 30% ~ 70%。过多的细胞存活几天至几周后自发经历变性改变程序而消失，不伴有炎症反应性死亡或胶质细胞瘢痕增生等。

凋亡是由遗传确定的模式，其过程则在每个细胞均已程序化，但其表达可因一些基因抑制作用而阻断，如 bcl-2 及即刻早期原癌基因 c-fos。这种遗传性调控也可由邻近其他细胞的营养因子所修饰。如神经生长因子及 bFGF 可阻断细胞死亡并保存神经系统各细胞谱系的特征。凋亡过程还可被代谢因素所促进或减缓，例如细胞质甲状腺激素，血浆氨，局部神经毒素如兴奋性氨基酸门冬氨酸等的浓度；乳酸酸中毒，钙及电解质不平衡等。

凋亡发生在两个时相。其一发生在不完全分化细胞代表该过程的最重要时相，甚至在完全未分化的神经上皮细胞也可经历凋亡，但机制不明。其二是在成熟，已很好分化的神经元发生凋亡。

（四）胎儿脑内"短暂的"（transitory）神经元

胎儿脑内有一些细胞在发育中起重要作用，但它们在脑成熟后则不再被需要。例如胎儿大脑放射状胶质细胞可引导神经母细胞从室下带移行至大脑皮层板，当全部神经及胶质母细胞移行完毕，这些放射状胶质细胞撤回其长突起而变成成熟脑皮层下白质的纤维状星形胶质细胞。小脑外层颗粒细胞移行至成熟的内颗粒层直至出生后 18 个月小脑外层不复存在才停止。早期胎儿大脑皮层皮层板深部板下锥体细胞投射先驱轴索形成初始内囊及皮质脊髓束，以后则掺入皮层第 6 层，不再能在显微镜下辨认板下带。这些例证说明上述这些细胞虽表现为短暂存在，却并未消失或变性，只是改变其形状及位点。

第二节 中枢神经系统畸形

一、概述

脑与脊髓的畸形可由遗传决定，也可为后天获得。绝大多数发育不良在早期妊娠胎儿发生者均有其遗传基础，在妊娠后期发生者多继发于破坏性病变如梗死等。

以下主要讨论背中线中枢神经系统轴 - 骨骼缺陷即神经管闭合不全。

（一）无脑畸形受累儿很少存活

发病因素复杂，包括遗传及环境因素，缺陷发生在孕 24 ~ 26 天前神经孔闭合前。

主要有 4 个基本缺陷：①脊索及脊索前中胚房缺陷使神经管不能闭合；②脑膜及颅骨不发育使脑暴露于羊水中；③轴旁中胚层未分化至体节；④前脑中脑的神经嵴的形成与移行异常，产生中面部发育不良。迄今尚未确定其致病基因，但对孕母叶酸缺陷与发病的关系已受世界关注。

5% ~ 10% 的 NTDs 是关闭式的如皮肤覆盖的脂性脊髓膜膨出、脑膨出及脑膜膨出等，应用上述检测不一定能及时获早期诊断。

凡是有过一或多个 NTDs、脊髓闭合不全或多脊椎畸形的胎儿者；有该类疾病家族史或本身有该类病的妇女，均属可再有神经管缺陷胎儿的高危人群（其再现率为 1.5% ~ 6.0%），必须早期监测。

（二）脊髓脊膜膨出及脑膨出

脊柱裂与颅裂都是因为后中线颅骨或锥体柱的骨骼未能按时融合导致骨裂，脑膜及不等量的脑或脊髓组织通过该裂口疝出产生脊髓脊膜或脑膨出畸形（包括脑膜脑实质或仅脑膜），所膨出的囊中充满脑脊液。颅裂发病率大约为脊柱裂的 1/10。隐性脊柱裂是后椎弓的小的不融合不伴有脑膜或神经组织疝出。

1. 发病机制

脊柱裂及颅裂不仅是由于胚胎背中线诱导异常，还会伴有细胞移行的异常。近年研究认为发病机制的初始异常是神经管未能完全闭合产生背部脊髓裂；继而脊髓中心腔不能正常一过性闭合。两种异常导致脑脊液流入羊膜腔，使原始脑室系统萎陷，产生后颅凹太小不能容纳小脑生长，从而使后颅凹内结构向上及向下疝出。脑室不能扩张还可使神经母细胞正常向外移行受累，也无法维持颅腔骨化。当前相关桄基因尚未明确，有作者认为可能与早期胚胎原始条纹期及神经基板期不能正常表达一或多种组织基因有关。

2. 病理

（1）脊髓脊膜膨出

囊性脊柱裂中 95% 为脊髓脊膜膨出，5% 是脊膜膨出，存活儿中缺陷所在部位，最多见的是腰及腰骶部缺陷，颈部病变是后方缺陷中最少见的。椎弓前中线缺陷少见，仅占 0.5%，世界仅报告过 100 例骶前脊膜膨出，绝大多数为女性。应与其他脊膜畸形鉴别（有时合并基全身畸形），例如在粘多糖病及神经纤维瘤病可时常见到。

（2）隐性脊柱裂

虽然隐性脊柱裂不会合并 chiari II 畸形，但放射检查仍可发现脊髓腔扩大或有骨性肿物，椎体融合，脊髓本身与神经根异常等。而且同一家庭中可同时发生囊性脊柱裂病儿，因此仍应早期诊断及干预。

（3）颅裂（cranium bifidum）

一些简单的颅骨缺陷如持续性前囟后囟宽大等均归入"隐形颅裂"范畴，往往为家族性常染色体显性遗传（基因位于 11 p），当然应除外钙磷代谢异常及其他伴随畸形综合征。

（4）脊膜膨出（meningocele）

该类仅有脑（脊）膜而无神经组织膨出，约占囊性脊柱裂 5%。一般无伴随中枢神经系统畸形，少有脑积水，神经系统检查正常。一些病例膨出内有大量脂肪组织，远期可包裹马尾神经根，因手术时不易分离而可损伤神经产生下肢功能及膀胱功能受累。诊断该类病儿必须注意严格与脊髓脊膜膨出鉴别。

三、小脑发育异常

在 Chiari 畸形中，保留在后颅凹中的小脑半球多有发育不良（hypoplastic）。显微镜下可见正常层次紊乱，浦肯耶细胞异位或局灶性缺失。

（一）小脑发育不良

1. 小脑全面发育不良

可见于常染色体隐性遗传病，一些染色体病以及宫内药物或放射性暴露等情况。临床儿童表现发育延迟，全身性肌张力不全，注视性眼球震颤，内斜视等。在严重病例可有小头及惊厥性疾病。较大儿童可见共济失调与意向性震颤；婴儿则主要表现肌张力不全，大运动发育延迟。眼球震颤可在任何年龄出现。大脑皮层移行性疾病常合并存在。

2. 小脑蚓部发育不全

选择性蚓部发育不全可以是遗传性或获得性的，获得性的可由于在妊娠 7～8 周多种致畸剂作用于脑所致，此时期正是第 4 脑室闭合及小脑蚓部形成时。

本病可为散发、常染色体显性或隐性，或为 Joubert 综合征。44% 的病儿多表现为婴儿呼吸节律不整、交替性发生呼吸暂停及呼吸深快；67% 有异常眼动为眼球震颤及核上性控制受累；44% 有视敏度下降或视网膜营养不良。也有周期性头部转动时的共轴性外斜视、肌张力不全、智力低下，多囊肾以及肢体先天畸形。

四、颅底及上颈部脊椎发育异常

（一）扁平颅底

"扁平颅底"的诊断依据是鼻根部、鞍结节及枕大孔前缘三者连线所形成的角度大于 143 度。在婴儿期诊断本病应慎重。"扁颅底"是指枕骨与颈椎病理性向上移位，使齿状突伸入枕大孔。此时伴畸形的骨骼往往容易骨折。

"扁平颅底"一词也用于家族性颅底部骨结构异常疾病，产生后颅凹底部向上移位，使枕大孔变窄。"扁颅底"可能是常染色体显性遗传而外显率下降。

多数至 20～30 岁才有神经系统异常表现，若出现症状即为进行性颈髓受压征，如进行性痉挛性强直、运动不协调、眼球震颤、后组颅神经麻痹等。

扁平颅底至 2 岁后往往伴其他中枢神经系统，畸形如 Chiari 畸形及导水管狭窄。

临床诊断疑似病例往往依据有短颈及低发际，确诊依靠放射及神经影像学检查，从而可发现齿状突向上超过枕大孔背唇与硬额背缘连线。

主要治疗是后颅凹及上颈髓腔减压。

（二）Klippd-Feil 综合征

胚胎缺陷是由于不能对中胚层脊索及生骨节分节所致。该畸形可能是因负责分节遗传程序化的 HOX- 家族基因表达缺陷所致，该基因家族不仅负责后脑，也包括体节及形成椎体的生骨节的分节程序化。多数为散发性，也有少数常染色体显性遗传的家系报道。

临床受累儿童均有短颈及低发际，颈部自动被动运动均受限。早年即可出现进行性颈髓受压导致的截瘫，智力低下及学习困难，可有"镜面运动"。可伴有其他畸形如脊柱裂，脊髓空洞微外直肌纤维化及心脏畸形。Wildervanck 综合征只限女性发病，包括 Klipper-Feil 综合征，先天性感觉神经性耳聋，外展神经麻痹。

诊断必须包括放射及神经影像学检查，当临床出现颈髓压迫征，必须进行椎板切除术等手术治疗。

五、前中线缺陷

（一）前脑无裂畸形

指前脑不能形成两个半球。在 20% 的患者中证实有 6 个基因与本病相关，其中 5 个为腹背梯度具备腹侧化作用的基因，1 个是背侧化基因。多为散发病初，日本报道发病率为 6 万活婴，在流产胎儿中发病率为 0.4%。受累儿的同胞儿再现率为 6%，孕母年龄大于 35 岁者则更高。在多种染色体异常疾病、巨细胞病，弓形虫病及糖尿病等后代常合并本病。本病的常染色体显性遗传型基因位于染色体 7q 36.2，并证实有 SHH 基因表达缺陷；本病少数为常染色体隐性遗传。

临床及影像学分类反映遗传缺陷的程度为无叶、半叶及有叶（lobar）三型。其中无叶型病儿有严重智力低下、惊厥、僵直、呼吸暂停及体温异常。影像学检查显示为中线大的单脑室与第 3 脑室连续，背侧有含液体大腔可通过前囟疝出。半叶型可见后方未完成的半球沟，枕叶及侧脑室枕角已出现。有叶型者可见两半球部分融合，枕部已经分开，嗅球发育不良。通常颅面畸形多反映大房畸形的严重性，但也并非均如此，从最严重的中面部发育不良，独眼（cyclopia）至窄眼距、鼻梁窄等在三型均可见到。

诊断本病应包括神经影像学检查及面部放射学检查，脑电图，听觉诱发电位，神经内分泌指标及嗅觉反射检测（薄荷味刺激）。

（二）隔－视－垂体发育异常

本病有透明隔发育不全；视神经及视交叉发育不良导致严重视觉受累至盲；漏斗部发育不良使生长激素缺乏及矮身材，约 1/3 患儿有尿崩症，有些患者还可有全垂体功能减退症而不单是垂体后叶缺陷。

通常造成本病的损伤作用时间可能在孕龄 37 天，母亲糖尿病，使用抗癫痫药，巨细胞病等均为可能的致病因素。

（三）非裂性中面部综合征

包括多种儿科见到的综合征如 Treacher Collins，Crouzon 病，Apert 综合征，染色体

18 及 21 三体等。面部畸形较轻但呈一致性，例如宽（hypertelorism）窄眼距（hypotelorigm），双外眼角上斜或下斜。多数病儿神经影像学检查可发现新皮层层状发育异常伴较多种移行异常。

六、细胞增殖疾病

在少见情况下，严重脑发育不良可因早期胚胎或胎儿期的发育停止。一些成熟停止是因为神经管的细胞增殖有缺陷，病因很多。发病机制之一则是若室管膜过早被诱导分化，可使全部室壁上的有丝分裂周期均未完成。另一机制可能由于凋亡加速使过快形成的细胞破坏。先天性病毒感染可产生脑变小，缺少足够的神经细胞，但多数因微小梗死导致。

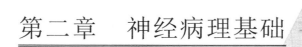

第二章　神经病理基础

第一节 中枢神经系统病理改变

神经系统包括中枢神经系统和周围神经系统。中枢神经系统主要包括脑和脊髓，基本的细胞成分包括神经细胞、胶质细胞和血管结构。周围神经系统包括神经纤维、许旺细胞以及血管结构。遗传代谢、发育异常、免疫、营养、缺血、外伤、感染和肿瘤均可以导致神经系统的损害。

一、神经细胞的基本病理改变

（一）神经细胞

神经细胞包括胞体和其突起，其胞体主要位于中枢神经系统的灰质，包括大脑和小脑皮层、脑深部和脑干的灰质核团以及脊髓的中央灰质。神经细胞的突起构成了中枢神经系统的白质。在中枢神经系统功能相近的神经细胞聚集在一起构成一个功能区或核团，尽管大小不一，按突起的多少分单极、双极或多极细胞，但其基本结构类似。

神经细胞的胞体部分包括细胞膜、细胞核及胞浆内物质。细胞膜由双分子层的脂类和球状蛋白分子组成，部分胞膜下方有一层电子密度大的膜下致密层，胞膜向树突和轴突表面伸延的部分称为轴膜。细胞核含有核质和染色质，核膜亦为双层膜，核仁常为圆形，位于核中央，由致密颗粒及低致密度的细丝组成，主要成分为核糖核酸和碱性蛋白。神经细胞的胞浆内含有尼氏体、滑面内质网、高尔基复合体、线粒体、溶酶体、多泡小体、脂褐素、微管、神经细丝、中心粒以及其他包含物。尼氏小体称虎斑体，是由粗面内质网组成，是神经元胞质的特征。神经原纤维由微管及神经细丝组成，在胞突内神经原纤维平行排列，除具有支持作用外，尚参与细胞内物质的转运。

神经细胞的突起分树突和轴突，其表面被覆少突胶质细胞形成的髓鞘。轴突：每个神经细胞有一个轴索，其根部没有尼氏体，称为轴丘。轴索由胞体发出后，直径不因距胞体远近而变化，表面没有棘，在远端呈直角分支。在轴索内有微管及神经细丝，相邻的微管间有横桥相连，此外还有少量的线粒体、滑面内质网、小泡，但没有粗面内质网和核糖体。树突：每个神经细胞可有几个树突，树突表面的小突起称树突棘，树突近端棘少而小，中段较多，远端又减少。树突棘包括连接树突的颈部和膨大的末端。树突内的胞质与核周质的结构基本相同，滑面内质网和微管均纵向排列，滑面内质网深入树突棘。髓鞘出现在直径 1 μm 以上的轴索，呈筒状包围轴索，新生儿脑和脊髓白质髓鞘在生后 1 个月开始出现，1 岁后基本发育成熟，在中枢神经系统少突胶质细胞的突起包绕多个轴索，形成多个结间段。在朗飞结处没有髓鞘，此处的轴突膜与轴突起始段一样有膜下致密层。

（二）基本病理改变

1. 神经细胞的胞体病理改变

神经细胞在急性疾病主要表现为坏死，而在慢性疾病可以出现不同类型的糖、脂肪和蛋白沉积，神经细胞的损害通过跨突触影响下一个神经元。其常见的病理改变包括：

（1）周围性和中央性尼氏体溶解

出现在疾病急性期，具有可逆性，周围性尼氏体溶解多出现在急性疾病，神经细胞的核出现偏位，细胞体肿胀，尼氏体从细胞的周边部位开始消失，逐渐向中央发展。中央尼氏体溶解是从核周开始向外扩散，多出现在神经细胞的轴索受损伤情况下，又称为轴索反应，其他原因也可以引起此种改变。

（2）细胞缺血性固缩

一般为急性不可逆性改变，出现在急性缺氧情况下，如脑梗死、癫痫及低血糖症等。神经细胞体缩小，细胞边界清楚，尼氏体消失，胞核缩小成三角形，核仁消失，多出现在皮层的第三层或第五层锥体细胞、小脑的浦肯耶细胞、延髓橄榄下核的神经细胞。

（3）噬节现象

神经细胞在死亡过程中时，其胞体被吞噬细胞侵入，并由此形成多个吞噬细胞聚集在病变的神经细胞内。

（4）单纯性萎缩

为慢性进行性病变，出现在各种慢性遗传变性病以及营养代谢性疾病，一般可从神经细胞的突起开始，最后导致神经细胞体发生病变，又可称为逆行性坏死。

（5）神经元纤维缠结

表现为神经细胞的胞浆内神经原纤维成粗细不等的束样或团块样聚集，伴随尼氏体消失，可以出现在 Down 综合征。

（6）脂质沉积

脂质物质大量出现在神经细胞的胞浆，形成气球样细胞，见于不同类型的溶酶体脂质代谢性疾病，如神经元蜡样质脂褐素沉积病和不同亚型的神经节苷脂沉积病。

（7）多糖沉积

Lafora 小体由酸性粘多糖类组成，见于 Lafora 小体病，表现为均质样的小体和同心圆形小体。

（8）病毒性包涵体

病毒感染导致的包涵体多出现在核内，表现为噬酸性的圆形或卵圆形小体，见于单纯疱疹病毒脑炎、脊髓灰质炎或亚急性硬化性全脑炎，病毒包涵体也可以出现在胞浆内，如狂犬病的卵圆形噬酸性 Negri 小体，在进行性多灶性白质脑病可看到少突胶质细胞核内的多瘤空泡病毒包涵体。

2. 神经轴索及髓鞘的病理改变

中枢神经系统的神经纤维也分有髓和无髓神经纤维，前者被覆髓鞘，尽管许多致病因子常造成轴索和髓鞘的共同损害，但有所侧重，如多发硬化以髓鞘损害为主，在神经轴索营养不良以轴索损害为主，此时髓鞘也伴随脱失。髓鞘的原发性脱失常常和少突胶质细胞损害有关，出现节段性的脱失，并具有一定的可逆性。急性轴索病变时先表现为粗细不等、弯曲和空泡形成，而后发生断裂，形成髓球样结构和单核细胞浸润。吞噬细胞吞噬变性产物形成格子细胞并转运至血管周围。而慢性的轴索病变出现轴索的轴索肿胀和微丝或微管密集。如小脑浦肯耶细胞的轴索肿胀出现"鱼雷"征，在神经轴索营养不良表现为许多巨大的轴索出现在白质，这些改变并非特异性，可出现在陈旧性脑梗死病灶的周围。

二、胶质细胞及其病理改变

（一）胶质细胞

中枢神经系统的胶质细胞包括星形胶质细胞和少突胶质细胞和小胶质细胞。星形胶质细胞的主要功能为支持和营养传递，从胞体发出许多突起，其中较长者常在其远端有一吸盘与毛细血管相连，和毛细血管的内皮细胞、基底膜形成血脑屏障。少突胶质细胞与髓鞘形成有关，胞体含有少量突起，在中枢神经系统分散出现，在大脑皮层的深层及基底节的神经细胞周围有时呈卫星样排列，在白质中常呈链状排列。少突胶质细胞的核含有较多染色质，较星形胶质细胞的核小，和淋巴细胞核相似。小胶质细胞的功能和单核细胞类似，通过吞噬作用去除变性产物。其核呈卵圆或弯曲形，较少胞浆与少数突起。

（二）基本病理改变

在疾病状态下胶质细胞存在不同的病理改变。

1. 星形胶质细胞

增生是对神经细胞损害以及致病因子的反应。星形胶质细胞的病理改变主要表现为增生和肥大。星形胶质细胞增生表现为短期内细胞数目明显增多，细胞的形态没有明显的变化，其核内染色质较少而呈现泡状改变。星形胶质细胞的肥胖性增生表现为核增大2～3倍，核仁明显，核染色质疏松，胞浆比较丰富。按细胞的形态分为纤维性和肥胖性星形胶质细胞。肥胖性星形胶质细胞的边缘不整，核常偏于一侧，且常出现于疾病的急性反应期，星形胶质细胞纤维性增生表现为细胞体积略加大，突起明显增多，一般出现在慢性疾病。星形细胞在慢性疾病还形成均质嗜酸性的 Rosenthal 纤维，表现为圆、卵圆或长条状结构，一般直径为 10 μm。胶质纤维酸性蛋白和泛素出现在该纤维的周围部分，其超微结构表现为中央的细颗粒物质，周围为胶质纤维。

2. 少突胶质细胞

对于致病因子最为敏感。在急性病变可以出现迅速水肿，胞膜清楚，与核之间形成空隙。少突胶质细胞在疾病状态下可以表现为数量的增减，在脑缺血或发生针对少突胶质细胞的免疫性疾病时，出现局部减少，造成脱髓鞘改变。少突胶质细胞可以聚集在变性的神经细胞周围形成卫星现象，出现在大脑灰质的不同区域。

3. 小胶质细胞

在慢性病变其形态转变为棒状结构，核呈长卵圆形，常常与毛细血管内皮细胞相混。在急性病变可以迅速转为吞噬细胞，其胞浆内充满大量的脂肪滴。在石蜡切片呈泡沫状或格子状，又称格子细胞，在脑出血可以吞噬含铁血黄素。有时则进入受损的神经细胞形成嗜节现象。

在疾病过程中，血管也发生相应的改变，大血管可以发生动脉硬化或血管炎，毛细血管在分化差的胶质细胞肿瘤可以增生形成肾小球样结构，在脑脓肿可以看到毛细血管增生形成的肉芽组织。

三、中枢神经系统不同疾病的病理改变

（一）中枢神经系统遗传代谢疾病

中枢神经系统代谢性疾病主要是指遗传基因异常导致的糖、脂肪、线粒体为主的能量代谢障碍以及类脂和蛋白的沉积，导致神经细胞为主的灰质损害性疾病和少突胶质细胞以及星形胶质细胞损害为主的白质疾病。

1. 线粒体脑病

线粒体脑病是由于线粒体基因或核基因的突变导致线粒体功能障碍而发生的一组疾病，不同类型的线粒体病的病理改变分布存在非常大的差异，主要包括两大类型：①以中枢神经系统损害为主的线粒体脑病，包括 Leigh 病和遗传性 Leber 视神经病，一般骨骼肌病理检查不能发现破碎红肌纤维。②伴随其他系统损害的线粒体脑病，包括肌阵挛癫痫伴随破碎样红肌纤维，线粒体脑病伴随乳酸血症和卒中发作及肌病 – 眼外肌麻痹 – 神经病 – 胃肠脑病、Keams–Sayre 综合征。

2. 脂质代谢异常疾病

该组疾病可以主要累积灰质、白质，也可通过灰质和白质同时被累及，出现细胞内脂质的沉积，也可以主要累及周围神经系统。

（1）主要影响灰质的类脂质沉积病

神经节苷脂沉积病包括 GM1–5 共 5 个不同的亚型，常染色体隐性遗传。由神经细胞膜上的单涎脑酰胺四己糖苷在分解成为脑酰胺和葡萄糖的过程中不同酶缺陷导致。早期大脑重量正常或略重，疾病晚期出现萎缩。组织学检查可以发现大脑皮层的神经细胞出现气球样改变，其胞浆内充满泡沫样的脂质，细胞核位于膜下，冰冻切片细胞内沉积物为糖原染色阳性。沉积物也出现在小脑皮层以及基底节的神经细胞内，在脑白质可以看到髓鞘形成延迟以及胶质细胞增生。电镜检查可以发现沉积物为膜性空泡小体，这些沉积物也出现在胃肠道的肠系膜和黏膜下神经丛的细胞内。皮肤汗腺的分泌部上皮细胞也可以发现膜性空泡小体，但不具有疾病特异性。

（2）主要累及脑白质的类脂质沉积病

这类疾病虽因为中枢神经系统的白质损害而被认识，但周围神经系统的髓鞘也常常出现损害。

3.糖代谢异常疾病

（1）粘多糖病

粘多糖病是一组溶酶体粘多糖相关酶出现缺陷而导致的遗传性疾病，包括7个亚型，由于沉积物出现在不同的细胞内，出现骨骼、内脏、角膜和中枢神经系统。在神经系统可以发现脑萎缩伴随脑膜及颅骨的肥厚。伴随梗阻性脑积水。组织学检查显示不同器官的纤维细胞内充满大量空泡而呈现为气球样改变（Hurler细胞）。神经系统表现为神经细胞脱失和残存的神经细胞充满空泡。在血管周围出现许多泡沫细胞，星形细胞增生及髓鞘脱失。沉积物也出现在全身不同的血管壁细胞。所以脑外组织检查也可为诊断提供帮助。

（2）粘脂沉积病

粘脂沉积病包括3个亚型，常染色体隐性遗传，临床表现和粘多糖病1型类似，其中1型存在中枢神经和周围神经系统的损害，周围血淋巴细胞与骨髓细胞有空泡形成。其诊断主要依靠基因和生化检查。

（二）中枢神经系统免疫性疾病

全身系统性的自身免疫病均可以通过累及血管而出现中枢神经系统的损害，主要表现为脑梗死或直接形成炎性肉芽组织。中枢神经系统的原发性免疫性疾病主要包括血管炎和炎性脱髓鞘性疾病。

1.中枢神经系统血管炎

中枢神经系统免疫性血管炎是指一类累及中枢神经系统的炎性血管病。

包括：①原发性血管炎，只累及中枢神经系统，如结节性动脉炎、过敏性肉芽肿、Wegner肉芽肿、淋巴细胞性动脉炎、过敏性动脉炎。②继发性血管炎，为系统性或全身疾病所引起，如自身免疫病合并血管炎（系统性红斑狼疮、风湿性关节炎、硬皮病、皮肌炎、重叠性胶原病和干燥综合征）以及感染、药物和肿瘤相关的过敏性血管炎。③不能分类的血管炎，如血栓闭塞性血管炎、Moya-Moya综合征、Sneddon综合征、Cogan综合征、孤立的中枢神经系统血管炎。

血管炎主要累及软脑膜及皮层的中小动脉血管壁，较少累及静脉和微静脉。血管炎的病理改变具有多变性，同一个脑标本内可以见到一系列处于不同时期以及组织学类型的血管炎改变，在急性期表现为大量中性白细胞的炎性渗出。慢性期出现淋巴细胞和多核巨细胞伴血管壁局灶纤维样坏死，肉芽肿性动脉血管炎中可见朗格汉斯多核巨细胞，也可以表现为坏死性淋巴细胞性血管炎。其处于稳定期以瘢痕组织形成为主要病变。血管炎导致的血管闭塞引起局部脑组织坏死，正常脑组织结构破坏伴随大量格子细胞出现，在坏死脑组织的附近可以看到血管炎的存在，也可以看到慢性缺血导致的弥漫性脱髓鞘，中枢神经系统弥漫性损害伴随局灶性病变最常见，约占57%，仅出现局灶颅内病变者占35%，仅出现弥漫病变最少见，占12%。在少数情况下血管炎可导致脑出血或蛛网膜下腔出血。

2. 炎性脱髓鞘疾病

中枢神经系统炎性脱髓鞘包括急性坏死性出血性白质脑病、急性播散性脑脊髓炎、多发性硬化和视神经脊髓炎。这些炎性病变在中枢神经系统的共同病理改变会出现炎细胞浸润和脱髓鞘，但不同疾病之间存在一定差异。

（1）急性坏死性出血性白质脑病主要表为脑白质广泛的小静脉壁纤维素坏死和小静脉周围的出血以及脱髓鞘，伴随血管周围的袖套样炎细胞浸润。

（2）急性播散性脑脊髓炎表现为大脑白质围绕小静脉的脱髓鞘，病变弥散分布，也可以融合为大片，但轴索一般相对保留，病变以皮层下白质为主，一般不靠近脑室系统。在脱髓鞘区域可以看到泡沫细胞。在血管周围可以看到袖套样的淋巴细胞浸润，炎细胞浸润也可以出现在脑膜和皮层。随病程的发展出现星形胶质细胞的增生。

（3）多发性硬化主要病理改变为中枢神经系统内多个散在的硬化斑块。硬化斑多见于靠近脑脊液的白质区域，如脑室附近、脊髓表层白质和视神经。早期病变主要为灶性脱髓鞘和血管周围淋巴细胞浸润，在新鲜病变可以看到脱髓鞘区存在泡沫细胞，轴索相对保留，有些病灶也可以看到轴索的破坏。稳定期泡沫细胞消失，髓鞘出现再生修复。在陈旧病灶内星形胶质细胞存在增生。

（三）脑卒中

儿童脑卒中的主要原因是先天性心脏病和血管疾病偶尔由线粒体病导致，感染导致的卒中也比成年人多。和成年人一样，儿童的脑卒中包括脑出血和脑缺血两大类型，脑内出血包括蛛网膜下腔出血和脑出血，前者多由于动脉瘤破裂、血管畸形、颅内异常血管网症等因素导致，而脑出血常由于脑血管畸形或动脉瘤导致，偶尔由于动脉硬化、肿瘤、血液病、动脉炎和药物引起，儿童硬膜外出血和硬膜下出血多和外伤有关。脑缺血损害包括脑血栓、脑栓塞、腔隙性脑梗死、短暂性脑缺血发作以及血液动力学改变导致。脑栓塞的原因包括动脉粥样硬化、动脉炎引起、外伤与血液病以及药物性，脑栓塞包括心源性和动脉源性。

在脑梗死的病理改变首先是梗死部位的供血血管闭塞，血管腔内可以发现不同性质的栓子。在儿童出现遗传性高血脂可以发现动脉硬化改变，血管壁出现内膜的肥厚，伴随出血、脂质沉积、钙化和炎性改变，具有内膜炎的特点，而在血管炎则可以看到血管壁存在严重的炎细胞浸润，导致血管壁结构的破坏或坏死。

（四）中枢神经系统感染

儿童中枢神经系统感染性疾病包括细菌、病毒和寄生虫感染，可以导致脑膜炎、脑膜脑炎和脑炎的发生。

第二节 周围神经系统病理改变

周围神经分颅神经和脊神经，其功能包括：①感觉传入：由脊神经后根、后根神经节和脑神经的感觉神经节构成，中枢支进入脊髓在后角和后索换第二级神经元，进入脑干在三叉神经脊束核等神经核交换神经元，周围神经末梢和皮肤、关节、肌腱、内脏感受器相连。②运动传出：由脊髓前角和侧角发出脊神经前根以及由脑干运动核发出脑神经构成终止于肌纤维或交感和副交感神经节。

周围神经的神经干由许多神经束构成，神经束由神经外膜包围。每个神经束内有许多神经纤维，由神经束衣包裹。神经纤维由中央的轴索和外周的许旺细胞包绕构成，分有髓神经纤维和无髓神经纤维。有髓神经纤维是一个许旺细胞反复包绕一个轴索形成髓鞘，一个许旺细胞包绕轴索构成一个结间段。无髓神经纤维是一个许旺细胞包围数个轴索，不缠绕形成髓鞘。神经纤维直径的粗细和传导速度有关，针对不同直径的神经纤维传导的信号各异。

轴索内有纵向成束排列的神经微丝和微管，其间通过横桥连接。功能包括：①正向运输，从神经元胞体向轴索远端转输营养及代谢物质。②逆向运输，由神经末梢向神经元传递信号以增强代谢活动。许旺细胞形成的髓鞘内含有不同的蛋白，包括髓鞘碱性蛋白、髓鞘蛋白0、周围神经髓鞘蛋白22和连接蛋白320这些蛋白的异常和获得性以及遗传性周围神经病的发生有关。

一、有髓神经纤维病变

（一）髓鞘性周围神经病

该类疾病包括获得性和遗传性两大类型，以髓鞘脱失或发育不良为主要病理改变。应当注意轴索损害也可以导致继发性的髓鞘脱失，而髓鞘的损害也可以导致继发性的轴索损害。在这组疾病中应当观察的病理改变包括：

1.有髓神经纤维的髓鞘脱失、再生、发育不良

脱失一般表现为裸轴索，常常难以观察到，多数情况下表现为薄髓鞘的有髓神经纤维，提示最近发生过有髓神经纤维的髓鞘脱失，目前出现了髓鞘重新形成。如果时间很长，导致有髓神经纤维的洋葱球样结构的形成，会常出现在遗传性运动感觉神经病的Ⅱ型和Ⅲ型以及慢性炎性脱髓鞘性神经病。但有髓神经纤维的发育不良表现为许多薄髓鞘的有髓神经纤维，缺乏结构正常的有髓神经纤维。也可以出现小的洋葱球样结构。

2.有髓神经纤维的髓鞘肥厚、分裂

有髓神经纤维的髓鞘肥厚改变是一种非特异性改变，如果单独出现常提示存在压迫易感性周围神经病。分裂现象和施蓝切迹的加宽有关。

3.有髓神经纤维的许旺细胞内沉积物

出现沉积物常常提示是遗传代谢性疾病，包括斑马体、板层体、直线体等，在异染性脑白质营养不良可以在甲苯氨蓝染色下发现异染性物质。

（二）轴索性周围神经病

该类疾病包括获得性和遗传性两大类型，以轴索的变性或发育异常为主要的病理改变。病理改变特点是急性期出现 Wallerian 变性、轴索变性和神经元变性，在慢性期出现有髓神经纤维再生簇和有髓神经纤维再生后现象。

（1）Wallerian 变性是近端轴索损害后导致轴浆运输中断，远端的有髓神经纤维崩解和巨噬细胞吞噬。断端近侧轴索的 1～2 个节间段发生同样变化。出现在外伤、急性中毒、血管炎和急性运动轴索性周围神经病。

（2）而逆行坏死是有髓神经纤维的轴浆运输阻滞使远端轴索得不到营养，自轴索远端向近端出现变性。

（3）神经元坏死导致轴索全长在短时间内变性、解体，称为神经元病，一般没有再生现象。可以出现在运动神经元病和感觉神经元病。

（4）再生簇结构主要表现为多个小的有髓神经纤维成组出现，有髓神经纤维的再生后现象表现为再生簇内再生的有髓神经纤维的直径较大和薄髓鞘。再生簇出现提示疾病处于慢性期。在骨骼肌出现肌纤维的群组化改变。

（5）巨大神经轴索，表现为轴索的直径非常巨大，常见于巨轴索神经病，轴索内出现多糖体，提示存在多糖体神经病。在线粒体神经病在轴索内出现线粒体类结晶包涵体。

二、无髓神经纤维病变

包括获得性和遗传性两大类型，以无髓神经纤维损害为主，出现无髓神经纤维脱失和孤立的许旺细胞，电镜检查可以发现许旺细胞的突起呈现板层样的排列。常常出现在糖尿病患者或急性中毒情况下。

三、混合型病变

这是临床上最常见的表现形式，可发现有髓神经纤维的轴索、髓鞘以及无髓神经纤维同时被累及。病理检查可以发现有髓神经纤维轴索和髓鞘损害的特点，伴随无髓神经纤维脱失。常常出现在急性和慢性炎性脱髓鞘神经病以及代谢性的周围神经病。

四、间质病变

这类疾病的病理改变特点是在结缔组织中存在明显的异常改变，比如血管炎、类淀粉变性和肿瘤浸润，在糖尿病患者也可以发现毛细血管基底膜的肥厚改变。周围神经出现继发性损害，多数情况下为混合性损害，多以轴索损害为主。

第三节 骨骼肌疾病

一、骨骼肌基本病理改变

人类骨骼肌根据肌纤维分为 Ⅰ 型肌纤维和 Ⅱ 型肌纤维，Ⅱ 型肌纤维又分为耐疲劳的 Ⅱa 肌纤维和易疲劳的 Ⅱb 肌纤维。肌纤维的正常直径，在新生儿为 7.5 μm，青少年和成年人一样为 30 ~ 80 μm。在电镜下肌纤维由肌膜、肌浆网系统、肌原纤维、细胞骨架和亚细胞器以及细胞核组成。

在病理状态下肌肉表现为肌纤维直径改变、肌型分布异常和肌纤维变性坏死和再生，肌纤维出现分裂、环状、涡旋状、靶样和虫噬样改变。特殊病理改变包括中央轴空、杆状体、胞浆体、核内移、指纹体、降解体、管聚集和线粒体改变，出现脂肪和糖原的堆积。肌纤维之间出现间质增生、炎细胞浸润、血管和肌间神经末梢改变及存在异常沉积物。

二、骨骼肌疾病的病理分类

（一）肌营养不良组织综合征或肌营养不良样病理改变

肌营养不良主要指遗传因素导致的肌纤维蛋白缺乏性骨骼肌疾病，病理改变特点是肌纤维肥大和发育不良、间质的明显增生，可以出现肌纤维坏死和再生，一般没有炎细胞浸润。各类型肌营养不良的差别是肌纤维的缺乏蛋白存在不同，这类疾病基本依靠免疫组织化学染色以及基因分析加以确定。

1. 基底膜和细胞外基质内蛋白异常，主要和先天性肌营养不良有关，已经发现有 11 种基因所编码的蛋白和该组疾病发病有关。

2. 肌纤维膜或膜下蛋白的异常，在抗肌萎缩蛋白病出现肌纤维膜上的抗肌萎缩蛋白缺乏。主要是肢带型肌营养不良。

3. 核膜或核内的蛋白，Emery-Dreifuss 肌营养不良、肢带型肌营养不良、扩张性心肌病伴随传导系统疾病、隐性遗传性轴索性周围神经病。

（二）肌病组织综合征或肌病样病理改变

包括存在显著病理改变或没有特殊病理改变的两大类肌病。有形态学改变的肌病多由于遗传因素导致的骨骼肌蛋白过剩而出现的骨骼肌疾病。病理改变特点是肌纤维内出现特征性的改变，特别是出现蛋白聚集性的改变，肌纤维一般没有明显肥大和萎缩，肌纤维直径出现单峰分布，没有间质的增生和炎细胞浸润。包括存在结构异常的先天性肌肉病和代谢性肌肉病，其中先天性肌肉病最常见者为中央轴空病、杆状体肌病和中央核肌病；代谢性肌肉病包括线粒体病、糖原累积病以及脂肪代谢性肌肉病。无明显结构改变者包括内分泌肌肉病、中毒性肌肉病和各种离子通道病。许多蛋白可通过免疫组织化学的方法加以确定。

1. 肌动蛋白肌病

以细丝聚集为主，部分形成杆状体，杆状体主要出现在肌原纤维之间，偶尔出现在肌纤维核内。隐性遗传杆状体肌病和 a- 辅肌动蛋白异常有关。显性遗传性杆状体肌病和原肌球蛋白异常有关。肌球蛋白重链包括 ATP 结合区和肌动蛋白结合区，在儿童发展缓慢的先天性肌肉病、早发性远端性肌肉病和肌球蛋白堆积性肌病。

2. 结蛋白病

有两种表现形式：①包涵体型如胞浆体、球状体、马洛里体肌病和肌浆体。②非包涵体型如颗粒丝状物。影响骨骼肌、平滑肌和心肌。

3.RyR 受体的异常而出现中央轴空样的改变。

4. 糖原累积病的Ⅱ型和Ⅴ型常累及骨骼肌。肌纤维内存在大小不一的镶边空泡，其内充满包裹的膜性糖原颗粒，此外在大脑皮层、基底节、脑干的神经细胞以及胶质细胞内存在糖原沉积。电镜下肌肉及肝脏中见到糖原在有胞膜的囊泡内。在Ⅴ型出现膜下沉积的糖原。

5. 脂肪累积性肌肉病的骨骼肌病理改变特点是肌纤维内出现大量的脂肪滴，也有部分类型的脂肪代谢性肌肉病没有肌纤维内脂肪滴的增加。

6. 线粒体病的骨骼肌出现破碎样红肌纤维、琥珀酸脱氢酶蓝染的肌纤维及细胞色素 C 氧化酶阴性的肌纤维。

（三）肌炎组织综合征或肌炎样病理改变

肌肉炎性损害可以由肌纤维本身的炎性坏死导致，也可以是向质血管炎性损害导致。主要病理改变为肌纤维坏死和再生以及炎细胞浸润，肌纤维的肥大与萎缩以及间质增生一般不明显。不同炎性肌肉病的病理改变也有其特殊性。

1. 多发性肌炎肌纤维损害为主的炎性肌肉病，肌纤维出现坏死，特别是炎细胞侵入非坏死肌纤维内。

2. 神经肌肉接头的炎性病变主要是获得性的重症肌无力，在电镜下可以看到突触后膜的破坏和受体的丢失。

3. 在感染性肌肉病出现肌纤维坏死和粒细胞浸润，有时可看到微生物体的出现。

（四）神经原性组织综合征或神经原性骨骼肌损害

由于脊髓前角细胞或轴索损害导致，肌纤维改变为继发性改变，出现小角状萎缩，萎缩肌纤维成组分布并累及两型，可出现肌群组化改变。根据肌肉病理改变规律大致可以确定病变的部位。

第三章　小儿神经系统检查

第一节　小儿神经系统检查用具

（1）叩诊锤：选用小型叩诊锤，检查腱反射。

（2）软尺：测量头围、卤门大小、肢体周径。

（3）红色塑料圆环：直径 8 ~ 10 cm，用绳系之以便摆动，可以检查婴儿视力用。

（4）手电筒：前端绕以海绵或橡皮圈，用以检查瞳孔或作脑颅透照用。

（5）视觉运动带：用一宽 10 ~ 12 cm，长 40 cm 左右的纸带，隔相等距离绘有形象鲜明的图案，检查视动性眼震。

（6）音叉：测验听力及振动觉时用。

（7）大头针：检查痛觉时用。

（8）棉花棒：检查触觉及角膜反射时用。

（9）玩具：用以逗引小儿，检查握力及上肢运动。

（10）日常生活用品：小皮球、汤匙、小杯、1 元或 1 角硬币、瓶盖等物，检查实体感觉用。

（11）铅笔或圆珠笔：检查小儿书写与绘画的时候用。

（12）检查眼镜：检查眼底用。

第二节　一般检查

小儿神经系统检查的主要内容与成人大致相同，不同年龄的正常标准不一样，检查方法也有其特点。但由于神经系统正处于生长发育阶段，而且儿童有时难以合作，检查顺序也应灵活。检查小儿时要尽量取得患儿的合作，有些检查过程可以先在检查者自己身上做一下示范，例如查腱反射时，检查者可用叩诊锤先敲敲自己前臂，减少患儿的恐惧。有时为了避免患儿厌烦或过于疲劳，可分次检查。小婴儿的神经系统检查容易受外界环境影响，当小儿入睡时肌张力松弛，原始反射减弱或消失，吃奶前、饥饿时常表现不安、多动，吃奶后又常常入睡，所以最好是在进食前 1 至 1 个半小时进行。室内光线要充足、柔和，但不要使阳光直接照射到小儿面部，环境要安静，检查时应从对小儿打扰最小的检查开始，不必按下列顺序进行。

一、意识和精神状态

需根据患儿对外界的反应状况来判断其是否有意识障碍。意识障碍的轻重程度可分为嗜睡、意识模糊、半昏迷、昏迷等。精神状态要注意有无烦躁不安、激惹、谵妄、迟钝、抑郁、幻觉，对人、地、时间的定向力有无障碍，对检查是否合作，检查过程中是否表现多动、精神不能集中等。检查过程中还要注意小儿（特别是智力发育落后的小儿）有无特殊气味。

（1）患某些先天代谢异常的小儿往往有某种特殊气味。

（2）苯丙酮尿症患儿常有鼠尿味或发霉气味。

（3）枫糖尿症有烧焦糖味。

（4）异戊酸血症有干酪味或汗脚味。

（5）蛋氨酸吸收不良症有干芹菜味等等。

二、皮肤

许多先天性神经系统疾病常合并有皮肤异常，例如脑面血管瘤病（Sturge-Weber综合征），在一侧面部三叉神经分布区可见红色血管瘤；结节性硬化症（tuberous sclerosis）可见到面部血管纤维瘤，躯干或四肢皮肤的色素脱失斑；神经纤维瘤病（neurofibromatosis）可见浅棕色的皮肤"咖啡牛奶斑"（Cafoau-Lait spots）。隐形脊柱裂、皮样窦道或椎管内皮样囊肿在背部中线部位皮肤有凹陷下窝、异常毛发增生表现。

三、头颅

头颅检查是小儿神经系统检查的一个重要项目。首先应观察头颅的外形及大小。狭而长的"舟状头"见于矢状缝早闭；宽而短的扁平头见于冠状缝早闭；各颅缝均早闭则形成塔头畸形。还要注意头皮静脉是否怒张，头部有无肿物及瘢痕。头颅触诊要注意前卤门的大小和紧张度、颅缝的状况等。卤门过小或早闭见于小头畸形；卤门迟闭或过大见于佝偻病、脑积水等；前卤饱满或隆起提示颅内压增高，前卤凹陷见于脱水等。生后6个月不容易再摸到颅缝，若颅内压增高可使颅缝裂开，叩诊时可呈"破壶音"（Macewen征阳性）。颅透照检查适用于婴幼儿，在硬膜下积液时，透光范围增大，如有脑穿通畸形或重度脑积水时，照一侧时对侧也透光。

（1）矢状缝早闭时头围向左右两侧增长受限，而向前后增长不受影响，形成"舟状头"畸形（形状向一个翻过来的小船）。

（2）冠状缝早闭时头围向前后增长受限，而向左右增宽，形成扁头畸形。若各颅缝均早闭则形成塔形头畸形

（3）头围可粗略反映颅内组织容量。头围过大时要注意脑积水、硬膜下血肿、巨脑症等。头围过小警惕脑发育停滞或脑萎缩。每个小儿都应测量头围：沿枕外隆突及眉

间水平测量头围周径。正常情况下初生时大约为 34 cm；生后半年内增长最快，每月约增 1.5 cm；后半年每月增加约为 0.5 cm，1 岁时头围约 46 cm；2 岁时 48 cm，5 岁时 50 cm。头围个体差异较大，可与小儿自己的胸围（平乳头处）比较，2 岁以前胸围与头围相近或略小于头围，2 岁以后胸围超过头围。婴儿时期头围与全身体格发育有关，头围与体重相平行，生后 6 个月以内的小儿，体重与平均体重相比，每差 1 kg，头围可相差 1.3 cm；6 个月至 1 岁的小儿，体重相差 1 kg 时，头围相差 1 cm。

（4）头部望诊还要观察头皮静脉是否怒张，头部有无肿物与瘢痕。

（5）头颅触诊要了解卤门大小及紧张程度，检查时扶小儿呈半坐位。卤门中心点若高度超过卤门骨缘水平，为之隆起，反映颅内压力增高，哭闹时前卤膨隆。正常情况下，安静半坐位时卤门稍凹。

（6）触诊时还需了解颅缝情况，新生儿时期卤门附近冠状缝可宽达 4 ~ 5 mm，无临床意义，若鳞状缝（顶颞缝）裂开，则需注意，这是脑积水的一个体征。6 个月以后颅缝即不易摸到。颅缝早期骨化时可扣及明显的骨峰。颅内压增高时可使颅缝裂开，叩诊头颅可听到"破壶音"（Macewen 征阳性），正常婴儿因颅缝未闭也有此体征。

（7）头颅听诊应在一安静室内进行，用钟式听诊器头置于乳突后方、额、颞、眼窝及颈部大血管部位。正常婴幼儿有 50% ~ 75% 在眼窝部位可听到收缩期血管杂音，6 岁以后不容易听到。若杂音粗糙响亮或明显不对称，应考虑可能为血管畸形，如动静脉瘘在小脑肿瘤时，有时在枕部可听到杂音。

（8）颅透照检查是一种适用于婴儿的检查方法，简便安全。用一个普通手电筒，前端围以海绵或胶皮圈，使电筒亮端能紧贴患儿头部不漏光。在暗室中透照头颅各部位。正常情况下，沿胶皮圈外缘有一条 2 cm 左右宽的红色透光带，前额部光圈 > 2 cm，枕部 > 1 cm，或两侧不对称时对诊断有提示作用。脑穿通畸形或重症脑积水皮质萎缩薄于 1 cm 时，照一侧时对侧也透光。

四、五官

许多神经系统疾病可合并五官的发育畸形，例如小眼球、白内障见于先天性风疹或弓形体感染，眼距宽可见于 21—三体综合征、克汀病，耳大可见于脆性 X 染色体综合征，舌大而厚见于克汀病、粘多糖病等。面部注意五官位置、大小及形状。许多神经系统疾病常合并有眼的发育畸形，小眼球可见于先天性风疹、弓形体感染以及染色体疾病。注意判断内眦距离是否增宽。

（1）我国新生儿内眦距离平均大约为 2.3 cm，3 个月 2.6 cm，7 个月 2.7 cm，1 岁 2.8 cm，3 岁 3.1 cm，5 岁 3.2 cm，7 岁 3.3 cm，成人 3.4 ~ 3.6 cm。

（2）还要观察耳的外形及耳的位置，是否过低，大致可依据耳上缘与双侧内眦水平线之间的关系来判断，如耳上缘低于双侧内眦水平线者为低位耳。

（3）体检时还要注意人中的长度，下颌是否过小，有无高腭弓等。

（4）许多先天性神经系统疾病常合并有皮肤异常。

（5）脑面血管瘤病在一侧面部可见红色血管瘤；结节性硬化症面部可见到血管纤

维瘤，四肢或躯干皮肤可见到白色的色素脱失斑；神经纤维瘤病常在四肢和躯干的皮肤见到浅棕色的"咖啡牛奶斑"；色素失调症的患儿皮肤常见到条状、片状或大理石花纹状的黑褐色色素增生；共济失调毛细血管扩张症的患儿可见球结膜及面部毛细血管扩张。

（6）此外还要注意头发的色泽。患苯丙酮尿症时头发呈黄褐色。

（7）注意背部中线部位皮肤有无凹陷的小窝，有时还可能伴有异常毛发增生，见于隐性脊柱裂、皮样窦道或椎管内皮样囊肿。

五、脊柱

应注意有无畸形、异常弯曲、强直，有无叩击痛，有无脊柱裂、脊膜膨出、皮毛窦等。

第三节 脑神经检查

一、嗅神经

（1）新生儿时期一般很少做此项检查，并对母亲患糖尿病的新生儿，要做此项检查。因为这种小儿患先天性嗅球缺陷的机会较正常组为多。

（2）检查时利用牙膏、香精、橘子的香味等，不可使用刺激三叉神经的物比如氨水、浓酒精、胡椒、樟脑等。

（3）婴儿可通过其表情观察有无反应。嗅神经损伤常见于先天性节细胞发育不良，或额叶、颅底病变者。

二、视神经

主要检查视力、视野和眼底。

1. 视觉

胎龄 28 周以上新生儿即能睁眼，并对强光有闭眼反应。胎龄 37 周以上时可将头转向光源。一个月的婴儿仰卧位时眼球可随摆动的红色圆环（直径大于 8 cm）转动 90 度（左右各 45 度），3 个月婴儿可达 180 度（左右各 90 度）。

2. 视力

年龄较大儿无明显智力低下者可用视力表检查。年幼儿可用图画视力表或小的实物放在不同距离进行检查。一般 2 岁的视力约为 6/12，3 岁前达 20/20 的成人水平。

3. 视野

5 ~ 6 个月以上小儿可做此检查，但很粗略，检查时不用蒙眼，扶小儿呈坐位，家人在小儿前方逗引小儿，检查者站在小儿后方，用两个颜色、大小相同、不发声的物体从小儿背后缓缓移动到小儿视野内，左右移动方向及速度尽量一致。若小儿视野正常，就会先朝一个物体去看，面露笑容，然后再去看另一个，同时可用手去抓。若多次试验小儿只看一侧物体，可能对侧视野缺损。年长儿可直接用视野计。

4. 眼底

正常婴儿的视乳头由于小血管发育不完善，以致颜色稍苍白，不可误诊为视神经萎缩。有严重屈光不正（远视）时，视乳头边缘可稍模糊，易与视乳头水肿相混。慢性颅内高压时可见视乳头水肿和视网膜静脉淤血。此三对颅神经支配眼球运动及瞳孔反射。检查时注意眼球位置，有无外突或内陷，眼睑有无下垂，瞳孔大小，对光反应是否对称。用一手电筒在小儿正前方照射，逗引小儿注视光源，两眼反光点都应在瞳孔中心。动眼神经麻痹时，患眼偏向外侧，轻度偏向下方。滑车神经麻痹时，患眼在静止时位置不偏，或轻偏上方，特别在眼内收时明显。外展神经麻痹时，患眼在静止时向内偏移，同时头略转向麻痹侧以减少复视，外观上两眼也近乎平行。检查瞳孔时要注意大小、形状、位置，左右是否对称，对光反应及调节反应。查对光反应时两眼分别检查。检查调节反应可令小儿看数尺以外的物品，并将该物移至中线近鼻梁处，引起缩瞳为正常。新生儿期以后，在相同光线下小儿瞳孔比成人大，属正常现象。

三、三叉神经

（1）运动纤维支配咀嚼肌。当小儿作咀嚼动作时，可用手触摸嚼肌及颞肌肌力的大小。当瘫痪时，做咀嚼运动扪不到咀嚼肌收缩；三叉神经运动纤维受刺激时，咀嚼肌强直，发生牙关紧闭。

（2）感觉纤维分布于面部及鼻、口腔黏膜，分别包括三叉神经眼支、上颌支、下颌支传入，检查面部感觉有无异常比较困难，只能粗略估计，可用大头针及细棉条分别试验面部两侧的痛、触觉，并作上、下、内外的比较。检查角膜反射则可了解三叉神经感觉支是否受损。

四、面神经

主要检查面部表情，注意面部两侧是否对称，当小儿有哭、笑、闭眼、露牙、鼓腮等动作时，可观察面肌活动情况。

（1）观察随意运动或表情运动（如哭或笑）中双侧面部是否对称。

（2）周围性面神经麻痹时，患侧上、下面肌同时受累，表现为病变侧皱额不能、眼睑不能闭合、鼻唇沟变浅和口角向健侧歪斜。

（3）中枢性面瘫时，病变对侧鼻唇沟变浅和口角向病变侧歪斜但无皱额和眼睑闭合功能的丧失。

五、听神经和前庭神经

检查听力（耳蜗神经）和前庭神经功能（前庭神经）。

（1）听力检查：可观察患儿对声音、语言和耳语的反应，必要时用音叉测验。观察小儿对突然声响或语声反应以了解有无听力损害。突然响声可引发新生儿惊跳或哭叫。3 个月起婴儿头可转向声源方向。针对可疑患儿，应安排特殊听力测验。耳聋可分为神经性和传导性两种。神经性耳聋为听神经病变引起，多伴有耳鸣和眩晕，多为单侧性。传导性耳聋多有中耳炎等引起。

（2）前庭功能检查：可将小儿举起与检查者面对面，迅速旋转 3 ~ 4 转以后，此时正常小儿发生眼震，或自外耳道注冷水 2 ~ 4 ml，正常时即发生眼震，快相向对侧，持续 2 分钟。有前庭或脑干病变时，不能引起眼震。前庭器或前庭神经兴奋增强时，则眼震持续时间延长。前庭神经损害出现的症状是平衡障碍、眼震、眩晕、呕吐。

六、舌咽、迷走神经

检查咽、喉、声带、软腭的运动。

（1）舌咽神经及迷走神经损害时可表现为吞咽困难、声音嘶哑、鼻音等现象，检查时可发现咽后壁感觉减退或消失。一侧舌咽、迷走神经麻痹时，该侧软腭变低，发"啊"音时，病侧软腭不能上提或运动减弱。

（2）在急性延脑麻痹（又称"球麻痹"）时，表现为舌咽、迷走及舌下神经麻痹，咽反射消失，并可有呼吸及循环功能障碍，称为"真性球麻痹"。

（3）当病变在大脑或脑干上段时，由于双侧锥体系受累也有吞咽、软腭及舌的运动障碍，但咽反射不消失，下颌反射亢进，此时称之为"假性球麻痹"。两者需注意鉴别。

七、副神经

检查耸肩按、转颈运动，以测斜方肌、胸锁乳突肌的肌力。副神经主要支配胸锁乳突肌及斜方肌上部。可通过耸肩、转头检查胸锁乳突肌和斜方肌功能。斜方肌瘫痪时，患侧耸肩无力，举手不能过头，一侧胸锁乳突肌瘫痪时，头不能向对侧转动，双侧胸锁乳突肌无力时，则头不能保持直立。

八、舌下神经

检查时观察舌静止状态时的位置，有无萎缩，肌束震颤，伸舌是否居中。瘫痪时舌面多皱纹，肌肉萎缩，伸舌时舌尖推向瘫侧，两侧舌下神经损害时，舌则不能伸出。

第四节　运动检查

运动系统检查应观察小儿卧、坐、立、走、跑、跳、上台阶、游戏、写、画动作、要注意下列几个方面。

一、躯体姿势

（1）正常足月新生儿仰卧位时，颈部肌肉放松，脊柱与床面之间没有空隙，当颈部肌肉紧张时脊柱与床面之间有一较大空隙。但早产儿由于后枕部较突出，也出现一较大空隙，不要误认为颈肌紧张。正常足月新生儿屈肌张力稍强，仰卧位时上肢屈曲内收、握拳、拇指内收。髋关节屈曲轻度外展，膝关节屈曲。俯卧位时，髋屈曲，膝屈曲在腹下方，臀部高起。

（2）有下列姿势均属异常

①仰卧位时肢体平置在床面，上肢肩关节、肘关节、腕关节及下肢的髋关节、膝关节、踝关节均能同时接触床面，似青蛙状姿势；②角弓反张，头后仰，下肢伸直；③头持续转向一侧；④四肢极度屈曲，两手紧握在嘴前方；⑤肢体极度不对称，一侧上肢和（或）下肢内旋或外旋。观察小儿躯体姿势时，应特别注意左右是否对称。

二、肌容积

观察并按捏肢体有无肌萎缩或肥大，小婴儿皮下脂肪比较丰满，检查时需注意。

三、肌力

检查肌力时，关节置于中间位，令病儿对抗阻力向各个可能的方向运动。运动方向为屈——伸，内收——外展，内旋——外旋，旋前——旋后。一般测肩、肘、腕、指、筋、膝、踝及趾各关节。肌力大致可定为6级：

0级：完全瘫痪，无任何肌收缩活动；

1级：可见轻微肌收缩但无肢体移动；

2级：肢体能在床上移动但不能抬起；

3级：肢体能抬离床面但不能对抗阻力；

4级：能做部分对抗阻力的运动；

5级：正常肌力。

四、肌张力

指安静情况下的肌肉紧张度。检查时触扪肌肉硬度并作被动运动以体会肌紧张度与阻力。肌张力减低见于末梢性麻痹、小脑疾患、低血钾，亦可见于昏迷、严重缺氧、肌病等；肌张力增高多见于上运动神经元性损害和锥体外系病变，但注意半岁内正常婴儿肌张力也可稍增高。

（1）下运动神经元或肌肉疾病时肌张力降低，肌肉松软，甚至关节可以过伸。

（2）内收肌角：小儿仰卧位，检查者握住小儿膝部使下肢伸直，将小儿下肢缓缓拉向两侧，尽可能达到最大角度，观察两大腿之间的角度，不同月龄的正常范围为：

（3）腘窝角：小儿仰卧位，屈曲大腿可使其紧贴到胸腹部，然后伸直小腿，观察大腿与小腿之间的角度

（4）足跟碰耳试验：小儿仰卧位，牵拉足部，向同侧耳部尽量牵拉，骨盆不离开桌面，观察足跟与髋关节的连线与桌面的角度。

（5）足背屈角：小儿仰卧位，检查者用拇指抵小儿足底，其他手指握住小腿及足跟将足向小腿方向背屈，观察足背与小腿之间的角度。

（6）围巾征：检查者托住小儿背颈部使呈半卧位，将小儿手通过前胸拉向对侧肩部，使上臂围绕颈部，尽可能地向后拉，观察肘关节是否过中线，新生儿不能过中线，4～6

个月小儿可过中线。

五、共济运动

可观察婴儿手拿玩具的动作是否准确。年长儿则能和成人一样完成指鼻、闭目难立、跟膝腔和轮替运动等检查。然而，在患儿存在肌无力或不自主运动时，也会出现随意运动的不协调，不要误认为共济失调。

还可通过下面检查法进行。

1. 鼻—指—鼻试验

病儿与检查者对坐，令病儿用示指尖触自己鼻尖再指检查者手指，再指自己鼻尖，睁眼、闭眼皆试，观察有无震颤。

2. 指—鼻试验

病儿可采取任何体位，伸直前臂，再用示指触鼻尖。

生后几个月内小婴儿无法查共济运动，对较大婴儿可通过观察伸手拿玩具或玩弄物品时有无意向震颤。或将小儿拇指放入其口中，小儿则会出现吸吮手指的动作，此时将其手指从口中拔出，小儿会将手指再次放入口中继续吸吮，观察手指能否准确放入口中，有无震颤。此试验称为"拇指—口试验"。

六、姿势和步态

（1）姿势和步态与肌力、肌张力、深感觉、小脑以及前庭功能都有密切关系。观察小儿各种运动中姿势有何异常。

（2）常见的异常步态包括：双下肢的剪刀式或偏瘫性痉挛性步态，足间距增宽的小脑共济失调步态，高举腿、落足重的感觉性共济失调步态，髓带肌无力的髓部左右摇摆"鸭步"等

七、不自主运动

主要见于锥体外系疾病，表现为舞蹈样运动、扭转痉挛、手足徐动症或一组肌群的抽动等。每遇情绪紧张或进行主动运动时加剧，入睡后消失。一种是终生存在的反射，浅反射及腱反射；另一种为小儿时期暂时性反射。或称原始反射。此外还有病理反射。

第五节 感觉检查

新生儿已经具有痛、触觉，但对于刺激的定位能力很差，随着小儿发育成熟，感觉功能逐渐变得精确，温度觉一般可省略不做，用痛觉检查代替。深感觉在年龄较小的小儿检查比较困难，较大小儿可做此项检查。浅感觉包括痛觉、触觉和温度觉。痛觉正常者可免去温度觉测试；深感觉位置觉、音叉震动觉；皮层感觉？闭目状态下测试两点鉴别觉，或闭目中用手辨别常用物体的大小、形态或轻重。

检查感觉时应先进行解释，取得小儿的信任与合作，并在必要时可分数次进行。注意两侧对比。

一、浅感觉

（1）痛觉：用针尖轻刺皮肤。如为年长儿，则令其回答是否感到疼痛及其位置。婴儿则观察其表情。

（2）触觉：用细棉条轻触皮肤。

（3）温觉：用装有冷水或热水的试管接触皮肤，令其辨别温度差别。

二、深感觉

（1）关节位置觉：移动患儿之指或趾关节，令其回答是否移动及其具体方向。

（2）震动觉：用音叉柄放置于骨突起部位测其震动感的有无。

三、皮质感觉

为较高的感觉，需在深、浅感觉都正常的基础上进行。使患儿闭目，用手辨别物件的大小、形状、硬度、轻重、数目等。

（1）末梢型感觉障碍：感觉障碍常限于肢体远端，呈手套或袜套状分布，该区内各种感觉均受累。见于末梢神经炎、多发性神经炎。

（2）神经根型感觉障碍：按节段型分布，该区各种深感觉皆受累。可有剧烈的根性疼痛，脊神经根相应皮节为：胸4相当于乳头水平，胸10相当于脐水平，胸12相当于腹股沟水平。

四、感觉检查的附加说明

（1）在就爱年初时获得患儿的合作是评价感觉功能的主要因素，如果不能确切保证与儿童的合作，这种检查就不可靠，如大于6岁的儿童，让孩子能区分硬币，让孩子能筛选出双手感觉的情况，若发现有异常情况，检查必须做进一步更新的个体感觉模式检查，虽然痛觉检查可以用针刺，但这种方法因同时测试触觉和痛觉最容易导致混淆。

（2）运动系统是对个别肌肉做质量、强度及张力测试。强度的测评是观察姿态保持是否有异常，被动运动有无抵抗，以下为记录能力所采用的记分系统。

5分：正常；4分：有中等引力时，不能保持不动；3分：有轻度引力或地心吸力时，不能保持不动；2分：没有地心吸力时，有自主运动；1分：稍微有收缩现象；0分：无收缩。

第六节　反射

反射是神经活动的基础，是小儿神经系统检查的重要部分。正常小儿的反射有两种，一种是终生存在的反射，浅反射及腱反射；另一种多为小儿时期暂时性反射。或称原始反射。此外还有病理反射。

一、浅反射和深反射

1. 浅反射

（1）角膜反射：使小儿向一侧看，检查者用棉花细絮轻触角膜，正常时两眼同时出现闭眼动作。若试一眼没有闭眼动作，试另一眼时两眼有反应，说明没有引起反应的一侧三叉神经麻痹；若分别刺激双侧角膜，只一侧眼不闭合，说明这侧面神经麻痹。

（2）咽反射：用压舌板刺激咽后壁，正常时出现咳嗽或呕吐动作。

（3）腹壁反射：用钝针或木签自腹外侧向中线方向快速轻划腹壁皮肤，分别试上、中、下腹部，肚脐向刺激的一侧收缩为阳性。上腹壁反射中枢在胸髓 7 ~ 8，中腹壁在胸髓 9 ~ 10，下腹壁在胸髓 11 ~ 12。婴儿时期腹壁反射不明显，呈弥散性，随着锥体束的发育而逐渐明显，1 岁以后比较容易引出，注意其两侧是否对称。膀胱充盈、肥胖、水肿或脱水时可能引不出或减弱。

（4）提睾反射：用钝针或木签轻划大腿内侧皮肤，引起同侧睾丸上提为阳性，反射中枢在腰髓 1 ~ 2，男孩 4 ~ 6 个月后才比较明显，正常时可有轻度不对称。

（5）跖反射：轻划足底外侧缘，1 岁半以内小儿出现拇指的伸或屈的动作，2 岁以后表现为足趾跖屈，此为正常反应，反射中枢在腰骶 1 ~ 2。如刺激足底没有出现任何形式的跖反射，应考虑为反射弧异常。2 岁以后出现拇趾伸，其他趾扇形分开，称 Babinski 征阳性，提示锥体束损害。

（6）肛门反射：刺激肛门周围皮肤，并引起肛门括约肌收缩，中枢在骶髓 4 ~ 5 节。

2. 深反射

刺激肌腱、骨膜等引起的反射。

（1）下颌反射：检查者右手执叩诊锤，用左手示指轻按患儿下颌正中部，使其口半张开，以叩诊锤轻叩左手示指，出现闭口动作。正常时此反射很微弱或不能引出。双侧锥体束病变时，此反射增强。

（2）膝腱反射：坐位或卧位，膝自然屈曲，用叩诊锤敲击膝腰，引起小腿前踢为阳性。

（3）小婴儿检查膝腱反射时，应将头面部置于正中位，否则可使膝腱反射不对称，头面部一侧的膝反射亢进，枕部一侧反射抑制。

（4）拥抱反射：又称 Moro 反射，是婴儿时期一种重要反射，有几种引出的方法。

①小儿仰卧，检查者手放置于小儿头后部，将头抬起与床面呈 30 度，呈半坐位，然后迅速将头后倾 10 ~ 15 度（检查者的手不离开头部），可以引出此反射。

②还可将小儿放呈仰卧位，拉小儿双手使躯体慢慢升起，当肩部略微离桌面（头并未离开桌面）时，突然将手抽出，引起颈部的突然活动，也可引出此反射。

Moro 反射阳性时表现为上肢伸直、外展，下肢伸直（但不经常出现），同时躯干及手指伸直，拇指及示指末节屈曲，然后上肢屈曲内收，呈拥抱状，有时伴有啼哭。

（5）吸吮反射：检查者用橡皮奶头或小手指尖插入小儿口内 3 cm，引起小儿口唇及舌的吸吮动作。

（6）觅食反射：正常足月新生儿脸颊部接触到母亲乳房或其他部位时，即可出现"寻找"乳头的动作。检查此反射时，可轻触小儿口角或面颊部，小儿将头转向刺激侧，唇顿起。此反射在足月儿也不恒定，生后第1天有时可引不出，不能视为异常。生后数月此反射逐渐消失。

（7）握持反射：检查者手指或其他物品从小儿手掌尺侧进入，此时小儿手指屈曲握物，首先中指屈曲继而是环指、小指、示指，最后是拇指。检查时头部要放在正中位，不要转向一侧，否则枕部的一侧手容易引出。注意不要触手背，这是另一个相反的反射，可使手张开。此反射生后即出现，2～3个月后消失，逐渐被有意识的握物所代替。

（8）颈肢反射：又称颈强直反射。小儿仰卧位，将其头转向一侧90°，表现为与颜面同侧的上、下肢伸直，对侧上、下肢屈曲。2～3个月消失。上述的为不对称性颈肢反射。还可检查对称性颈肢反射：将小儿俯卧于检查者腿上，先屈曲小儿颈部，再将颈伸直。颈屈时，两上肢屈曲而两下肢伸直；伸颈时，动作相反，表现为上肢伸直而下肢屈曲。此反射生后4～6个月以内存在为正常，6个月以后仍不消退为异常。

（9）支撑反射：检查时小儿呈坐位，向前方、侧方及后方倾斜小儿时，其上肢伸开，出现支撑动作。检查时注意两侧是否对称。

（10）迈步反射：扶持小儿腋下呈直立位，使其一侧足踩在桌面上，将其重心移到此下肢，此时可见此下肢屈曲然后伸直、抬起，类似迈步动作。向前迈步时，由于内收肌的作用，一只脚常绊住另一只脚。早产儿也可引出此反射，但往往是足尖接触桌面，足月儿则是用整个脚底接触桌面。出生后即存在此反射，2～3个月后消失。

（11）颈拨正反射：小儿仰卧位，将头向一侧转动时，小儿肩、躯干、腰部也随之转动。生后即出现，6个月消失。

（12）降落伞反射：握持小儿胸腹部呈俯卧悬空位，检查者做突然向前向下动作，小儿表现为上肢伸展，手张开，似乎要阻止下降似的动作；6～9个月时出现，终生存在。

二、病理反射

（1）巴宾斯基征：简称巴氏征，检查时平卧，全身放松，踝、膝关节伸直，足跟放在床上，若坐位时膝关节应适当伸直，检查者用手握住其踝关节。用大头针钝端划足底外侧缘，由足部向前划，阳性反射为拇趾背屈，其余各趾散开。2岁以内出现意义不大，2岁以后阳性是锥体束损害重要体征之一，但也可出现于深昏迷或熟睡时。

（2）还有卡道克（Chaddock）征、戈登（Gordon）征和奥本海姆（Oppenheim）征等，检查和判断方法同成人。

第七节　脑膜刺激征

本征见于各种脑膜炎（如颅咽管瘤后的无菌性脑膜炎），亦可见于脑炎、蛛网膜下腔出血，各种原因的颅内压增高、脑疝等。其原理是因脑脊髓神经根受刺激而致反射性颈背肌张力增强，同时有全身感觉过敏。包括颈强直、屈髋伸膝试验（Kernig征）和抬颈试验（Brudzinski 征）。

一、颈强直

患儿仰卧，医生用一手拖住患儿枕部，将颈向胸前屈曲，正常时并无抵抗存在，有脑膜炎等病时，由于颈后肌痉挛，颈向胸前屈曲困难。

二、Kerning 征

患儿仰卧，医生将其一侧下肢在髋关节和膝关节处屈曲成直角，然后试伸直小腿，如有抵抗而不能向上举直，则为阳性。

三、Brudzinski 征

患儿仰卧，医生以手托其头部，将头前屈，此时如膝关节有屈曲动作，则为阳性。

需注意，在婴儿由于屈肌张力较高，张超时偶见 Kerning 征，应结合其他检查以确定诊断。

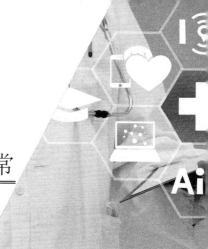

第四章　感觉异常

临床上常常遇到患儿以单一症状或体征就诊的，可收集的资料又暂时难以形成一个完整的疾病的诊断。这时，作为一个专科医生必须对这种单一的临床表征有正确和深入的认识，一方面，这些表征本身就预示着疾病的存在，只是限于临床的认识暂时未能全面揭示而已；另一方面这些单一表征本身就影响着患儿的生理机能，甚至生命。正确认识、系统了解这些临床表征对于小儿神经专业尤为重要。感觉异常是神经专科最常见的临床表征，本章介绍几种常见的感觉异常，着重阐述临床医生遇到这些临床表征后应具有的临床思维和正确的处理方法。这些表征所指向的相关疾病则在疾病篇详细描述。

第一节　头痛

头痛是儿科临床常见的症状之一，指头颅上半部分，从眉弓上方至枕后发际范围的疼痛。但在儿科，常常由于患儿年幼而不能准确表达，常常不能准确表达疼痛范围、疼痛性质，有时候仅表现为哭闹伴摇头、打头，甚至撞头；有时候把其他的不舒服，如头晕都说成头痛。这需要医生有经验和仔细观察判断。

一、头痛的解剖生理基础

头痛是因颅内外组织结构中的痛觉神经末梢，即痛觉感受器受到物理性的（如炎症、损伤或肿物的压迫）或化学性的（如去甲肾上腺素、5-羟色胺、缓激肽等）致病因子的刺激，产生异常神经冲动，经痛觉传导通路传达到中枢神经系统最终至大脑皮层而产生。

（一）解剖基础

在颅内外所有结构中因痛觉神经末梢的分布差异，有些结构对痛觉刺激敏感，有些结构对痛觉刺激不敏感。

1. 对疼痛刺激敏感的颅内结构

（1）静脉窦以及引流到静脉窦的大静脉近端。（2）颅展部的硬脑膜。（3）支配硬脑膜的动脉。（4）组成颅底动脉环的大动脉。（5）三叉、舌咽和迷走神经。（6）颈段 1~3 脊髓神经。

2. 对疼痛刺激敏感的颅外结构

（1）头皮、皮下组织、帽状腱膜、颅底部的骨膜。（2）颅外动脉，以颞浅动脉、枕动脉和耳后动脉最为敏感。（3）头面部和颈部肌肉：主要为双侧颞肌和后颈部肌肉。（4）颅外末梢神经：如眶上神经、耳颞神经、枕大神经、枕小神经和耳大神经等。（5）其他组织：鼻腔、副鼻窦黏膜、外耳、中耳、牙髓等部位都有丰富的神经末梢，对疼痛刺激敏感。

而颅骨、大部分软脑膜、全部的脑实质、脑室、室管膜以及脉络膜等均不会产生疼痛。

3. 颅内、外结构的神经支配及疼痛部位

颅内、外各种痛敏感结构感受疼痛刺激所产生的神经冲动，需经过相应的神经纤维传导到中枢神经系统，最终传至大脑皮层进行分析、整合才能产生痛觉。颅内外痛觉的传导和投射有一定的规律性，这对分析头痛的成因有一定的意义。

（1）颅内的神经支配由三叉神经、舌咽神经、迷走神经、颈 1～3 神经根及大脑动脉周围的交感神经丛组成。

①颅前窝、颅中窝及小脑幕上的组织由三叉神经支配，因此疼痛常表现在前额、眼眶以及颞部。颅后窝的小脑幕下的组织受舌咽神经、迷走神经及第 1～3 颈神经根支配，其疼痛常在枕部和颈部。

②从第 2、3 颈神经发出的硬膜上行支，入颅后分布于枕骨大孔附近的硬膜、椎动脉和硬膜后动脉，在桥小脑角部听神经瘤初期，肿瘤的刺激产生的疼痛向第 2、3 颈神经支配区投射，可产生颞侧枕下部局限性头痛。

③颅内的颈内动脉、大脑中动脉、大脑前动脉以及大脑后动脉等处大血管起始部位的痛觉大部分是由三叉神经感受，一部分来自动脉壁上的交感神经丛，为此，颅内动脉的痛感常向眼眶周围、前额部和颞部放射。

（2）颅外各种结构的疼痛主要由三叉神经、上部颈神经传导，一部分由舌咽神经和迷走神经传导。由三叉神经传导的疼痛表现为前额与颞部头痛；由舌咽神经和迷走神经传导的疼痛表现在后枕部头痛。

（二）生理基础

各种致痛因子通过一种或多种机制刺激颅内外痛觉敏感结构的痛觉神经末梢从而产生头痛。主要的机制有以下两种：

1. 物理机制

（1）血管被牵拉、伸展或移位

颅内大脑基底动脉环及其主要分支、静脉窦及引流到静脉窦的大脑大静脉近端等血管被牵拉或移位时产生的疼痛，称为牵引性头痛。常见于以下 3 种情况：①颅内占位性病变：如脑肿瘤、脑血肿、脑脓肿等；②颅内压增高：脑水肿、脑积水、静脉窦血栓、脑肿瘤或脑囊虫的压迫堵塞影响脑脊液循环等；③颅内压降低：常见于腰椎穿刺、腰椎麻醉后，由于脑脊液丢失过多，颅内压下降，使颅内静脉窦及静脉扩张或牵引而致头痛。

（2）血管扩张

各种原因引起颅内、外血管扩张可以产生头痛。如颅内、外急性感染时，低血糖、高碳酸血症、高原缺氧、煤气或酒精中毒、癫痫发作等，因为局部代谢异常，并引起颅内外血管的扩张而产生疼痛症状。

（3）脑膜受刺激

如脑膜炎时的炎性渗出物、蛛网膜下腔出血时的血液刺激脑膜，或脑水肿时对脑膜的牵拉均可产生头痛。

（4）头颈部肌肉收缩

当头颈部肌肉因炎症、损伤或精神性因素等引起持续收缩时，局部血流受阻，可导致各种代谢产物的堆积，释放乳酸、缓缴肽等致痛因素而产生头痛，称为紧张性头痛。

（5）神经刺激或病损

颅神经、颈神经的自身炎症或受到周围组织的肿瘤、炎症等病变的刺激可产生头痛，如枕神经炎、三叉神经炎、桥小脑角肿瘤或脑蛛网膜炎引起的三叉神经痛。

（6）头部牵涉性痛

又称为放射性头痛，眼、耳、鼻、副鼻窦、牙齿、颈部等处的病变，不仅可造成局部的疼痛，也可以扩散或通过神经反射到头面部，头痛多在病灶侧。

2. 生化机制

近年来，与头痛有关的一些生化因素日益受到高度重视。如5-羟色胺（5-HT）、儿茶酚胺、缓激肽、前列腺素E和β内啡肽、P物质等在头痛（尤其是偏头痛）患者血液中均有明显的变化。

有些因素可能通过多种机制产生头痛。例如心因性因素：包括学习压力产生的精神负担、同学歧视导致自尊心受到伤害等都可导致头痛，其机制一方面是心因性因素导致植物性神经功能失调导致血管舒缩障碍通过物理机制产生头痛；另一方面因患儿长期在这种不良环境和高压下体内P物质产生增多而通过生化机制产生头痛。而其他因素包括天气的变化、噪音、强光刺激、大气污染等也都通过以上机制诱发头痛。

二、头痛的常见类型

（一）血管性头痛

1. 偏头痛

常在青春期发病，部分患者有家族史，多因劳累、情绪因素、经期等诱发。头痛开始时表现为一侧眶上、眶后或额颞部钝痛，偶尔可出现在顶部或枕部。头痛剧烈时可表现为搏动性疼痛。

（1）典型偏头痛（又称眼型偏头痛）

头痛发作前先有眼部先兆，如闪光、黑朦、雾视、偏盲等，也可有面、舌、肢体麻木等，与颅内血管痉挛有关。10～20分钟后，继以颅外血管扩张，出现一侧或双侧剧烈搏动性痛或胀痛，多伴有面色苍白、肢冷、嗜睡等，并可有情绪和行为等改变；头痛至高峰后恶心、呕吐、持续数小时至一天恢复。发作频率不等。

（2）普通型偏头痛

没有上述明确的先兆症状，是最常见的偏头痛类型。在头痛出现前的数小时或数天，可以有一些非特异性的前驱表现，如疲乏、睡眠障碍、或胃肠道症状等。头痛发作持续时间较长，可达数日。可呈双侧性。

少数头痛反复发作后出现一过性动眼神经麻痹者称"眼肌麻痹型偏头痛"，但发病久后眼肌麻痹可能不再恢复。

2.丛集性头痛

是一种单侧性、突发性头痛，呈搏动性剧痛，以眶上、眶周为主，伴有头痛侧流涕、鼻塞、颜面充血等。头痛突然开始，没有先兆。常以很规律的方式每天发作，以在午睡后和凌晨多见。连续数周，甚至数月，然后头痛停止。在间隔数月或数年后又再次发作。扩血管药物可引发头痛发作。

3.脑血管疾病的疼痛

（1）血管破裂

脑血管破裂在小儿发生率较低，常在外伤和脑血管畸形的基础上发生。头痛多为脑出血首发表现，常常表现为急骤的剧烈的头痛。继之会出现意识障碍、精神异常、抽搐、肢体瘫痪等脑功能障碍表现。根据出血的部位，可分为蛛网膜下腔出血、脑实质出血和脑室内出血。蛛网膜下腔出血在头痛早期就可伴有颈项强直，但在小婴儿可能由于颈肌力弱，可表现为假阴性。脑实质出血继头痛后会较早出现定位体征。

（2）血管畸形

脑血管畸形引起的头痛常常位于畸形的同侧。可分为五种类型：①动静脉畸形（AVM）；②海绵状血管瘤；③毛细血管扩张；④静脉畸形；⑤血管曲张。在上述五类血管畸形中以动静脉畸形最常见，且多数发生在大脑半球，海绵状血管瘤次之，其余则较少见。脑血管畸形容易并发脑出血，然头痛在脑出血之前就已存在。

（3）血管炎症

以颞动脉炎为基础的脑血管炎症在儿童不常见。儿童脑血管炎症常常作为结缔组织疾病的一部分，或中枢神经系统感染的一部分。例如系统性红斑狼疮脑病其发病机制之一就是免疫性炎症累及脑血管；过敏性紫癜患儿将近46%有头痛表现，其主要原因为颅内小血管炎症。一些轻症流脑患儿其病理生理改变以脑内血管炎症为主。

（二）紧张性头痛

紧张性头痛（肌收缩性头痛）是学龄期后头痛的主要类型。大多为精神紧张或焦虑、疲劳、长时间强迫体位导致头颈部肌肉持续收缩所致，也可继发于血管性头痛或五官病变的头痛，有时为头颈部肌炎、颈肌劳损或颈椎病所致。表现为前头部、枕颈部或全头部持续性钝痛，持续时间在30分钟至数天不等，但多数不超过1周。

（三）癫痫性头痛

多见于青少年及儿童，疼痛多较剧烈，呈剧烈搏动性痛、闪电样疼痛或炸裂痛，发作和终止均较突然，为时数秒至数十分钟，偶可长达一天，发作频率不等。可伴有恶心、呕吐、眩晕、腹痛、意识障碍、精神异常或恐怖不安等。可能系各种疾病导致间脑部位异常放电所致。脑电图检查特别在发作进行时常有癫痫波形，也可有其他类型的癫痫发作史、癫痫家族史和有关的病因史，服用抗癫痫药物则可控制发作。

（四）精神性头痛

头痛发作与精神因素关系密切，多由精神紧张、生气引起。或因激动、生气、失眠、焦虑或忧郁等因素而使头痛加剧。主要表现为持续性的头部胀痛、压迫感、沉重感或紧箍感。部分病人呈现血管性头痛的临床特点，表现为双颞侧搏动性头痛。头痛的强度为轻度至中度，很少因头痛而卧床不起或影响日常生活。但常伴随有头晕、烦躁易怒、焦虑不安、心慌、气短、恐惧、耳鸣、失眠多梦、腰酸背痛、颈部僵硬等症状，容易疲劳，注意力不能集中，学习能力降低。

（五）颅内压变化引起的头痛

1. 颅内压减低引起的头痛

常见于腰穿后头痛，通常在穿刺后数小时发生，常常由于脑脊液留取过多，放脑脊液过快所致。小儿脑脊液总量相对成人要少，因此可一次取脑脊液过多容易引起低颅压改变，临床上儿科留取脑脊液一次不超过 5 ml。头痛程度不等，常表现为额部和枕部钝痛。坐起时头痛加剧，平卧时头痛减轻是其特征。通常持续数小时，经过一夜睡眠后缓解。无明确原因的颅内压减低称为自发性颅内压减低症，可能因分泌脑脊液的脉络膜丛暂时性的功能障碍引起，或受全身水电解质代谢影响所致。

2. 颅内压增高引起的头痛

头痛多为间歇性钝痛，咳嗽、喷嚏等体腔压增高会使头痛加重。患儿常取强迫体位，避免头部摆动。头痛间歇期患儿烦躁不安。颅内压增高常见于颅内肿瘤，在小婴儿还见于幼儿急疹等病毒感染性疾病。也可见蛛网膜粒细胞受损导致脑脊液吸收回流障碍。

（六）颅内炎症引起的头痛

头痛可以是颅内感染最早的症状之一，然在小婴儿常表现为啼哭不安，卧床不动可使头痛减轻，因此患儿常取卧位不肯搬动。颈项强直和布氏征阳性是重要线索，但小婴儿常常不明显，检查时需认真仔细。脑脊液检查可以明确诊断。

（七）面部疾病引起的头痛

儿童面部疾病引起的头痛较为常见。

1. 眼部疾病

眼疲劳被认为是头痛的一个常见的原因。表现为长时间用眼后出现头痛，可伴有轻度头晕，眼睛不适。闭眼休息或早晨起床头痛缓解。在儿童屈光不正，如散光、近视、远视，都可引起头痛，但通常在儿童上学后才被发现。眼部表浅炎症，如结膜炎、角膜炎、巩膜炎、麦粒肿以及睑板腺炎，在眼睛局部疼痛的同时都可伴有头痛，但较轻微。眶部组织的炎症表现为眶部剧烈疼痛，可放射至前额，引起前额部持续性头痛，眼球转动时明显。全眼球炎可引起剧烈头痛，而且有感染扩散至颅内的可能，则需予以高度重视。视神经炎可引起眼部疼痛和前额部头痛，常伴有视力下降和视野缺失。值得注意的是，在儿童视神经炎很可能是脑炎的一部分。青光眼在儿童不常见，但在高度近视伴头痛患儿需予以注意。

2. 鼻咽部疾病

鼻咽部急慢性炎症是儿童头痛常见的原因之一。急性上呼吸道感染可引起头痛，但这种情况更多的是感染时发热等全身状况改变所产生的头痛。急性鼻窦炎全身中毒症状不重，而主要表现为头痛。急性额窦炎晨起时就已有头痛，持续整日，至晚间好转；而急性上颌窦炎的头痛至午后才开始，至晚间明显。鼻窦炎引起的头痛多表现为前额部胀痛，呈持续性。鼻黏膜收缩剂滴鼻可使头痛较快缓解。

（八）颈、颌部病变的头痛

儿童颈部疾患引起头痛主要由于颈部肌肉持久收缩所致，可见于写字看书姿势不正确、长时间玩电脑游戏、睡眠姿势不当等。头痛多为后枕部持续性牵涉痛或钝痛性质。颈部、颌部的局部组织炎症可引起头部疼痛，这时多表现为刺痛或搏动性疼痛，可放射至整个头部。

（九）外周疾病引起的头痛

急性感染等发热性疾病，急性肾炎、急性循环充血综合征，中毒性疾病如酒精、一氧化碳、有机磷、铅、药物中毒，中暑，青春期综合征等。头痛的产生是多因素的，主要与脑组织的代谢异常、脑血管张力改变。头痛多为胀痛性质，可为阵发性或持续性，头痛程度与原发疾病严重程度相关。常伴有呕吐、乏力、精神不振等。

三、头痛的诊断思路

头痛是一种症状，因此临床病史的询问就是头痛诊断非常重要的一步。对可疑为头痛的患儿要耐心询问其具体感觉，头痛的部位。要仔细观察患儿头痛时的表现，如面部表情、精神状况、体位、活动情况。可通过对患儿的综合观察来帮助判断头痛的程度和头痛的部位。

在明确为头痛后，再根据症状的发生方式来分析判断头痛的原因：①急性头痛：多见于急性上呼吸道感染、急性鼻窦炎、脑膜脑炎、颅内出血、腰穿后低颅压综合征等；②亚急性头痛：见于结核性脑膜炎、鼻窦炎、颅内占位病变等；③慢性头痛：多见于紧张性头痛、精神性头痛、代谢病所致头痛、慢性中毒所致头痛、颈部病变所致头痛等；④复发性头痛：多见于偏头痛、头痛型癫痫、丛集性头痛、精神性头痛等。

根据头痛的发生方式和患儿一般情况的观察可初步确定头痛的病因，再进行全面而又针对性的体格检查，特别是血压、脉搏、五官情况、颈项部及颌部情况做仔细检查。经过以上分析可以确定相当一部分患儿的头痛类型。最后通过影像学检查、脑电图检查、头颅 B 超、脑血流图等检查明确病因。

对排除了器质性病变的功能性头痛，诊断性治疗也是重要的诊断措施之一。在实施诊断性治疗的实际过程中，首先选择疗效易于判别且不易出现假阳性的、疗程短的治疗方法，如需要在癔症性头痛和癫痫性头痛间鉴别时，应首先选择针对癔症性头痛的心理暗示治疗，这样见效快、治疗时间短、不会对患儿产生不必要的副作用。

四、头痛的处理

（一）对因治疗

由于头痛的病因多种多样，针对不同病因针对性治疗是缓解和治疗头痛的关键。临床上接诊头痛患儿时要首先考虑到头痛的病因，以避免发生误诊和耽搁对系统疾病的治疗；一些复合因素引起的头痛，也需要充分考虑到其病因，以综合治疗，如对精神性头痛患儿，要了解其生活环境、作息习惯、学习情况，对存在的不良因素进行针对性化解。对于视疲劳引起的头痛，除了及时治疗眼疾外，还应对患儿的看书学习姿势和用眼习惯进行指导。对头痛病因的系统治疗请参阅相关疾病的治疗。

（二）对症治疗

对偏头痛、精神性头痛、紧张性头痛等功能性头痛作及时恰当的对症治疗可较好地缓解头痛。

1. 血管调节药

针对患儿头痛的发生是否存在血管扩张或血管痉挛可选择性应用血管调节药。

（1）血管收缩药物

麦角胺咖啡因（Ergotamine and Caffeine），有较强的血管收缩作用，适用于偏头痛、紧张性头痛、和精神性头痛，学龄期后每次一片，每天 1 ~ 2 次。

（2）血管扩张药

喜得镇（Hydergine）主要成分为甲磺酸双氢麦角碱，可改变脑的神经传递，对多巴胺受体有激动效应和对肾上腺受体有阻断效应，能改善脑循环和改善受损害的脑细胞代谢，用于血管性头痛。每次 0.5 ~ 1 mg，每日 2 ~ 3 次。

2. 镇静药

苯巴比妥（Phenobarbital），为镇静催眠药、抗惊厥药。对中枢的抑制作用随着剂量加大，表现为镇静、催眠、抗惊厥及抗癫痫。体外电生理实验见苯巴比妥使神经细胞的氯离子通道开放，细胞过极化，拟似 γ－氨基丁酸（GABA）的作用。治疗浓度的苯巴比妥可降低谷氨酸的兴奋作用、加强 γ－氨基丁酸的抑制作用，抑制中枢神经系统单突触和多突触传递。儿童镇静剂量为每次 2 mg/kg，用于治疗紧张性头痛、精神性头痛。

3. 抗焦虑药

阿普唑仑（Alprazolam），为苯二氮 类催眠镇静药和抗焦虑药。该药作用于中枢神经系统的苯二氮 受体（BZR），以此来加强中枢抑制性神经递质 γ－氨基丁酸（GABA）与 GABA 受体的结合，促进氯通道开放，使细胞超极化，增强 GABA 能神经元所介导的突触抑制，使神经元的兴奋性降低。用于精神性头痛和紧张性头痛，学龄期后每次 0.2 mg，每日 2 ~ 3 次。

4. 中药

天麻素可恢复大脑皮质兴奋与抑制过程间的平衡失调，其具有镇静、安眠和镇痛等中枢抑制作用，用于偏头痛、紧张性头痛，每次 25 ~ 50 mg，每日 2 ~ 3 次。

第二节 眩晕

一、概述

眩晕（vertigo）是指空间的定位障碍，人与周围环境的空间关系在大脑皮质反映的失真，是患者自觉周围环境或自身的运动错觉，如旋转、翻滚、摇摆、上下浮沉、倾倒等，亦可伴有平衡障碍或振动幻觉等。眩晕在儿童中的发病率不及成人，但也并非少见，与成人眩晕相比有其不同的特点。眩晕不是一种疾病，而是一种症状的概括，由不同的疾病所导致，或共同的表现。儿童眩晕的诊断更为困难，主要有以下三方面：首先由于儿童表达能力差，难以精确表达出他们的感觉，需要依靠病史作为主要依据的眩晕诊断变得更为困难。其次，儿童前庭功能检查配合不良，年幼患儿更难以实现，检查结果精确度也比成人差，加上儿童常就诊于儿科，常忽略就诊耳鼻喉科而未进行前庭功能评估。许多成人发病的眩晕症在儿童人群中同样会发生，但其发病率有明显的不同，且与年龄有一定相关性，例如成人发病中最为常见的良性阵发性位置性眩晕在儿童中则极为罕见，一般见于年龄大的儿童。由于儿童主诉上的困难，一般要到3岁后才能诉说眩晕的感觉，在国外并没像成人人群一样把眩晕及头晕作出严格的区分。尽管目前仍然缺乏大样本量的儿童眩晕流行病学调查，但目前的资料所显示儿童人群中的眩晕发病率比过去认为的要高，由于眩晕的发病机制复杂，病因繁多，累及相应外周前庭平衡器官及相应的神经通路、中枢的病损以及各种全身疾病如内分泌、免疫异常对平衡功能的影响，各种心理精神因素的不良反应等均可导致儿童眩晕发病，因此诊治上应整合耳科、儿科、精神科、神经科、眼科以及康复科等多学科的参与。

二、病因

眩晕的病因极其复杂、广泛。在儿童中更是如此。在目前眩晕的病因分类有不同的方法，但仍然没有统一的意见。根据累及的器官可分为耳源性、视觉源性、血管源性、神经源性及中枢源性等。根据疾病起源可分为感染性、外伤性、肿瘤性，精神源性。根据是否有器官的损害分为器质性及非器质性。因前庭器官在眩晕的中占有极其重要的位置，因此临床上更为倾向于以此作为分类的依据更为实用及合理，即前庭系统性眩晕及非前庭系统性眩晕，而前者可进一步分为外周前庭性眩晕及前庭中枢性眩晕。

（一）前庭性眩晕

1. 外周前庭性眩晕

其中伴有听力损害或耳蜗损伤，常见的有中耳炎相关眩晕、迷路炎、迷路漏、外淋巴漏、梅尼埃病、耳毒性眩晕、大前庭导水管综合征、耳蜗前庭神经炎，突发性耳聋伴眩晕，迷路震荡等；不伴听力损害的有前庭神经炎、良性阵发性位置性眩晕。

2. 前庭中枢性眩晕

包括癫痫性眩晕、脑炎、多发性硬化及先天性颅脑发育异常等出现的眩晕。

（二）非前庭性眩晕

包括视觉疾病、精神心理疾病（非器质性）及全身性疾病包括代谢性疾病、内分泌性疾病、免疫性疾病如甲状腺功能低下、糖尿病及电解质紊乱等引起的眩晕，以及外伤致颈性疾病等引起的眩晕。

三、发病机理

人体的身体平衡有赖于"平衡三联"共同协调以及大脑中枢的整合作用共同维持。"平衡三联"是指前庭系统、视觉系统及本体感觉系统。但不同器官的信号汇集不发生自相矛盾时方能维持身体平衡，尤其前庭系统起着首要的作用。当一侧前庭感受器或前庭神经通路受到损害或不良刺激时，无论是兴奋性或抑制性，引起两侧前庭核群中的张力兴奋性不对称，这些病理信息向中枢传递，在大脑皮层产生自身在运动的错觉，即为眩晕的发生。而双侧前庭的受损则引起平衡的障碍。眩晕的发生一般为突发及急发，在急性期后及慢性期后更易引起平衡障碍，出现走路不稳，倾倒等症状。前庭功能的另一重要作用在于视觉稳定，尤其对追踪目标，当两侧前庭功能严重受损或一侧功能严重受损时出现走路不稳、视物模糊的现象，称为振动幻视。因儿童期植物神经系统发育不完善，在眩晕发作时更易出现恶心、呕吐、出冷汗等症状，且更易受情绪及心理的影响，加重症状的严重性。

引起前庭、视觉、本体系统器官以及前庭中枢系统的疾病均可导致眩晕及平衡障碍的发生因而不同疾病其发病机理不一，最为常见的有以下的一些机理及学说。

（一）病毒感染

儿童上呼吸道感染、胃肠道感染，及中耳感染等比成人更多常见。病毒可经血循环或蜗窗膜等引起内耳不同部位的损害。

（二）先天性疾病及遗传因素

大前庭导水管综合征不仅引起听力进行性下降，约一半的患儿会出现反复发作性的眩晕症状，而梅尼埃病、晕动病、儿童阵发性位置性眩晕等均有明显家族史及遗传倾向。

（三）免疫损害

研究证明内耳有对抗原刺激产生免疫应答的作用，抗原抗体反应可致内耳毛细胞肿胀、通透性增加、血管纹分泌亢进、以及抗原抗体复合物沉积致内淋巴循环出现异常，可导致内耳水肿。

（四）精神心理因素

前庭系统与植物神经系统、小脑、大脑、视动系统等神经系统有广泛密切的联系。由于儿童特殊的体质及神经系统发育的不完善，一方面伴随的恶心呕吐等植物神经反映，比成人更严重及频繁。另一方面，这些症状引起儿童精神心理的不良感受，又会诱发眩晕的发生与加重。

四、临床表现

儿童眩晕可因病因不同而有不同的临床症状，但因儿童主诉欠精确以及问诊的不细致常导致一些特征性的表现受到掩盖、遗漏。常见的症状有以下几点：

（一）眩晕

对于较大幼儿可以诉说各种眩晕的感觉，在多数儿童眩晕疾病中患儿可感觉周围环境或自身的旋转性或浮沉摇晃感等明确的运动性感觉，亦有部分患者感觉不到这么明显的感受，可能表现为行动或走路不灵活，易跌倒或对空间感觉的不适。在发作频率及时间上外周性眩晕多为急性发作性出现，亦可以为阵发出现，持续性出现，常提示中枢性疾病。儿童眩晕每次发作次数及每次发作持续时间相差很大，如儿童良性阵发性眩晕常可以从数秒至数小时不等，发作次数亦从每天一次至数月发作一次不等。而前庭神经炎持续时间数天至两周不等，但总体上是向预后好的方面发展。

（二）平衡障碍

表现为走路不稳、摔倒、共济失调等。常见于急性发作后期或慢性疾病，如前庭神经炎后期 2 ~ 3 周。

（三）眼震

由于眼震的观察对真性眩晕的诊断有十分重要的价值，一旦出现眼震便可肯定前庭系统出现病损，自发性眼震同样出现于儿童眩晕症的各种病因疾病中，但注意要在急性发作前观察。

（四）植物神经系统症状

出现各种程度不等恶心呕吐、面色苍白、出冷汗、胃肠不适及腹痛等。

（五）耳蜗症状

听力下降、耳鸣、耳闷胀感及听觉过敏等。说明同时伴耳蜗及前庭损害，如迷路炎，梅尼埃病等。对年龄较小的儿童应注意单侧耳聋时，因对其整体交流不受影响而被忽略。有些听力呈波动性下降，大前庭导水管综合征呈双耳进行性下降，且程度较重的感音神经性聋，波动，常在外伤及感冒等感染后出现下降，最终可至双耳听力丧失。

（六）头痛

对偏头痛相关眩晕的患儿可出现额侧或眶周、颞侧头痛，持续时间及程度不一，与眩晕发作的关系不定。另外，对该类眩晕，发作时可伴有畏光、畏声及视物模糊等先兆症状。

（七）精神心理症状

因眩晕及植物神经系统症状的不良体验，患儿更易伴有焦虑、抑郁及行为异常症状。

（八）原发病因的相关症状

应注意患儿包括眼部、耳鼻咽喉以及中枢神经等系统有无存在相关的临床症状，对寻找病因有重要的意义。如鼻窦炎引发急性中耳炎，分泌性中耳炎导致内耳眩晕发生、先天性斜视引起的视物不稳及眼震等。

五、诊断及鉴别诊断

眩晕是一种主观感觉，对儿童眩晕患者的诊断要比成人更为困难，必须要进行更为细致和耐心的病史询问及调查，体格检查及听－前庭功能评估以及必要时行影像学检查在眩晕诊断及鉴别诊断中有重要的价值及意义。

病史是眩晕诊断的最为重要的依据据，但眩晕的特点常因临床医师的问询不够详细而导致信息的不足。眩晕的病史询问和调查主要包括以下几个方面：

（一）眩晕的特点

症状表现是否为真性眩晕，而不是头昏沉、头重以及晕厥等其他症状。眩晕的整个病程，每次眩晕发作的持续时间，是发作性还是持续性，间歇期情况，能否自行或用药后缓解等。另外是否伴有走路不稳、易摔倒等平衡失调。

（二）眩晕的伴随症状

尤其是否伴有耳鸣听力下降。对不能主诉的患儿观察其日常生活中对声音及交流的反应，如观察其看电视时对声音开启的音量大小进行估量。另外发作前有无视物模糊、畏光、畏声等先兆症状。有无头痛，是否伴恶心、呕吐、出冷汗，发作时神志及意识情况，有无口角、四肢抽搐等。

（三）眩晕的诱因

要了解患儿发病前有无感染史、发热史、外伤及药物治疗史。了解患者每次眩晕发作前有无共同或相似的诱发因素是否与体位及头位改变有关等。对于学龄儿童要了解其学习及交际情况，性格特点，是否情绪易紧张，焦虑，及波动，注意排除非器质性眩晕。患儿晕动病史是十分重要的线索。

（四）眩晕家族史

儿童良性阵发性眩晕、偏头痛及梅尼埃病等有较明显的家族倾向。尤其是其母亲家族及其幼年病史。眩晕儿童的病史询问应具技巧性，幼少儿童需要家长及儿童共同完成。

六、实验室检查

（一）常规眼科、耳科、神经系统检查

了解是否有器质性病损如鼓膜有否穿孔、有否流脓、有否胆脂瘤病等，神经系统检查了解患儿发育及各种神经反射的情况，了解其是否有斜视、屈光不正等常见眼科疾病。

（二）听力学检查

由于许多眩晕疾病伴有相应听力损害的特点。因此行相应的听力学检查是必须的，可达到以下的目的：（1）是否存在听力损害以及损害的程度、性质；（2）是否存在中耳病变；（3）是否存在迷路水肿；（4）是否存在蜗后神经通路病变。在儿童听力检测与成人不同主要是年龄相关及能否配合检测，对5岁以上的患儿基本可进行所有的项目包括电反应测听，阈上功能耳蜗电图等。小于5岁的儿童一般选择主观行为听力检测，及声导抗听觉诱发电位检查等客观检测，包括听觉脑干诱发电位，40 HZ相关电位听觉稳态电位，耳声发射。同时应注意监测的时机与眩晕病程的阶段，尤其是对发作性及波动性的眩晕疾病。

（三）前庭功能检查

儿童时期的前庭系统、视觉及本体感觉系统以及中枢神经系统发育尚未完全，需根据年龄选择性评估，一般3岁以上小儿可配合前庭检查。

1.床边平衡功能检查

（1）Romberg's试验：亦称闭目直立试验，方法最为简单易行：双脚并拢，头保持直立先睁眼后闭眼，观察有否摇晃及倾倒，了解其倾倒侧别，观察时间为60 s。

（2）单腿直立检查：单脚直立，另脚抬起要求大腿抬平，观察同上一试验，观察时间为30秒。

（3）Mam试验：双脚前后站立，一脚尖顶住另一脚跟，保持在一直线上，观察方法同上。若存在外周前庭病变，多向患侧倾倒。

2.协调试验

协调试验包括指鼻试验、轮替运动等，主要了解小脑功能。

3.眼震电图检查

目前多采用红外线视频眼震图设备进行检查，目的是了解前庭功能有否损害、损害侧别及程度、为外周性或中枢性损害。幼小儿童由于注意力不易集中，害怕等因素，较难完整的完成评估。需要检查者耐性，亦可采用分次进行的方式完成。检查内容主要有：（1）视动检查：包括扫视试验，平滑跟踪试验，视动性眼震检查，主要了解中枢前庭功能。由于检查采用的刺激方式简单无损害及不良反应，易于完成。（2）自发性眼震：了解无刺激下是否存在眼震以及了解眼震方向、频率、振幅等。（3）位置性与变位试验：两种试验是两种不同的检查，前者在患者处于某种头位下观察其是否有眼震，后者在头位运动到某一位置时是否诱发眼震，主要用于良性位置阵发性眩晕的诊断，试验包括Dix-Hallpike试验，主要用于判断后半规管源性，Roll试验多用于了解水平半规管源性。（4）冷热试验：通过温度变化刺激前庭产生的反应，及通过了解双侧诱发的眼震对比，评估水平半规管功能，可用30℃及44℃的冷热水或气交替灌入耳道。记录诱发的眼震方向，振幅，慢性角速度等。由于试验诱发眩晕的发生，一般适宜5岁以上的儿童。检查前应取得家人协助。（5）旋转试验：坐于转椅上固定身体进行旋转，可作为双侧前庭功能是否对称或受损及康复评估。幼小儿童可有家长怀抱患儿坐于转椅上完成。（6）摇头试验：

手持患者头部作 1 KHZ 的中频快速摇头，了解诱发眼震的情况，可用于了解病程及有否前庭代偿。

（四）姿势描记仪检查

通过儿童在睁眼、闭眼、增加或不增加海绵垫等不同模式下身体重心移动的面积，轨道等，是否摔倒等。判断平衡三联中各系统的输入功能。

（五）其他前庭功能评估

近年来发展针对不同前庭器官及神经通路的检查方法，例如前庭诱发肌源性电位，动态视敏度检查等。

（六）影像学检查

包括 X 线、CT 及 MRI 检查，对怀疑有中耳乳突病变及先天性畸形应选择颞骨高分辨 CT，对怀疑有神经中枢病变则选择行颅脑或内听道 MRI。

（七）脑电图检查

对于癫痫型眩晕有诊断意义，必要时可进行 24 h 脑电图检查。

（八）其他实验室检查

应在详细病史调查的基础上选择相应的实验室检查，如病毒血清学检查、免疫功能、内分泌功能等，有条件进行有关的基因测试，并了解遗传性疾病的可能。

七、鉴别诊断

（一）儿童良性阵发性眩晕

为临床上最为多见的儿童眩晕症，好发于 1 ~ 4 岁，病程可达 2 ~ 4 年。发病率高达 2.0% ~ 2.6%。本病由 Basser 于 1964 年首先描述，其发病机理仍然未明有学者认为属外周前庭系统病变，亦有学者认为该病为前庭中枢异常。主要包括前庭核前传导通路的异常。偏头痛家族史及患儿晕动病史多见，并认为其是偏头痛在儿童期的表现。临床特点：突发眩晕发病，多无明显诱因，持续时间短暂，几秒到几分钟，常伴呕吐面色苍白、出汗、不能活动、坐及站立均不稳，但无意识丧失。患儿全身及听力检查多正常，少数可能有耳鸣及听力下降，部分患儿前庭功能检查可有异常表现。

（二）大前庭导水管综合征

一般为双侧病损，听力下降，特点呈渐进性感音神经性聋，波动性，并多次发作至重度以上。约有一半的患儿可伴有眩晕。出现上述的症状应行颞骨高分辨 CT 可发现前庭导水管扩大，多呈喇叭口状改变，即可作出相应的确诊。

（三）癫痫

儿童良性阵发性眩晕常被误诊为癫痫，典型癫痫常可出现意识改变及相应神经学体征，EEG 可明确诊断。

（四）梅尼埃病

一般儿童少见，目前诊断根据二次以上的眩晕发作，每次发作时间约 20 分钟至数小时，伴听力波动改变，耳蜗电图可提示迷路水肿，应行影像学检查排除先天性疾病。

（五）环枢关节脱位

患儿出现持续性眩晕及头晕，可伴颈部疼痛，转颈易诱发眩晕，多有外伤史或上呼吸道感染，可缓慢进行转颈试验，有诱发或加重症状。张口位颈椎 X 线及 CT 有助确诊。

（六）良性阵发性位置性眩晕

体位改变诱发眩晕，变位试验诱发典型眼震以及眩晕易作出诊断。

（七）其他中耳炎

（包括慢性化脓性中耳炎及分泌性中耳炎）引起眩晕、前提神经炎、前庭系统中毒等应根据病史及相应的临床症状、病史及体征进行鉴别。

八、治疗

儿童眩晕症的治疗原则包括以下几点：

（一）病因治疗

例如胆脂瘤中耳炎引起的迷路炎或淋巴瘘进行手术治疗及迷路缺损修补。分泌性中耳炎可引起耳气压改变反复出现眩晕，穿刺抽液及中耳通气管有明确的疗效。

（二）控制症状

主要是针对急性发作期控制眩晕及伴随的恶心呕吐、出冷汗等症状。可以服用敏使朗等抗眩晕药物。以及 VitB6、灭吐灵及镇静药物，注意水电解质平衡进行适当的输液，需卧床休息。

（三）前庭康复

主要针对急性期前提损伤及慢性平衡障碍，患儿可以通过一定的运动训练，利用前庭的代偿机制，进行个性化的前庭康复。

（四）心理康复

由于眩晕及伴随症状的不适体验，使患儿产生恐惧焦虑心理或行为异常反应。应进行神经心理康复。同时由于家长过分紧张担心会加大患儿的心理症状，亦应进行相应的心理辅导以配合患儿的康复治疗。

（五）缓解期治疗

包括饮水控制，参加适宜运功，避免因学习压力、交际能力、易感情绪诱发眩晕发作。家长的行为态度对患儿的康复起到重要的作用，因此应同时对家长进行相应的康复教育指导。

第五章 意识与精神障碍

昏迷（coma）是意识持续中断或完全丧失的状态，是意识障碍的最严重阶段。昏迷程度较轻者防御反射及生命体征可以存在，严重者对身体内外环境的一切刺激均无反应。

一、病因

脑干上行网状激动系统、丘脑弥散投射系统和大脑皮质的功能障碍是导致昏迷的基础。临床上引起昏迷的病因基本上可分为颅内病变和代谢性脑病两大类。

（一）颅内病变

中枢神经系统病变是昏迷的主要原因，约占70%。颅脑外伤、颅内炎症、颅内出血、颅内肿瘤，以及脑部变性病变累及脑干上行网状激动系统、丘脑弥散投射系统时，或大脑皮质病变广泛时可导致昏迷。

（二）代谢性脑病

脑细胞代谢非常活跃，耗氧量大，而脑组织本身又缺乏能量物质的储备，因此必须不断地通过血液来获得氧和葡萄糖等能量物质的供应，而且脑细胞内各项生化代谢途径正常运转，保证脑细胞的能量生成正常和代谢产物及时清除，方能维持脑细胞正常的功能，维持正常的意识状态。在脑缺氧、缺血、低血糖、辅酶缺乏，脑细胞内外环境改变时可导致脑细胞广泛水肿而发生昏迷。主要见于严重缺氧缺血、重度脱水或水肿、休克、糖尿病酮症酸中毒、代谢性疾病等。

各种镇静剂、催眠药、麻醉剂对大脑皮质、丘脑及脑干网状结构有直接的抑制作用。在过量或中毒时可严重抑制脑功能而导致昏迷。

二、昏迷的判别

（一）昏迷的临床表现

昏迷主要表现为意识清晰度极度降低，对体内外刺激反应减退，进而生命体征发生改变。根据其程度可分为：

1. 浅昏迷

临床表现睁眼反应消失或偶呈半闭合状态，语言丧失，自发性运动罕见，对外界的各种刺激及内在的需要，完全无知觉和反应。但强烈的疼痛刺激可见患者有痛苦表情、呻吟或肢体的防御反射和呼吸加快。脑干的反射如吞咽反射、咳嗽反射、角膜反射及瞳孔对光反射仍然存在，眼脑反射亦可存在。呼吸、脉搏、血压一般没有明显改变，大小便潴留或失禁。

2. 中度昏迷

病人的睁眼、语言和自发性运动均已丧失，对外界各种刺激均无反应，对强烈的疼痛刺激或可出现防御反射。眼球无运动、角膜反射减弱、瞳孔对光反射迟钝、呼吸减慢或增快，可见到周期性呼吸、中枢神经元性过度换气等中枢性呼吸障碍。脉搏、血压也有改变。伴或不伴四肢强直性伸展和角弓反张（去皮质强直）。

3. 深昏迷

全身肌肉松弛，对强烈的疼痛刺激也不能引出逃避反应及去皮质强直。眼球固定，瞳孔显著扩大，瞳孔对光反射、角膜反射、眼前庭反射、吞咽反射、咳嗽反射、跖反射全部消失。呼吸不规则、血压或有下降、大小便失禁、偶可潴留。

4. 过度昏迷，即脑死亡

表现为无反应性深度昏迷，自主呼吸停止，靠人工机械通气维持呼吸功能。瞳孔扩大固定，脑干反射消失，并伴有体温、血压下降，脑电沉默，脑血管造影不显影等。此时即使心跳仍存在，但全脑功能已不能恢复，一定时间内心跳也将停止。

（二）两种特殊的昏迷样状态

1. 无动性缄默（Akinetic mutism）

又称睁眼昏迷。是一种较为特殊的意识障碍。除意识水平减低外，对痛觉刺激反应也甚迟钝。但对声音的定向反射和对视觉刺激的瞬目反射均存在，可见眼球不时转动。病损部位大多位于第三脑室后部、导水管周围灰质或两侧扣带回，使得上行性网状激活系统（ascending reticular activiting system，ARAS）传导功能不全，导致病人意识水平降低，只保留不自主的眼球活动和一些脑干反射活动。

2. 去皮质状态（decorticate status）

又称醒状昏迷。患儿意识丧失，然双眼常睁开，眼球活动障碍；或视线固定有瞬目，眼球无目的转动，对声音刺激的定向反射存在。皮质下植物功能的无意识活动存在，咀嚼、吞咽动作、呼吸、循环功能正常，角膜反射、瞳孔对光反射不受影响。可伴有不自主哭叫，对疼痛刺激有痛苦表情，逃避反射存在甚或亢进，四肢运动障碍，呈去皮质强直。其病损可能为双侧大脑皮质的广泛性病变或白质的弥散性变性。

（三）需与昏迷相鉴别的状态

1. 嗜睡（drowsiness）

与昏迷的表现相似，均表现出意识清晰度的减低。但嗜睡较昏迷要轻，能叫醒，有睁眼反应，能在短时间内维持一定的醒觉状态。嗜睡与昏迷可以是疾病发展的不同阶段，因此，临床上对嗜睡患儿要积极处理，警惕病情向昏迷阶段发展。

2. 功能性不反应状态

是一种精神受刺激后的精神高度抑制状态。对外界环境刺激不发生反应，貌似昏迷其实意识清醒。患儿常表现为僵卧且双目紧闭，呼吸较快，肢体紧张。对呼唤、摇晃等外界刺激，甚至疼痛均不发生反应。当检查者拉开其眼睑时会遇抵抗，并见眼球向上转动，瞳孔可以放大，但对光反射正常，放手后双眼即迅速闭紧。而昏迷则表现为缓慢闭合。功能性不反应状态见于癔症。

3. 锁闭综合征（locked-in syndrome）

表现为运动不能，眼球不能向两侧转动，口不能张开，不能说话，四肢瘫痪。貌似睁眼昏迷，实际上意识清醒，能理解问话，并可以垂直的眼球运动和瞬目示意。见于延髓局灶性病变、急性感染性多发性神经炎或脑干型脊髓灰质炎。

三、治疗

（一）对因治疗

对昏迷患儿要力求尽快明确病因，及时作出有效的对因治疗。如对细菌性脑膜脑炎应早期给予大剂量抗生素治疗；对晚发型维生素 K 缺乏致颅内出血患儿要及时给予维生素 K1 治疗；对休克病例并发的昏迷要积极抗休克治疗；针对重度脱水引起的昏迷要积极正确的补液治疗；对糖尿病酮症酸中毒引起的昏迷要及时正确的胰岛素和补液治疗。

（二）对症治疗

在及时正确的对因治疗的同时，积极的对症治疗非常重要。对症治疗可在一定程度上防止病情进一步发展，为查明病因，进而作出正确的对因治疗创造条件。

1. 保持呼吸道通畅

患儿取正确的体位，防止窒息，及时清理呼吸道分泌物，并迅速给予吸氧。对呼吸停止者，及时给予人工辅助通气；防止脑缺氧和脑水肿进一步加重。

2. 降颅内压治疗

对有颅内压增高、脑疝患儿要及时降颅内压治疗。

3. 水电解质及能量补充

对水电解质紊乱者及代谢性疾病者尤为重要。对昏迷不能进食者应及时留置胃管，保证昏迷患儿脑修复的能量供给，避免电解质紊乱。

4. 复苏治疗

对病因已去除的昏迷患儿，可给予改善脑循环治疗，如尼莫通（Nimotop）、丹参等；予营养脑细胞治疗，如神经生长因子等；

5. 加强护理

对防止各种并发症，如褥疮、再窒息等，促进病情恢复都很重要。

第二节 晕厥

晕厥（syncope）做为儿童神经科临床一种常见的综合征。由于一过性大脑供血障碍或短暂大脑能量供应障碍，导致大脑皮层高度抑制，表现为短暂的意识丧失及全身肌张力丧失，严重时可并发惊厥发作。在儿科主要见于学龄期后儿童，女性多于男性。

一、病因及分类

对于一个个体，可能因一种原因多次发生晕厥，也可多种因素同时并存。产生晕厥的病因可分类如下：

（一）反射性晕厥

见于血管减压性晕厥、体位性低血压(直立性低血压)、颈动脉窦综合征、吞咽性晕厥、排尿性晕厥、咳嗽性晕厥。

（二）心源性晕厥

见于心律失常（如阵发性室上速）、先天性心脏病（如法洛氏四联症）、主动脉狭窄、心肌病。

（三）脑源性晕厥

见于脑血管畸形、脑动脉狭窄。相对成人，脑源性晕厥在儿童较少见。

（四）血液成分改变引发的晕厥

如低血糖发作、重度贫血、过度通气、屏气综合征等，会引起脑缺氧、脑代谢障碍而发生晕厥。

二、发病机制

正常脑血流量为 45 ～ 50 ml/（100 g 脑组织·min）。当脑血流量骤减至 30 ml/（100 g 脑组织·min）时则可发生晕厥。引起脑血流骤减的原因有：

（一）心输出量突然减少

各种心脏病变，如阵发性心率失常、法洛氏四联症、心脏骤停等，可引起脑血流灌注不足，或突然中断。脑血流灌注终止 3 ～ 4 秒即会发生意识丧失。

（二）血压急剧下降

当血压急剧下降至低于脑灌注压时，可导致广泛脑供血不足。在正常生理状况下，动脉压下降可被颈动脉窦和主动脉弓的压力感受器感知，使血管运动中枢的抑制冲动减少，肾上腺能交感神经张力增加，使全身小动脉和静脉收缩，启动加压反射使血压上升。晕厥时的血压急剧下降，多是由于血管舒缩反射障碍及继发性广泛血管扩张所致，或由于维持直立位正常血压的交感性反射压力感受功能障碍所致。

（三）血管迷走张力异常

迷走神经张力增高可引起全身血管扩张，大量血液分布在肌肉组织，导致血循环量不足；同时迷走神经张力增高还可使心搏缓慢、心输出量减少，导致脑供血不足。血管迷走张力异常导致晕厥的情形见于：因卧位、坐位或蹲位突然变为直立位；过度疲劳、闷热、恐惧（如晕针、晕血）；精神受突然打击等。低血糖和脑代谢障碍引起的晕厥是在脑代谢改变的基础上并存血管迷走张力的改变而发生晕厥。

二、临床表现

各类型晕厥共同的临床表现为突然发生的眩晕致站立不稳、晕倒、短暂意识丧失，持续时间数秒至数分钟不等，持续时间长和严重者可伴有抽搐。不同类型晕厥的各自特点主要表现在起因不同、结局不同。

（一）反射性晕厥

占儿童期各类型晕厥总数的 90% 以上，以学龄期后多见，且女性多于男性。

1. 单纯性晕厥

多见于青春前期以后的女性，平时体质较为孱弱，常有家族晕厥史。其诱因多为情绪紧张、焦虑、愤怒或恐惧；疼痛、饥饿、疲劳或站立过久；或注射、拔牙、抽血等小手术。周一早晨很多学校组织学生在操场列队集合，晕厥常易发生在这一时段，因此又被称为"周一综合征"。发生晕厥前常有短暂的前驱症状，如头晕、恶心、腹痛、视力模糊、耳鸣、幻觉、无力、出冷汗、面色苍白等。继之晕倒、意识丧失，持续约 10 s ～ 2 min，患儿可恢复知觉。若在 10 ～ 30 min 内试图使患儿坐起或站起，则会导致晕厥复发。

2. 体位性低血压

多见于女性。有贫血或其他基础病时容易发生。此类晕厥发生在由卧位或蹲位突然站立时或持续站立不动时。其特点是晕厥发生快，常不伴前驱症状，或有短暂的眩晕、黑蒙。患儿对发作时的情景难以忆及。病理机制是血压急骤下降，而根据血压下降的原因可分为以下几型：①生理机能障碍所致体位性低血压，多见于身体孱弱，或大病初愈。这时由卧位突然站立，会由于回心血量减少，心输出量减低，导致短暂脑供血不足而发生晕厥；②低血容量所致体位性低血压：在儿科常见于肾病综合征、肾上腺皮质功能不全、低钠血症等；③药物作用所致体位性低血压：在神经专科应用氯丙嗪、左旋多巴，在儿科治疗重症肺炎时应用酚妥拉明，由于这些药物的抗肾上腺素作用使血管张力减低，引起体位性低血压性晕厥。这类晕厥常伴肌张力减低；④特发性体位性低血压：在儿童较少见。表现为反复发生的晕厥，有家族性倾向。

3. 排尿性晕厥

多发生在早晨醒后排尿时，偶在白天排尿时发生。多见于男性。发作晕厥前可有短暂头晕、双下肢发软、脸色苍白，偶有轻微腹痛、恶心等。发作时突然意识丧失、晕倒，持续 30 s ～ 2 min，自行苏醒。对发作前先兆症状能忆及。发作后体检会发现心动过缓、心律不齐，大汗等表现。

4.颈动脉综合征

由于静动脉窦反射过敏所致。突然转头、衣领过紧可诱发，可见多次发作。表现为无先兆症状的突然晕厥，体检可发现心动过缓，血压降低。

（二）心源性晕厥

由于严重心律失常、心流出道突然受阻、心脏停搏等导致脑供血障碍而发生的晕厥，此类晕厥又名心源性脑缺氧综合征（Adams-Stokes syndrome）。

1.心律失常导致的心源性晕厥

儿童多见于阵发性室上性心动过速，偶见病毒性心肌炎时的严重心脏传导阻滞。常有烦躁、心悸、脸色苍白等先兆表现。发作晕厥时脸色苍白或发绀，晕厥时间较长，常持续数分钟，可伴抽搐，病情严重者可导致死亡。发作时心脏听诊和心电图检查时该类晕厥诊断的重要依据。

2.心流出道受阻导致的心源性晕厥

见于严重的主动脉狭窄、法洛氏四联症，多发生在哭闹、运动等用力时，由于主动脉或肺动脉的肌部痉挛，导致流出道狭窄进一步加重，心输出量减低，而发生晕厥。临床上表现为阵发性呼吸困难、晕厥、抽搐。心脏彩超检查可帮助发现心脏疾患。

（三）脑源性晕厥

由于脑血管病变、痉挛、被挤压引起一过性广泛脑供血不足，或炎症占位病变影响延髓心血管中枢病变引起的晕厥。在儿科多见于脑动静脉畸形、moyamoya 病；急性肾炎致高血压脑病、嗜铬细胞瘤；过敏性紫癜的脑血管损害；以及疫苗接种后免疫性脑炎等。脑源性晕厥的临床特点是持续时间多比较长，常伴随有头痛、呕吐，及神经系统症状和体征，进一步检查可发现原发性疾病和中枢神经系统损害的影像学病灶。

三、晕厥的诊断思路

对晕厥的诊断首先要了解发作时的情况，并进一步询问发作前的状况、先兆，和发作时的伴随症状以及发作后的状况，这样判断是否为晕厥并分析和判断晕厥的病因。

（一）判断是否为晕厥

临床上对晕厥的诊断有时较为困难，常常需与癫痫的发作相鉴别。轻度的晕厥需与癫痫的失神发作、失张力发作相鉴别；典型的晕厥需与癫痫大发作、肌阵挛发作相鉴别。与癫痫大发作比较晕厥常具有以下特征：

1.晕厥发作常无先兆，常常在特定体位下发生，且不会在睡眠间发生；癫痫发作常有先兆，不少在睡眠间（特别是在刚入睡或即将睡醒时）发作。

2.晕厥发作可引起抽搐，抽搐多在意识丧失 10 余秒后发生，且多呈角弓反张的全身痉挛；而癫痫的抽搐在意识丧失的同时发生时，抽搐的形式多样。

3.晕厥发作的同时即伴有面色改变，或面色苍白，或脸色青紫；然癫痫的面色改变多在惊厥发生后，且多表现为口唇发绀。

4.晕厥发作时常有血压下降，心源性晕厥还可有心率明显增快或减慢，心律失常等；而癫痫发作时心脏检查多正常或心率稍增快。

5.发作后晕厥恢复较快，极少有后遗症；癫痫发作过后可有短时间精神错乱，有些出现继发性失语或运动障碍。

6.晕厥发作不会有癫痫的脑电图改变，而可能有脑血流图改变。进一步检查可发现晕厥的基础病因。

与失神发作比较，晕厥多伴有跌倒，有脸色苍白表现、血压降低等特点，失神发作则不会跌倒。晕厥的意识丧失持续时间较失神发作长。晕厥发作后有头晕乏力不适，而失神发作后无何不适，可继续原来活动。

（二）分析晕厥的原因

晕厥发作的快慢、发作持续时间、发作时是否与体位有关、发作时是脸色苍白抑或面色青紫、发作时有无抽搐等对于进一步分析晕厥的原因都十分重要。反射性晕厥常常发生快、发作持续时间较短、发作多与体位有关，发作时常伴有脸色苍白、多汗、腹痛、呕吐等症状；而心源性晕厥和脑源性晕厥的发生与体位无关，而常常与活动有关，有用力、剧哭等诱因，发作前常常有头痛、气促等先兆症状，发作持续时间较长，易伴有抽搐，心源性晕厥发作常有面色发白。进一步实验室检查可发现与基础病相关的阳性结果。

四、晕厥的预防和治疗

对晕厥患儿的治疗应包括晕厥发作时的即时处理、发作后的继发性损害的预防、引起晕厥的原发病的处理和晕厥再发的预防。

（一）晕厥发作的即时处理

大多数晕厥呈自限性，为良性过程。在处理突然晕厥的患儿时，首先要将晕厥患儿置于正确的体位，以保证脑部血供，防止进一步脑缺血发生。晕厥发生后应立即将患儿放置平卧头低位，解松衣扣，头转向一侧避免舌根后坠阻塞气道。有条件的应马上予以吸氧。向面部喷少量凉水和额头上置湿凉毛巾刺激可以帮助清醒。注意保暖，不喂食物，明确为低血糖晕厥可喂食糖水。清醒后不马上站起，不然可导致晕厥再发和加重脑损害。要待全身无力症状好转后再慢慢站立行走。

（二）针对一些晕厥病因的特殊处理

对反复发作的晕厥要及早查明病因进行针对性治疗。

1.对反射性晕厥由于迷走神经反射导致心脏功能抑制，或患儿迷走神经张力过高而发生晕厥者可予阿托品进行治疗。

2.有多种原因可引起体位性低血压晕厥。对肾上腺皮质功能不全、低钠血症导致的反复体位性低血压晕厥，需要给予适当补充钠盐。对真性肾上腺皮质功能不全需长期服用氢化可的松。对药物所致体位性低血压可予拟交感药物治疗。

3.对阵发性室上速晕厥可试用压迫颈动脉窦法或潜水反射法终止室上速，有条件可

予洋地黄和 β 受体抑制剂。

4. 主动脉狭窄和法洛氏四联征保守治疗需避免剧烈活动，有缺氧时及时吸氧，发作时可给予 β 受体抑制剂，最终需手术治疗。

5. 嗜铬细胞瘤引起的高血压晕厥需给予积极的降压治疗，可用 α 肾上腺素能受体阻滞剂酚苯明（phenoybenzamine），血压稳定后应给予 β 受体抑制剂处理。

（三）对单纯性晕厥的预防

单纯性晕厥同样具有复发倾向，虽然无明确的原发病因，但具有明显的发作特点和体质特征。对这些患儿加强健康教育，使他们掌握预防晕厥的知识和技巧非常重要。

1. 加强体育锻炼，以增强肌肉、血管和心脏的功能，增加循环系统的应激能力。养成良好的运动习惯，剧烈运动前做足充分的准备活动。长时间站立时，运用固定体位下收缩肌肉的技巧增加肌肉张力，促进血液回流。

2. 养成良好的饮食习惯和作息起居习惯。饮食要营养平衡，保证营养充沛，避免过甜饮食；避免过饥过饱，平时补充足够水分。避免长时间受寒或捂热。按时作息，尽量避免熬夜过劳，避免长时间蹲位或卧位后突然站立，早晨起床时先在床上做会伸展运动。

3. 有意识培养心理承受能力。保持良好的心态，培养良好的人生观、健康观，正确面对疾病，科学面对治疗，对一些医学干预措施，如打针、拔牙、抽血等要教给孩子一些医学常识，让孩子有足够的心理预期，及正确的接受态度。并学会面对和处置各种压力，减少心理焦虑和心理违拗。

第三节　记忆障碍

记忆障碍（Impaired Memozy），主要指个人处于一种不能记忆或回忆信息以及有关技能的状态。儿童的记忆能力正处于发展过程中，记忆障碍常易与先天性记忆水平低下相混淆，而被忽视。正常人记忆能力可因遗传等先天性因素有高低之分，但记忆障碍多为病理性因素或精神性因素而引起，因此对儿童突发性记忆障碍者要积极查找病因。由于儿童对记忆力的自我表达常常不能客观准确，仅在行为上表现为经常遗失东西，丢三落四，记忆障碍易与儿童注意力缺陷多动综合征混淆。由此儿童记忆障碍的诊断有赖于记忆量表的评估。

一、病因

脑外伤、反复发作的癫痫、代谢性脑病（如广泛脑白质病变）、多发性硬化症、肝豆状核变性、重症病毒性脑炎或免疫性脑炎后遗症、溺水、营养不良和维生素缺乏等均可引起儿童记忆障碍。一般颞叶病变患儿记忆障碍多于额叶病变，右额叶病变对非词语化的无意义图形记忆的损害多见，而左侧颞叶词语记忆和可词语化的几何图形记忆影响较大。

二、分类

1. 记忆减退

指患儿对自己经历的密切事件难以回忆，或表现为一切新印象转瞬即逝。严重时不但回忆减退，新刺激的识记、保持、再认都减退，影响当前的学习、生活和行为。见于营养不良和一些全身性疾病。

2. 遗忘

指患儿对某一段经历或密切事件的记忆缺失，主要表现为回忆的障碍。有以下几种不同表现：

（1）顺行性遗忘（anterograde amnesia）：表现为不能储存新的信息到长时记忆中，即回忆不出在疾病发生以后一段时间内所经历的事件。遗忘的时间和疾病同时开始。见于脑炎、脑外伤。

（2）逆行性遗忘（retrograde amnesia）：表现为发病之前信息与时间梯度相关的丢失，即越近疾病发生时刻的事件越不能回忆。多见于颅脑外伤。

（3）进行性遗忘（progressive amnesia）：指记忆的丧失随着病情的发展而逐渐发展。多见于代谢性脑病。

（4）心因性遗忘（psychogenic amnesia）：属选择性遗忘的一种，由沉重的创伤性情感体验引起，遗忘的内容与某些痛苦体验有关。

3. 错构

指对过去经历过的事情，在发生的时间、地点和情节上出现错误的回忆，并深信不疑。

4. 虚构

指患儿在回忆中将过去从未经历过的事情当作亲身经历加以描述，以虚构的事实来填补已遗忘的那一段记忆空白。

5. 似曾相识症

指对新感知的事物有似曾感知过的体验。多见于癫痫和精神性疾病。

三、治疗

（一）药物治疗

记忆障碍的治疗首先要立足于对因治疗，并及时有效的对因治疗方能阻止记忆障碍的进展。促进乙酰胆碱递质释放的药物，如哈伯因（Huperine A）可改善记忆。皮质兴奋剂可改善学习功能，从而提高记忆。

（二）记忆障碍的康复

1. 无错误的学习训练法

有记忆障碍的患儿在校正错误时存在困难。因此，在早期学习时就要避免错误，这样可以促进学习，帮助记忆障碍者获得一些重要的一般性知识。

2. 空间性再现（spaced retrieval）

这个方法要求患儿对信息进行排练，并逐渐增加时间间隔。这个方法可能利用了残留的记忆功能，帮助记忆障碍者学会一些特殊的信息，例如名字和面孔的联系、物体的位置以及定向等。

3. 取消提示法

对记忆障碍者在训练技能的过程中提供部分信息作为提示或提醒，随着学习的进展，逐渐取消这种提示。这种方法引入尚存的内隐性记忆对记忆障碍者进行作业训练，在一定范围取得了效果。

第四节 情绪障碍

情绪障碍（mood disorder）在儿童神经临床中常易被忽视，一方面情绪障碍在儿童发生较之成人要少；另一方面情绪障碍难于定义和客观化。但在临床上对患儿的言语行为进行仔细观察常常能发现患儿情绪的改变，这对神经疾病的诊断可能有着指导性意义。

一、解剖学基础

研究显示，在双侧前额叶严重受损时，会表现为对未来的焦虑和淡漠，缺乏主动性和自发性；或难于控制自己，易于冲动，爱开玩笑、欣快，简单。在前额叶皮质病损累及三个主要部位，即背外侧部、眶部和内侧部时，则可产生三种不同的症候群。

（一）背外侧部

前额叶皮质背外侧部包含部分或全部8、9、10和46区。外伤、炎症、血管性病变、肿瘤或先天性发育异常累及该部时，可产生以注意障碍为核心的症候群。患儿表现为缺乏驱动力和维持注意力所需的觉醒，对自己及其周围的事物无兴趣、淡漠。同时由于注意障碍影响执行性认知功能，导致执行困难、注意和计划性障碍。左侧病变时计划性障碍和短时记忆困难较右侧常见；而右侧病变时视觉和非词语工作记忆障碍更为常见。

部分前额叶背外侧损害者可表现为抑郁症，其可以是原发性抑郁症，也可能是继发于认知障碍。这在左侧病变时似更常见。

（二）前额叶眶部

前额叶眶部位于额叶腹侧面，主要包括11、13和47区。肿瘤病变易累及该区。病损时患儿不能抑制来自内、外部刺激的干扰，而产生注意障碍。表现为主动性增强，会机械性模仿别人，或冲动性应用玩具，但均无目的性。患儿还可表现为肤浅的欣快，不能抑制本能性行为，道德观淡漠，不受约束。眶额叶综合征表现与多动型儿童注意力缺陷多动综合征有诸多相似之处。

（三）内侧部

前额叶皮质内侧部包含 8、9、10、12、24 和 32 区，后两区组成扣带皮质的前部。可因血管性病变或炎症引起多发性软化而受累。前额叶皮质内侧部病损可引起情感淡漠、注意缺失，可长时间望着窗外而什么都没看见，数小时盯着报纸而完全没有阅读。而扣带皮质前部病损可引起运动减少或运动不能，也可因强烈的情绪反应导致全面肌张力丧失。

以上前额叶皮质病损引起的症候群又总称为前额叶综合征。但与情绪有关的神经核团还涉及颞叶皮质、顶叶、丘脑和小脑等。

二、临床类型

（一）淡漠（apathetic）

患儿对外界任何刺激均缺乏相应情感反应。对周围发生的事漠不关心、视若无睹，面部表情冷淡呆板。一般能引起正常人的极大悲伤或高兴愉快之事，如生离死别、久别重逢等，也"泰然处之"、无动于衷、表情呆滞。患儿还表现为低觉醒，缺乏主动性、少动、懒动。多见于神经症和前额叶背外侧病变。

（二）抑郁（depression）

患儿整日情绪低沉，忧心忡忡、愁眉不展、唉声叹气，重者可出现忧郁、沮丧，"度日如年""生不如死"等情感，可伴有自责和罪恶感，甚至出现自杀意念或自杀行为。多见于躁郁症抑郁状态，反应性抑郁状态。额叶前部病变可引起抑郁，有研究认为：左额叶病变比右额叶病变引起抑郁的可能性要大。

（三）欣快（euphoria）

是指心境、情绪的异常高涨。患儿常乐哈哈的，似乎有十分满意和幸福愉快的体验，但表现形式较单调刻板，内容空洞贫乏，行为幼稚滑稽，难以引起正常人的共鸣。其面部表情都给人以呆傻、愚钝的感觉。常见于额叶病变，且较明确地定位于前额叶眶部皮质，是颅脑外科眶额叶皮质白质离断术后常见的结果。而此类手术被认为对抑郁和木僵有效。

（四）易激惹

是一种较常见的心理行为异常，多表现为每遇到心理刺激或不愉快时，即使轻微，也易产生剧烈的情感反应，极易生气、激动、愤怒、甚至大发雷霆。需鉴别是精神性或神经症性，如发作过后有悔过之意，进而能平复自我情绪，则以神经症性可能性大。也可见于癔病、躁狂状态或脑器质性精神病。病损多为广泛额叶损害或胼胝体发育不良。

三、治疗

需结合教育引导、心理治疗和药物治疗相结合的综合治疗方法。

（一）药物治疗

临床配合应用抗焦虑要可取得良好的效果。可选用阿普唑仑 0.1 mg ～ 0.4 mg/ 次，每日 2 次；氯氮平 2.5 mg ～ 5 mg/ 次，每日 2 次。针对情绪淡漠者可选用利培酮 0.3 mg ～ 1 mg/ 次，每日 2 次。使用时应从小剂量开始，缓慢增加剂量，当病情缓解后逐渐减少剂量，及时停药，无需长期用药。

（二）心理治疗

要与患儿建立良好的沟通渠道，真诚耐心地倾听患儿的倾诉其内心的感受。对患儿的体验要平等地理解，对患儿的痛苦要表示适当的真切的同情。在同患儿的接触过程中既不要漠视、又不要过分关注患儿，要形成一种健康的、冷静的氛围，让患儿感受到医生非常愿意帮助他，而且经过医生、老师、家长和孩子的共同努力，也能够帮助他治好疾病。

（三）教育引导

老师和家长要学会正确的教育方式，改变以往不良的教育方式。针对每一个个体教育方式会有所不同，因此尽管在其他孩子被证明的良好的教育方式，但如果在具体的个体身上出现了偏差，就得作针对性的修正和改进。在教育的过程中经常用到的鼓励和指令在情感障碍患儿也同样需要用到。但确定指令的量和难度时要恰如其分，要坚持执行指令的必需性和制定指令的可行性的有机结合。在执行指令的同时和完成指令后均要给予患儿以及时恰当的鼓励，使执行指令变成孩子自觉的过程，更要使执行指令变成孩子获得自信、获得快乐的源泉。

第六章 语言障碍和言语障碍

语言是人类特有的、极其复杂的高级神经活动，它是思维活动的外部表现。人类通过应用一些符号如口语、文字进行表达和理解即听、说、读、写。此外，还有使用姿势例如手语、哑语和手势，来达到互相交流的目的。

第一节 儿童正常的语言发育几个阶段

语言在个体内产生的顺序可分为三个阶段：语言感受阶段、脑内语言阶段和语言表达阶段。

第一阶段婴儿从出生至4个月，属于无意识的交流阶段。父母对小儿的咕咕声或啼哭只能根据自己的想法做解释，所以，这一阶段又称之为解释性的交流。小儿开始时也没有意识自己的发声或啼哭声能够影响父母的行为，但父母自小儿出生后第一天就把孩子当作交流的个体，对孩子的不同声音作出不同的照顾性应答，有的父母会用短的简单句对小儿说话，特别是母亲，有时以高的音调和夸张的声音逗引孩子。小婴儿在这样的环境中懂得了寻找交流对象，渐渐地产生父母与小儿之间的相互作用，例如通过哭声示意要父母抱、饿了或尿湿了要父母关心照顾等。

第二阶段4～9个月，为有意识交流阶段。4个月的小儿能用眼睛盯着父母所指的事物，父母和小儿把眼光共同落在同一事物上，此时，最好父母口中念念有词，对孩子说物品的名称。6～8个月的时候，父母可对着图片说出名称。而在9个月的时候，小儿可有交流性的眼光注视，即不但注视着事物，还会转向父母，注意父母的反应，这一能力的出现意味着小儿与父母有了有意识的信息传递。不仅如此，9个月的婴儿还可理解一些名词，如"灯""球""狗"等。

第三阶段9～18个月，为单词阶段。大约12个月的小儿会说出单词，单词的性质大多数为名词。尽管小儿很早就能理解一些动词，但说动词要落后于说名词。在这个阶段，小儿会在情境中使用会说的一些单词来表达自己的意思，单词开始时发展得比较慢一些，但接着就会出现一个很快的两个字组成的词组。一般来说，小儿至少能说50个单词，才会发展词组。因此父母在这个阶段的主要任务是扩大儿童的词汇量，并在18个月左右，两个字的词组就会出现。

第四阶段 18 ~ 24 个月，为词组阶段。这个时期的小儿会用单词和词组说自己的事情以及他们生活的环境，而且有了最初的语句形式。父母们无需再把精力放在小儿词语的内容上，而是训练孩子使用句子表达，其中包括语法的成分，而且语言的训练应在小儿的生活环境中进行，鼓励他们与父母和老师交流。在这个阶段开始时，父母为孩子提供词组示范，如说"坐凳子""吃果果"。对这种"电报式"的说话示范，语言专家各执己见，有的赞成，有的反对。不过，有一条原则应当记住：语言不只是用简单的词的组合来表达意思，而是要用语法组成句子后才能说明意义。因此，在对儿童语言的干预中，父母要避免用语法不确切的话与孩子沟通。

第五阶段 24 ~ 36 个月，为早期造句阶段。小儿说事物已不再局限在此时此景，还能说不在眼前的事情，能用简单的短句如名词加上动词。在说话中，小儿还能使用代词"我、你、他"，介词"上、下"，形容词"好、坏、多、少"等等。至 36 个月左右，小儿基本上能用短句进行表达，并且开始步入完整的造句系统阶段。

第六阶段 3 ~ 5 岁，为句子掌握阶段。小儿可以使用简单句和较复杂的句子，掌握了大部分的语法结构形式，而且能够有一点点理解词语的抽象关系。一些心理学家认为小儿这一阶段的词汇已接近成人，说话俨然像个"小大人"。这时，父母与孩子的交流要注重完整的句子表达，为孩子起示范作用，同时应培养孩子听从指令做事，从而为入学做好语言的准备。

第七阶段 5 岁 ~ 成人，为完整的语法阶段。至此，儿童逐渐建立了成人样的语言能力，而这个过程中的儿童，也还是在不断地扩充自己的词汇，改善自己的表达及语言在环境中的应用，但不再增加新的语言形式。这个时期是个体交流能力明显增长的时期，有专家认为，5 岁是语言发育的一个分水岭，从这时开始至 12 岁，语言的发展将出现根本性改变，不仅仅是句子的复杂化，且句子的含义和语言的用途向高级发展，最为显著的一个变化是儿童用语言学习阅读和书写。

第二节 语言和言语产生的解剖学基础

一、语言障碍（language disorder）

指理解和（或）使用口头语言、书面语言和（或）其他信号系统中的发育障碍或偏离，包括各种原因引起的言语发育延迟、发育性语言困难、后天获得性失语等。语言障碍可累及：①语言的形式（语音、词法和句法系统）；②语言的内容（语义系统）；③交流中语言的功能（语用系统）。

二、言语障碍（speech disorders）

又称构音障碍（dysarthria）。言语是指控制发音结构组织！的肌肉协调运动发出的声音。言语障碍指发音的清晰度异常或发音困难，出现发音障碍（disturbance in articulation）。构音障碍的患者虽然存在发音方面的问题，但语言能力正常。

构音障碍是由于言语表达阶段有关的一些结构的损害或生理过程失调所引起的表达障碍。因为与言语表达有关的肌肉—神经系统的器质性损害可以引起发音结构的肌肉瘫痪、肌张力改变、协调不良等，导致不能发音、声音嘶哑、发音不清、语言节律改变、音韵紊乱、时强时弱等。构音障碍不包括词意或语言的正确理解或运用的障碍，后者与大脑不同部位病变有关。

语言信号是通过视觉器官眼与听觉器官耳感知后输入中枢，在中枢语言处理分析器处理分析、存贮后，再经神经传出支配言语运动器官咽、喉、舌而进行语言的口头表达。若这三个环节中任何一环的功能不正常均会产生语言或言语障碍。人类语言的表达功能和理解功能都依赖于优势半球。多数人的优势半球位于左侧半球，即存在语言的偏侧性。语言的偏侧性与手的右利、左利相关。90% ～ 99% 的右利者左侧大脑为其语言（优势）半球。左利中 50% ～ 70% 的语言半球在左侧，剩余中的一半明确在右侧，另一半人的左、右半球同时参与语言活动。儿童时期若在大脑优势半球尚未完全建立时，左侧大脑半球受损伤，有可能在右侧大脑半球皮质区再建立其优势，而使语言机能得到恢复，具有很强的可塑性。

语言区位于大脑中动脉分布区的侧裂周围额叶和颞叶皮质。主要的语言区包括额下回后部的 Broca 区（第 44、45 区，运动性言语区）、弓形束、颞上回后部的 Wernicke 区（感觉性言语区）及位于顶枕颞叶交界处的角回（39 区），弓形束是连接 Broca 区与 Wernicke 区的一条白质带。

运动性语言中枢（说话中枢），又叫 S 区（say），紧靠中央前回下部，额下回后 1/3 处。能分析综合与语言有关肌肉性刺激。此处受损，病人与发音有关的肌肉虽未瘫痪，却丧失了说话的能力，临床上称运动性失语症。

听性语言中枢，又叫 H 区（hear），位于颞上回后部，能调整自己的语言和理解别人的语言，此处受损，患者能讲话，但混乱而割裂；能听到别人讲话，但不能理解讲话的意思（听不懂），对别人的问话常所答非所问，临床上称为感觉性失语症。

视运动性语言中枢（书写中枢），又叫 W 区（write），位于额中回的后部，此处受损，虽然其他的运动功能仍然保存，但写字、绘画等精细运动发生障碍，临床上称为失写症。

视性语言中枢（阅读中枢），叫作 V 区（vision），位于顶下叶的角回，靠近视中枢。此中枢受损时，患者视觉无障碍，原来识字的人变为不能阅读，失去对文字符号的理解，称为失读症。

言语的表达主要是通过发音器官的神经—肌肉高度协调一致来实现的。参与言语表达的神经解剖结构有：高级运动皮质（中央前回下部区域：主要包括头、面部及躯干代表区）及其发出的皮质脑干束以及小脑、基底节发出的神经纤维。

脑干中与言语运动有关的运动性脑神经核及其发出的神经（主要包括三叉神经运动核和三叉神经、面神经核和面神经、疑核和舌咽神经、迷走神经和副神经、舌下神经核和舌下神经）。脑干神经核团及其支配的肌肉构音器官（包括呼吸器、发音器和调节器）等。呼吸器包括肺、支气管、气管、胸廓和呼吸肌（主要为膈肌、腹肌、肋间肌）；发音器包括喉和声带；调节器包括口唇、面部表情肌、下颌、咀嚼肌、口腔内部的器官（包括牙齿、舌、软腭以及咽喉）、鼻腔和鼻窦。

运动皮质发出冲动经皮质脑干束传入到脑干（主要为延髓）有关神经核团，传导经脑神经使构音器官产生运动，发出声音。此外，小脑、基底节的冲动神经纤维传导到与发音有关的脑干运动性脑神经核等，控制有关发音肌肉的肌张力和共济运动，使声音委婉、悦耳。

声音主要发生呼吸过程的呼气期。构音器官发出声音的过程如下：首先为呼吸肌的协调运动，气流呼出。声带向中线移动，声门闭合，肺部呼出气流强行通过声门裂窄隙时，振动声带产生声音，再经调音器的共鸣作用发出。调音器官则根据不同需要，产生喉音、舌音、唇音、鼻音等。

第三节　语言障碍和言语障碍

一、病因

（一）语言障碍常见病因

1.疾病

（1）听力损伤或丧失

在语言发育前的听力丧失，不管是感觉神经性的还是传导性的，均与一定程度的语言障碍有关。语言障碍的严重程度受多种因素的影响，其包括听力丧失的程度，被诊断出的年龄、重建听力的时间和合理性。伴有反复、持续的渗出性中耳炎发作的传导性听力丧失可以妨碍早期的言语和语言发育。虽然传导性听力丧失一般不超过 20 ~ 30 dB，最大为 50 dB，但可严重影响言语的分辨。与中耳炎有关的语言障碍大多表现为儿童早期的语言发育迟缓，以及学龄早期的语言问题。

（2）智力低下

语言感受迟缓的最常见原因是认知能力的低下或者智能迟缓，语言迟缓常常是其最初的表现。这些患儿的语言能力遵循正常的发育规律，但发育速度较慢，当语言需要的复杂度增加时，语言的问题将表现得相当突出。一些染色体疾病和遗传性疾病将增加语言障碍的危险性。Down's 综合征的患儿的表现常与其语言障碍的程度不相称，往往伴有发育和行为方面的问题。脆性 X 综合征的小儿表现出独特的语言障碍类型，主要涉及韵律和讲话内容的异常。

（3）孤独样障碍

孤独症的主要特征是沟通障碍，并有人际交往能力的低下和对环境的刻板反应。语言障碍的表现可以是完全不理解语言或无语言；也可是非典型的表现，即讲话过度正规或学究式的，伴有夸张做作的韵律。运用语言的技能也可受影响，患儿可能有模仿语言，也可能有非语言的沟通障碍，但他们几乎没有相互的目光接触，很少有面部表情和社会性的动作。

（4）神经系统疾病

儿童大脑左半球损伤通常不出现明显的特殊语言困难症状，但在语言和学习能力如阅读和书写方面较右半脑损伤的儿童表现得更困难，这一方面说明不成熟脑的可塑性，另一方面也说明右半脑在语言接受能力上的作用。Landau-Kleffner综合征，主要累及原来是正常的儿童，但出现感受性或表达性语言能力的倒退，或两者兼有，其严重度可不一致，最严重者为听觉不能（不能分辨环境中的声音）。所有患儿均有异常的脑电图（双侧棘波或慢波），其中至少 2/3 病例存在不同类型的癫痫。有些儿童可以恢复语言能力，但有一半的患儿为严重的残存语言缺陷。

2. 行为障碍

语言障碍与行为问题是密切相关的，行为问题常继发与沟通障碍，突出表现为不能听从指令，或因不能表达感受和愿望所表现出的行为障碍和焦虑。品行障碍和注意力缺陷的发生率在语言障碍的儿童中较高；相反，语言迟缓或语言障碍可导致严重的情绪创伤或心理障碍。

3. 环境剥夺

儿童学习词汇和语言的速度与父母在与孩子相处时使用单词的量、父母将孩子的语言重复和扩展的单词量有关。电视机、收音机和录音机不能作为早期语言感受的良好途径。在语言贫乏的环境中长大的孩子，其语言发育会迟缓，但这些孩子对早期的治疗干预和语言刺激的反应是最明显的。在儿童语言发育迟缓的发生中，两种语言的家庭环境不再是一个重要的影响因素。

4. 遗传

遗传作用在语言障碍的发生中起一定的作用。相关研究表明，在语言障碍儿童的家庭成员中语言问题和相关学习障碍的发生率增高。

（二）言语障碍常见病因

构音障碍按照病变部位不同，其主要分为 5 种类型：上运动神经元损害的构音障碍（又称为痉挛性构音障碍）、下运动神经元损害的构音障碍（又称为迟缓性构音障碍）、小脑系统损害的构音障碍（又称为共济失调性构音障碍）、基底节损害的构音障碍以及肌肉病变的构音障碍。不同类型的构音障碍具有各自的临床特征。

1. 上运动神经元损害的构音困难

一侧构音器官接受双侧上运动神经元的控制和支配，包括初级运动皮质中央前回头面部区域及其发出的锥体束。所以单侧的上运动神经元损害，并不会造成永久性的构音困难。

双侧上运动神经元损害诸如假性延髓性麻痹、肌萎缩侧索硬化症以及中脑的肿瘤或血管病侵犯了两侧大脑脚底时，可出现构音困难。此类构音困难的症候特点是：构音肌瘫痪舌较正常小而硬言语含混不清特别是唇音及齿音受到严重牵累上运动神经元性构音困难还常伴有吞咽困难、饮水呛咳及情感障碍。

2. 下运动神经元损害的构音困难

核性损害造成的构音障碍常以舌肌麻痹为先，舌运动受限，发音缓慢而含混，继之发生软腭麻痹而有鼻音当咽喉肌功能由于疑核的完全损害而丧失时则有完全性构音不能。

核下性麻痹引起的构音障碍常早期就出现软腭局限性损害，出现构音困难呈鼻音如喉返神经麻痹时则出现声带肌麻痹早期出现声门闭合麻痹双侧声带麻痹时，声带处于固定位此时有呼吸困难出现窒息（声门关闭）。而声门闭锁肌麻痹时则声门开大虽没有呼吸困难但有发音不能。

感染性多发性神经根炎（Gullain-Barre 综合征）出现面神经麻痹延髓性麻痹，往往伴有软腭及咽部麻痹声带麻痹舌肌出现麻痹者少见所以多表现为发音无力、喉音障碍显著。脑干肿瘤、延髓空洞症以及第Ⅸ、Ⅹ、Ⅻ脑神经损害（如脑膜炎、肿瘤、损伤等），严重面神经瘫痪的患者也可以出现构音障碍。

3. 大脑基底核损害的构音困难

主要由于锥体外系病变导致构音器官肌张力增高、震颤等因素引起。症状特点是言语徐缓，说话时节律慢，音韵紊乱，音节急促、不清，很像喃喃自语，并常有断缀。多见于肝豆状核变性、手足徐动症、舞蹈病等 Parkison 综合征则表现为语音低、音节快而不连贯、语音单调及言语反复。

4. 小脑系统损害的构音困难

又称作共济失调性构音困难，主要由于构音器官肌肉运动不协调或强迫运动造成主要表现为：

（1）暴发性言语

言语显著拖长，有不均匀的音强因而时常呈暴发性，患者语音强度时而极低，时而极高，并急速发出一连串的音节或词句。

（2）吟诗状（或叫分节性）

言语是小脑系统损害时言语障碍的又一特点系由于说话时重音的配置异常并被均匀地分隔成许多不连贯的言语阶段，很像吟诵旧体诗词那种抑扬顿挫的音调吟诗状言语最多见于小脑蚓部受损、小脑变性疾患，多发性硬化症有 10% ~ 15% 的患者出现此类构音困难。

5. 肌肉病变所致的构音困难

（1）重症肌无力

唇舌软腭肌肉无力最著，此种无力于休息后好转。表现为连续说话后语音不清，再休息后又好转。此外，眼外肌尤其是提上睑肌力弱明显，可以伴有咀嚼及咽下困难上述症状经注射依酚氯铵（腾喜龙）或新斯的明后消失而确诊。

（2）进行性肌营养不良症

面肩肱型时可有口轮匝肌萎缩，舌肌偶可有萎缩，故有唇音、舌音构音障碍。

（3）萎缩性肌强直症

有颜面肌及舌肌萎缩软腭麻痹口轮匝肌肌萎缩，出现构音障碍。有时有舌音障碍可能是舌肌肌张力增高症状之一。

二、辅助检查与诊断方法

（一）病史采集

尽早确诊语言障碍或发育迟缓是相当重要的，采集病史包括：出生史、发育史、疾病史、家族史、语言环境等。并应填写问卷，内容包括儿童在生活和诊室中的语言表达和行为观察记录等。

出生史中注意有无早产、窒息及新生儿颅内出血与高胆红素血症。仔细询问语言与运动发育情况，构音能力的发展有一定顺序，双唇音或齿舌音如：b，m，ts等到2岁6个月左右完成；s，z，ts等齿舌摩擦音至4岁半完成。一般认为到了5岁则75%可完成发音的全部。

既往各种疾病，如：乙型脑炎、病毒性脑炎、脑梗死、中毒性脑病等均可能引起语言障碍。常患中耳炎，特别在儿童早年，被认为是引起语言障碍的一个原因，一些证据表明反复中耳炎与早期构音困难有关联。

（二）体格检查

1. 发音器官的结构与功能检查

语言的口头表达需要喉、咽、舌、唇、齿、腭等发音器官的结构完整与功能正常，否则会影响个体语言的发展，或者出现口吃、口齿不清等言语障碍。舌系带异常较为常见，舌系带呈多种程度的短缩或肥厚，因此从舌尖底部到口底前方领域狭窄，从而现牵引、粘连或到须舌肌的下颌牙槽顶附近的伸展附着状态。舌系带异常的程度或种类有不同，耳表现为舌系带短缩、舌系带粘连、舌粘连、舌系带强直、舌固缩、舌固连等舌的前伸及上舔运动受到限制。舌运动功能的判定方法之一，使舌头向前方突出、接触左右口角、向上举、接触口腔前庭部等5点，根据舌间到达5点的程度将其评价为1——可以；2——不充分；3——不可以3个等级。

2. 语言和言语障碍的特征及受损部位判断

（1）语言障碍的检查

国内对成人的检查广泛采用的是汉语失语检查法（aphasia battery in Chinese，ABC）。与失语的症状一致，分为口语表达（包括自发谈话、命名及复述）、听理解、阅读和书写，按照不同的评分来判断失语症的类型，从而有助于病情的诊断以及制订相应的语言康复计划。检查内容包括五大项：口语表达（包括谈话、命名和复述）、听理解、阅读和书写以及其他神经心理学检查（包括意识、注意力、定向力、记忆力、视空间功能、运用、计算和额叶运动功能）。

①自发谈话：通过询问、观察患者回答时语言流利程度，注意语速、节律、语调、语句长短、语言内容等诸多方面，严重口语表达障碍时的表现为刻板语言或强迫模仿。观察系列语言如1、2、3……的回答情况。

②命名：要求患者说出物品、图片、颜色、身体部位等项目。说不出时，可以由检查者说出名称的第一个字或作出发音动作给予语音提示，或由检查者说出包括正确命名

的 3 个备选答案，由患者作出选择并说出，即选词提示。

③复述：包括词复述和句复述：从常用词到低频词、抽象词、短语、短句到长的复合句，还应包括无意义词组。要求患者"跟我学""我说什么您也说什么"。

④听理解：主要是患者执行口头指令。从简单的"张嘴"到含语法的多步骤指令。听辨认是要求患者从几种物品（或图画、身体部位）中指出检查者说的词代表的物品。患者因有肢体瘫痪或失用不能执行指令或指物时，可用是／否题检查。

⑤阅读：包括朗读和对文字理解两个方面。可以先朗读后解释，或朗读文字指令并执行。内容有写姓名和地址、抄写，系列书写、听写、看图书写、写病情。

⑥书写：包括听写和抄写两个部分，要求患者写出姓名、地址等。主要内容为读、听字－辨认、字－画匹配、读指令并执行、读句选答案。

⑦利手的判断：根据 12 个日常动作项目来判断：鞋子、拿筷、剪纸、切菜、刷牙、提物、穿针、洗脸、划火柴、炒菜、持锤打、扫地，如果 12 个动作的全部或前 7 项都用右（左）手完成，而后 5 项中任何 1 至 5 项用另一只手，则称为右利（或左利）；如前 7 项中 1 至 6 项习惯用一只手，其余 6 至 1 项习惯用另一只手，则称为混合利。

⑧结构与视空间（照画图、摆方块）运用、计算等。

此外，还有语言障碍 ZM211 检测法：优选各种失语症检查方法的敏感指标。结合汉语和计算机英语的特点设计，实现病历管理检－测评估－各残存功能显示－康复实施等程序化完成。该检查可实现自动分析音量、语速等语音参数，并设计针对汉语语言障碍的 12 项利手检测。通过听检查、视检查、语音检查、口语表达 4 个部分共 65 题，设计有表达、理解、复述、命名、阅读等失语症检测的各项指标，计算机模糊识别运算各种检测因子出现的概率，可分离出构音障碍、失语、智能障碍和听觉障碍等，共可筛查出 19 种语言障碍。

对于儿童虽然不适用上述量表，但可参考上述检查内容，结合患儿实际年龄进行初步估计。

①患者能否正确读和写，如能则不存在失语。

②观察语言表达是否流利。若流利则病变在额上回后部，若不流利，病变通常在额下回。

③检查命名功能，失语患者的命名通常有障碍。

④检查重复功能，若患失语但能重复，其为大脑皮质性失语。

⑤检查理解能力，仅需回答是或否的简单问题，Broca 失语的理解能力相对不受损害。

对与语言发育迟缓的患儿评定时应采用用汉语特点修定的研制成中国 S–S（sign-significance）检查法。此检查法是根据日本的 S–S（Sign-Significance Relations）语言发育迟缓检查法的模式，依据汉语的特点研制的一个较系统的检查方法。在构成上包括三个方面：①基础性过程；②符号形成与指示内容的关系；③交流态度。通过此检查可以发现语言发育迟缓儿童的语言水平与正常儿童的差别，不但可以早期发现这种语言障碍，还可以为训练计划的制定提供重要依据。

（2）构音障碍的检查

该测验检查内容包括反射、呼吸、唇、颌、软腭、喉、舌、言语八大项，每项又分为2～6细项，共28细项。如唇大项中5细项包括观察静止状态、唇角外展、闭唇鼓腮、交替发音、言语五种情况下唇的外形与运动情况。每细项按严重程度分为a至e五级，a.正常，b.轻度异常，c.中度异常，d.明显异常，e.严重异常。根据正常结果所占比例（a项/总项数）简单地评定构音障碍的程度。

3.神经系统检查

常规的神经系统检查非常重要，特别是对于构音障碍的患儿，往往能查出相应的病变部位。尽管其神经机制尚不清楚，并且异于锥体或锥体外系症状，但其阳性率对诊断这类儿童有较好的参考价值。

4.伴随的其他系统检查

一些染色体遗传病，如21-三体综合征有语言发育落后的往往有特殊的面容、皮纹，甚至先天性心脏病等异常。苯丙酮尿症病人的神经系统受损，也可有语言发育的异常；病人还会伴有毛发发黄，皮肤白皙，尿有特殊气味等表现。肝豆状核变性的病人可能有角膜K-F环等。总之，不应忽略非神经系统的阳性改变，细致全面的体格检查才能避免漏诊误诊。

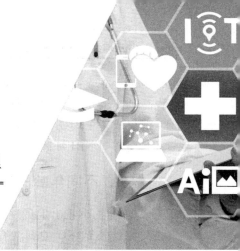

第七章　睡眠障碍

正常人生活的基本规律为白天觉醒、夜间睡眠。睡眠可使疲劳的神经细胞恢复正常的生理功能，使精神和体力得到恢复。睡眠时，意识水平降低或消失，但可被唤醒；全身的肌张力减低，本体感觉和脑反射的应激性下降；眼球活动增加，瞳孔缩小，血压下降，呼吸与心率减慢；全身耗氧量降低，中枢神经对机体复原、巩固记忆的活动增强。睡眠的同时，垂体前叶生长激素分泌明显增高，有利于促进机体生长、增加核蛋白合成和记忆的储存。睡眠障碍指睡眠量或质的异常或在睡眠时发生某些异常表现。

第一节　睡眠的解剖生理基础

一、上行网状激活系统（ascending reticular activating system, ARAS）

是睡眠—觉醒的解剖基础。兴奋时出现觉醒状态，脑电图表现为觉醒式的低波幅快波。兴奋性减弱时即进入睡眠状态，脑电图多表现为睡眠式的高波幅慢波。中脑网状结构破坏后即长睡不醒。

上行网状激活系统可分为特异性上行网状激活系统和非特异性上行网状激活系统。特异性上行网状激活系统包括各种特异性感觉与传导束，产生特定的感觉，对皮质起到促醒作用。非特异性上行网状激活系统遍及整个脑干被盖区，在脑干网状结构内经过多次突触联络后到达下丘脑，然后向大脑皮质弥散性投射，维持大脑皮质的兴奋状态。脑干网状结构对于觉醒与睡眠的调节途径为：感觉通路的侧支首先激活脑干网状结构，再通过网状上行激活纤维到达间脑等部位，再发出纤维，广泛投射到大脑皮质各区，具有兴奋和觉醒作用。

二、睡眠分期及临床意义

根据正常人在睡眠时脑电图、眼球活动、肌电图改变，将睡眠分为两种不同的时相：快速眼球运动睡眠（rapid eye movement sleep, REM）相和非快速眼球活动睡眠（non-rapid eye movement sleep，NREM）相。后者根据其睡眠深度又分为 4 个阶段，即入睡期（S1）、浅睡期（S2）、中度睡眠期（S3）和深度睡眠期（S4）。整个睡眠中，S1 ~ S4 和 REM 睡眠组成一个周期，交替出现。一夜之间，睡眠有 3 ~ 5 个周期，每个周期约为 2 小时。每一周期中 NREM 睡眠占 60 ~ 90 分钟，REM 睡眠约为 15 分钟。

三、不同年龄的睡眠特点：

新生儿小儿出生后逐步建立了睡眠的昼夜节律，这种节律的建立与新生儿内部调节的发育及外界环境的刺激有关。出生进有产伤、窒息等而造成脑损伤的小儿，睡眠节律难以建立。

3 个月至 1 岁 3 个月后的小儿由于感知觉的发育，可对外界刺激的反应增强，因而白天睡眠件间减少，而以夜间睡眠为主，一般能持续 10 ~ 12 小时，午睡 1 ~ 2 小时，其他时间可完全清醒，十分活跃，各种环境因素对睡眠规律有明显影响。此时能区别慢波睡眠和快速眼动睡眠。

2 至 5 岁这一年龄组小儿易发生睡眠障碍。原因是随着中枢神经系统的发育，小儿的感知觉、情绪及运动等诸方面有了明显的发展，若白天过于兴奋、紧张（如看恐怖电影、听可怕的故事、家庭吵闹等）可影响小儿的正常睡眠规律，从而出现入睡不能、夜惊、梦魇等睡眠障碍。

6 至 11 岁此期已建立了睡眠习惯，偶可失眠或难以入睡（常与白天过度兴奋、紧张有关）。此期儿童做梦较多，梦境也较复杂，但能将梦境与现实生活区别开来。

青春期此时睡眠的时间及睡眠进相已近成人。因心理活动的明显发展以及一些生理上的变化，可能因出现性幻想和手淫而影响睡眠。

第二节 睡眠障碍

一、病因

（一）睡眠量的异常

1. 失眠

失眠表现为入睡困难或睡眠时间缩短或多梦或醒转次数增多等，诊断失眠症应具备下列条件：入睡或维持睡眠困难；每周至少发生 3 次，持续至少 1 个月；白天明显感到疲乏，易激怒，工作学习效能下降。成人发病率高。儿童失眠常见的原因有：

（1）强制入睡性睡眠障碍

强制入睡性睡眠障碍又称儿童期限制性睡眠障碍。入睡前，患儿总是寻找各种借口或提出各种要求不愿睡觉，如通过频繁进出房间，要求讲故事，需要食物或水，或要求允许再看几分钟电视等借口来拖延上床睡觉。一旦入睡，睡眠的质量和时间正常，多导睡眠图表现正常。如果照看者严格限制他们活动，那么他们很快就可以回到自然睡眠状态。

发病率 5% ~ 15%，男孩较高。

（2）夜间进食（水）综合征

夜间进食（水）综合征又称夜间摄入过量、夜间饥饿。好发于 6 个月以上的婴儿和低龄儿童，也可发生于成年人，夜间入睡后经常觉醒并伴有明显饥饿感，必须进食或饮水后才能重新入睡，成年人次日能够清醒回忆进食经过。多导睡眠图特征为主要睡眠时相正常，仅以觉醒次数增多为主。

（3）兴奋剂依赖性睡眠障碍

兴奋剂依赖性睡眠障碍是指由于使用中枢兴奋剂或突然中断使用中枢兴奋剂所引起的睡眠障碍。临床以青年或青少年多见，长期大剂量用兴奋剂破坏了睡眠习惯，神经系统检查可见瞳孔扩大、震颤或舞蹈样动作等各种形式的运动障碍。多导睡眠图表现为睡眠潜伏期延长、总的睡眠时间减少，自发性觉醒增多、REM 潜伏期延长和持续时间缩短。尿液中检测出中枢兴奋药物有助于明确诊断。

（4）食物过敏性失眠

食物过敏性失眠是指摄入某些特定的食物，随后出现频繁觉醒的睡眠紊乱。在婴儿到 4 岁儿童中常见，偶见于成年人。伴有其他过敏症状包括皮肤刺激感或皮疹，胃肠敏感或呼吸窘迫。一旦去除过敏食物，睡眠可恢复正常。

还有心理因素、睡眠卫生不良、环境改变等因素导致的失眠在临床也比较常见。

2. 睡眠过度

（1）发作性睡病

发作性睡病表现为白天出现不可抗拒的发作性短暂性睡眠，常伴有猝倒发作、睡眠麻痹和入睡前幻觉（四联症）。大多数病因为遗传，携带 HLA-DR2/DQW1 基因，少数由于下丘脑病变所致。发病机制是对觉醒、NREM 睡眠和 REM 睡眠 3 种状态界限调控消弱，发病率 0.03% ~ 0.16%。

①睡眠发作

通常是首发症状，是发作性睡病的特征性表现。白天突然出现不可抗拒的睡意，即刻打盹或睡眠，从发作中醒来后感到清晰。既可以独立出现，也可以和一个或几个其他症状同时出现。症状可因周围的温度、室内环境等因素而波动。临床表现可随病程迁延而减轻，但一般不会完全消失。其可一天发作几次，在松弛或久坐的姿势下容易出现。发作时间可以从几分钟到几小时。患者可能会整天处于不愉快的低醒觉状态，导致不良的工作表现、记忆短暂缺失或出现姿势或言语自动症。另外，患者睡眠比较浅，睡眠经常被干扰而反复醒来，有时伴随恐惧的梦境。

②猝倒

几乎是发作性睡病所特有的表现，约见于半数发人性睡病患者。表现出肌肉紧张度突然而不可抗拒地减低或丧失，为由强烈情感波动所诱发的失张力发作，不伴意识改变。猝倒发作的持续时间不一，通常几秒到几分钟。常在情绪波动状态下诱发，如大笑、发怒、突然惊喜、骤然紧张等，也可在听音乐、阅读书籍、看电视等引起情绪波动时发作，甚至加快一个愉快或有趣的情景都可以诱发。常在过度睡眠出现，10% ~ 15% 的病人在睡眠过多出现 10 年或更久，出现猝倒。大笑是最常见的诱因，生气、发怒或体育活动等也常可引起猝倒。发作主要涉及某一部分肌肉或整个自主肌肉系统。比较典型的症状是见到肢体、面部、头及颈部无力引起的膝关节的弯曲、头或肩的下垂或下颌的松垂，表现为局部肌张力丧失，这种猝倒不易被认识。严重的猝倒表现为完全的失张力，可突然跌倒几分钟不能活动，这种猝倒发作易被识别。猝倒发作的频率差异很大，少至一生几次，多则每日多次。

③睡眠瘫痪

是发作性睡病入睡或初睡期的恐怖体验。患者若发现自己突然不能移动肢体，不能讲话，不能深呼吸，或不能睁开眼睛，同时常伴有幻觉。在睡眠瘫痪发作期，患者能充分意识到处境，以后也能完整回忆发作过程，一般持续数秒或数分钟，通常在轻微刺激终止数秒后，病人在清醒后努力挣扎，仍持续数分钟之久。睡眠瘫痪也可见于一些其他睡眠疾病或正常人，如睡眠剥夺、睡眠时间的变化，及其他扰乱睡眠规律的因素等。

④睡眠幻觉

即从睡眠到觉醒之间的转换过程中的幻觉。发生于睡眠开始时称睡前幻觉。发生于觉醒期时则称半醒幻觉。主要为视或听幻觉，通常包括视、听和触觉的成分，常常有类似于梦境的稀奇古怪的特征，但对外界环境的意识通常存在。发作性睡病的患者在睡眠开始时，无论是白天睡眠还是夜间睡眠，都可能有一种不愉快的清晰的入睡前幻觉。入睡前幻觉通常以单一视幻觉出现，如彩色圆圈、物体一部分等，而且不断地改变大小。有时也会出现黑白变换的完整的动物或人物影像。听幻觉可表现为单一的声音或复杂的曲目，患者也可能听到有人要害他（她）。另外一种在入睡时常见的听幻觉是初级的身体感觉，如经历身体被控、摩擦、被光触及的感觉，或身体某一部分的位置改变（手和脚），或飘在空中的感觉。睡眠相关的幻觉也可发生于其他睡眠疾病，但幻觉每夜发生或者每周数次，最常见于发作性睡病。

多导睡眠图提示睡眠潜伏期短于 10 分钟，REM 睡眠潜伏期短于 20 分钟，出现两次或两次以上睡眠始发的 REM 睡眠；日间常规检查脑电图在睁眼时可见弥漫性的 α 波活动。

治疗包括支持性心理治疗，药物治疗主要用苯丙胺、利他林等中枢神经兴奋剂。丙咪嗪等三环类抗抑郁剂对猝倒症状尤其有效。

（2）反复发作性过度睡眠

反复发作性过度睡眠又称 Kleine-Levin 综合征、青少年周期性嗜睡贪食症。表现为周期性过度睡眠、强迫性快速大量进食、性欲亢进和精神紊乱等症状，系下丘脑和边缘系统的功能障碍所致。①临床特点：青春期男性多见。突然或缓慢起病，每次发作可持续 1 天至数周，平均每年发作两次，每昼夜的睡眠时间可长达 18～20 小时，觉醒时间仅用于快速摄入大量食物与排泄，部分患者会有性欲亢进，睡眠唤醒后有行为改变，易激惹、冲动，身体肥胖，发作期间有不同程度的时间、空间定向障碍；②多导睡眠图提示睡眠效率高，NREM 睡眠第 3、4 期比例减少，入睡潜伏期和 REM 睡眠潜伏期缩短，睡眠发作期脑电活动表现为普遍的低幅慢波或弥漫性 α 波。在治疗过程中，有学者主张用哌醋甲酯（Ritalin），逐渐减量、停用；也有人报告用苯丙胺、苯妥英钠、鲁米那、卡巴咪嗪、碳酸锂、谷维素等进行治疗。本病多发生在青春期，青春期过后，大多数可自然停止发作，所以预后一般良好。

（二）睡眠质的异常

1. 睡眠时伴有不自主运动

（1）睡行症

睡行症又称梦游症。常有家族史，也见于癫痫。是发生在整个睡眠前 1/3 阶段的 NREM 期的一系列复杂行为，以睡眠中行走为特征。儿童多见，青春期后消失，成人占 2.5% 左右；入睡 2～3 小时（NREM 期）开始，持续时间不等，可表现为刻板动作或复杂习惯行为，睡眠中起床行走，自语或答非所问，意识不清，难唤醒，强行唤醒常精神混乱，出现攻击行为，伤人或自伤，事后不能回忆。通常儿童在夜间半醒觉状态中，由于受到父母亲关注的影响，在再次入睡前出现睡醒状态，因不断处于一种刺激状态中，行为得到不断强化。儿童睡行症患者，发作时间可伴有不恰当的行为，如在冰箱中排尿。睡眠行走时可引起摔跤等意外，身体损伤是由于企图"逃跑"或走进危险的环境而引起，如走到街上或跳出窗外。

多导睡眠图提示发作在第 1、2 睡眠周期的 NREM3、4 期。家长应使儿童避免可能加深睡眠的因素，如白天过度疲劳，睡前过于兴奋等，以免诱发夜游症的发作。对于发作频繁的孩子，可于每晚临睡之前服用安定等镇静剂，连服几晚。随年龄的增长，大脑皮层逐渐发育完善，梦游症可不治而愈。

（2）梦语症

梦语症又称说梦话，是睡眠中讲话或发出声音，醒后不能回忆。病因不详，经常发作者，有家族遗传，偶尔发作者，见于情感应激，为大脑语言运动中枢兴奋所致，虽称梦语却多在无梦的 NREM 期发生。男性多于女性，25 岁以上起病者，要考虑与精神或躯体疾病有关。患者睡眠中自发讲话、唱歌、哭笑或嘟嚷声，部分梦语内容与心理因素有关。讲话声可能影响他人，无情绪应激，不能回忆，具有自限性，预后好。多导睡眠图提示可在睡眠各期发作，多见于 NREM 期。

（3）睡眠惊跳

睡眠惊跳又称睡眠抽动。睡眠开始时，躯体一侧或两侧突然出现短促的肌阵挛样抽动发作，影响他人，偶可致伤。摄入兴奋物质、强体力劳动、情感应激为易患因素。约 70% 正常人有过此经历，良性病程，主要见于成人。其多导睡眠图提示发作在睡眠开始时，脑电图可见一个负相尖波。

（4）节律性运动障碍

节律性运动障碍亦称睡中撞头、夜间摇头。是睡眠期间发生的一组肌肉反复刻板性运动，以头颈部运动最为常见。多数为精神发育迟滞、孤独或情感紊乱的儿童。常在 1 岁前起病，2～3 岁缓解，4 岁以上少见。从睡眠开始持续至浅睡眠期，最常见是撞头，运动频率范围很大，一般每秒 0.5～1 次，具有节律性和丛集性，持续 5～15 分钟，可致外伤，以及干扰他人睡眠。多导睡眠图显示在入睡前和 NREM 睡眠第 1、2 期，出现相关肌肉节律性运动电位。

2. 睡眠时伴精神运动障碍

（1）睡瘫症

睡瘫症又称睡眠麻痹。50%正常人至少发生过一次。部分为家族性X连锁显性遗传，部分与不良睡眠习惯、精神应激、过度疲劳或仰卧睡姿有关。临床多见于青少年，睡眠开始或觉醒时无力移动躯干或肢体，表现为短暂性、部分性或完全性骨骼肌麻痹，可伴有幻觉或梦样精神活动，焦虑恐怖，能回忆。多导睡眠图至少具有如下改变之一：①骨骼肌张力抑制；②睡眠起始阶段出现REM睡眠；③REM睡眠障碍。需排除躯体和精神疾病引起的睡眠障碍。

（2）梦魇

梦魇又称恶梦发作。是指恐怖或焦虑为特征的梦境体验，伴有躁动。可常与人格特征、童年艰难境遇、人际关系不良、恐怖色彩事件、睡姿不当、饮酒或过度疲劳、REM抑制戒断等有关。临床多见于3~6岁儿童，3~5岁儿童占10.5%，50%成人偶发。发作频率不等，多见于后半夜。内容恐怖，恶梦导致惊醒，醒后有明显焦虑和恐怖，伴有呼吸、心率加快，事后能清晰回忆。儿童在完全清醒后因为害怕，不敢自己回床睡觉，常要父母在身边或立下保证后才敢再入睡。本病常伴随有说话，而尖叫、击打物体或行走很少发生。

多导睡眠图提示REM期开始后10分钟左右突然觉醒，REM潜伏期有所缩短，REM睡眠密度可增加，持续时间长，心率和呼吸轻度加快。

（3）睡惊症

睡惊症又称睡眠恐惧、夜惊，约50%患儿存在家族史，常与发热、睡眠不规则、疲劳、情绪紧张、心理创伤等有关。

临床以4~7岁儿童多见，青春期后停止，其可见于成人。入睡后1~2小时内突然坐起，行为异常，喊叫哭闹，下床或挣扎致伤，极度恐惧焦虑，或伴强烈自主神经症状。如心动过速、呼吸急促、皮肤潮红、多汗、瞳孔散大、肌张力增加。持续1~2分钟继续入睡，意识模糊难唤醒，次日不能回忆。如果醒来则精神混乱、定向力缺乏，患者有时可能诉说一些片断或极短而生动的梦境或幻境，但对发作过程有遗忘，发作过程可伴有不连贯的叫喊声或排尿。如果患者出现企图逃离或搏斗等症状，可引起患者自伤或伤害他人，夜惊常常出现精神混乱。心动过速常发生在临床发作和部分苏醒期间内，多导睡眠图提示NREM第3、4期发生。

（4）意识模糊性觉醒

意识模糊觉醒又称睡眠朦胧，指觉醒过程中，意识未完全清醒时的轻微行为障碍。与药物、倒班、时差等觉醒困难因素有关，也见于代谢性、中毒性脑病等。后者损害了与觉醒有关的区域，如中脑网状区和下丘脑后部。临床多见于5岁以下儿童，成人少见，自然清醒或唤醒时不能迅速完全觉醒，出现数分钟甚至数小时的意识模糊及意识模糊性行为，偶尔有伤害行为。多导睡眠图提示从NREM期觉醒。

3. 昼夜节律紊乱

（1）睡眠时相延迟综合症

是指 24 小时昼夜周期中，主睡眠时间段后移。常与深夜学习、夜班工作、某些精神病因素有关。青少年期常见，患病率为 7%。在睡眠障碍诊所占失眠患者的 5% ~ 10%。

临床表现：①习惯的上床时间则难以入睡；②延迟入睡后，睡得很深，常常一觉睡到天亮，闹钟常常叫不醒，经常发生上班迟到；③通常在早晨被强制性唤醒，白天出现睡眠不足的表现，如打瞌睡、精力疲乏，影响工作效率；④慢性病程；⑤傍晚和夜晚感觉最好，也最为清醒，尤其在晚上注意力容易集中，工作与学习最富有成效，即所谓的"夜猫子"。

在患者自己习惯的睡眠时间内，比如从凌晨 2：00 到时上午 10：00，进行多导睡眠图记录时，常见睡眠潜伏期延长，超过正常的 30 分钟，睡眠效率较相应年龄有所下降（只达到 75% ~ 85%）。

（2）非 24 小时睡眠觉醒综合症

又称为自由运转模式、盲人睡眠模式，是指每天的睡眠始发和觉醒时间出现长期恒定的延迟 1 ~ 2 小时。视交叉或交叉前视结构的各种病变引起失明的患者，均可出现非 24 小时睡眠 - 觉醒综合症。临床多见于先天性盲童和中老年人，睡眠类似于隔绝时间的正常人的自由运转模式，有些患者出现持续的 24 ~ 40 小时不睡，随后出现 14 ~ 24 小时连续睡眠，在睡眠过程中无觉醒，连续几天记录的多导睡眠图显示睡眠潜伏期逐渐变长，总睡眠时间越来越少；脑电图检查显示在脑损伤或脑发育迟滞患者，会出现睡眠纺锤波和 K 综合波减少。

4. 阻塞性睡眠呼吸暂停综合症

阻塞性睡眠呼吸暂停综合征（obstructive sleep apnea syndrome，OSAS）是指在睡眠中由于上呼吸道周期性完全或部分阻塞，从而出现呼吸暂停。常伴二氧化碳潴留和血氧饱和度下降。由于夜间睡眠质量较差，白天出现精神不振、过度睡意等症状。既往认为 OSAS 在儿童期罕见，但近年研究显示，儿童中习惯性打鼾的患病率高达 7% ~ 9%，OSAS 的患病率也达 2% 左右。儿童发病高峰年龄 2 ~ 6 岁，增殖体扁桃体肥大是常见的原因。本病最常见的症状包括：夜间呼吸暂停，频繁唤醒，鼾声如雷，呼吸费力，常伴有多汗，遗尿，白天昏昏欲睡，引起日间功能损害，如不能进行正常的学习和生活。在成人，阻塞性睡眠呼吸暂停综合征白天功能损害可由于睡眠限制或轮班工作而加重。

5. 睡眠遗尿（sleep enuresis）

睡眠遗尿是以睡眠中发生的复发性不自主排尿多为基本特征的特殊的睡眠障碍。4岁儿童发生遗尿者约 30%，6 岁儿童为 10%，10 岁儿童为 5%，12 岁儿童为 3%，18 岁青年为 1% ~ 3%。原发性遗尿占全部患者的 70% ~ 90%，继发性遗尿占 10% ~ 30%。成人原发性遗尿罕见。原发性遗尿一般自婴儿期延续，继发性遗尿可发生于任何年龄。5岁时，男女发病率之比为 3：2。一般情况下婴儿睡眠中出现遗尿是正常的，通常在 6 岁以前自行缓解，5 ~ 19 岁其患病率每年降低 14% ~ 16%。约 1‰的患儿伴遗粪症。

儿童在 5 岁后持续在床上遗尿，而无泌尿系统、内科或精神病理情况者，应该考虑为原发性遗尿患者。典型的儿童患者多表现为每天晚上都遗尿在床上。如已有至少 3 ~ 6 个月在床上无遗尿，之后又发生遗尿，应考虑继发性遗尿。遗尿常发生在所有睡眠期以及夜间醒转时。大多儿童发生在夜晚的上半夜；即睡眠前 1/3 时间里；而白天膀胱控制正常，少数患儿白天清醒时也可以发生遗尿。

治疗包括行为学和药物干预。遗尿报警器通常配合其他的行为学治疗如：自我调节和正性再强化等，是目前最好的行为学干预措施。最常用的药物是丙咪嗪和精氨酸加压素（DDAVP）。

6. 睡眠相关性癫痫（sleep-related epilepsy）

睡眠是癫痫临床发作和异常放电的重要激活因素，临床上任何癫痫发作均可以发生于睡眠中。25% ~ 30% 的癫痫发作主要出现于睡眠期。有些癫痫综合症主要或全部发作于睡眠期。例如，儿童良性癫痫伴中央额区棘波（BECT）、觉醒期全身性强直阵挛癫痫、癫痫伴慢波睡眠期持续棘波（CSWS）。额叶癫痫也更多的在睡眠期发作，如常染色体显性夜间额叶癫痫，其发作几乎均发生于夜间睡眠中。某些特殊的痫样放电也多见于某些癫痫综合症睡眠期，例如癫痫伴慢波睡眠期持续棘波、儿童良性癫痫伴中央颞区棘波、Landau-Kleffner 综合症等。

常染色体显性夜间额叶癫痫（ADNFLE），既往多数 ADNFLE 误认为夜惊或其他睡眠障碍，其主要临床特点是夜间睡眠中变异很大的行为异常，常见症候包括睡眠中突然睁眼、唤醒或有惊恐表现，多伴肌张力不全或其他运动障碍，少数病例出现睡眠相关性攻击性行为。全夜可频繁发作，多达数十次。

二、辅助检查

睡眠障碍主要依靠实验室检查和睡眠分析指标诊断。

（一）常用实验室检查

临床为确定睡眠障碍的诊断，需要选择进行多项实验室检查。以下主要介绍两种常用的诊断睡眠障碍的分析方法：全夜多导睡眠图描记术与多次睡眠潜伏期试验。

1. 全夜多导睡眠图描记术（polysomnography，PSG）

是诊断睡眠障碍的重要方法。记录参数包括脑电图（EEG）、眼动图（elecrtooculogmph，EOG）、肌电图（elecrtomyography，EMG）、心电图（ECG）、血氧饱和度测定、呼吸运动和气流监测等。PSG 可准确而客观地记录睡眠期间相关生理活动，准确判断睡眠周期，对多种睡眠障碍，例如原因不明的嗜睡、频繁唤醒、鼾症或睡眠呼吸暂停等，均具有重要诊断意义。

2. 多次睡眠潜伏期试验（multiple sleep latency test，MSLT）

专门用来检测在缺乏警觉因素的情况下自然睡眠的倾向性的睡眠试验，对于发作性睡病和白天过度睡意的诊断具有里程碑式的意义。MSLT 由 4 ~ 5 个程序化小睡试验组成，每次小睡试验间隔 2 小时，一般在 9：00、11：00、13：00、15：00 和 17：00 等时间点进行。将病人置于安静舒适的暗室内描记 PSG。每次小睡记录 20 分钟，之后使病人保持清醒直至下一次记录开始。通过分析每次小睡的潜伏期、平均睡眠潜伏期、REM是否出现、REM潜伏期，判断是否存在警觉度下降及嗜睡倾向。成人平均睡眠潜伏期应大于10分钟，8～10分钟为可疑，少于8分钟则属异常。

此外，为确定病因常常需选择其他辅助检查，例如怀疑癫痫者应进行常规或长程脑电图检查；对遗尿者应进地腰骶椎X线摄片排除隐性脊柱裂；查尿常规排除尿崩症、糖尿病或泌尿系统感染；对睡眠呼吸暂停者应作上呼吸道及头面部影像学检查排除上气道狭窄；行心电图或心脏超声检查排除心律失常等心脏疾病等。

（二）常用睡眠分析指标

根据PSG检查结果，可对睡眠的结构和过程进地客观分析，常用的具有诊断意义的睡眠分析指标包括以下几种。

1.睡眠潜伏期

即从PSG记录开始至NREM第一期出现（至少持续3分钟）的时间，也称入睡潜伏期。正常时间为10～30分钟。一般入睡潜伏期若超过30分钟为入睡困难。

2.睡眠觉醒次数

用多导睡眠脑电图检查，觉醒的标准是在睡眠分期的任一时段中，醒觉脑电活动超过50%。正常成人全夜睡眠中大于5分钟的觉醒次数应少于2次，醒觉总时间不超过40分钟。

3.总睡眠时间

指实际睡眠的总时间，正常变异很大，因个人、年龄及生活环境而异。

4.醒觉比

睡眠中总醒觉时间与总睡眠时间之比。

5.睡眠效率

总睡眠时间与睡在床上的总时间之比。一般多以大于80%作为正常的参考标准，睡眠效率与年龄密切相关，儿童睡眠效率一般较高。

6.睡眠维持率

指总睡眠时间与入睡开始到晨间觉醒之间的时间之比。临床上以大于90%作为正常参考标准。

7.NREM各期的比例

不同年龄组差异很大。正常成人NREM睡眠总时间一般占睡眠时间的75%～80%。其中第1期通常占2%～5%；第2期占45%～55%；第3期占3%～8%；第4期占10%～15%。NREM睡眠足月新生儿占睡眠总时间的50%左右，以后逐渐增加，至青少年后稳定于75%～80%。

8.REM睡眠的分析指标

（1）REM睡眠潜伏期限

指从入睡开始到REM睡眠出现的时间，年长儿或成人通常为70～90分钟。临床上REM睡眠潜伏期的缩短，主要见于发作性睡病和内源性抑郁症。发作性睡病可以在一入睡后不经过NREM睡眠而直接进入REM睡眠，称为"REM起始睡眠"。多数抑郁症患者 NREM 第 3、4 期睡眠减少，REM 睡眠（特别是第一个 REM 睡眠期）潜伏期缩短，快速眼动的强度增加。睡眠零乱的患者，REM 睡眠潜伏期的延长，常因为失眠或因睡眠中呼吸障碍和不自主运动等，NREM 睡眠受到不断干扰，以致难以进入 REM 睡眠。

（2）REM 睡眠次数

正常成人全夜 REM 睡眠次数一般为 4 ~ 5 次。

（3）REM 睡眠时间和百分比

REM 睡眠时间及占总睡眠的百分比会与年龄呈负相关，30 孕周早产儿 REM 睡眠约占睡眠总量的 80%，36 孕周时为 60%，40 孕周足月儿为 50% 左右，1 ~ 2 岁时减至 30%，成年人的 REM 睡眠一般占 20% ~ 25%。新生儿睡后直接进入 REM 睡眠（或称活化睡眠）没有高幅慢波的睡眠期。新生儿 REM 睡眠周期较短，约 50 分钟出现一次，以后逐渐延长，至 2 岁时平均间隔 75 分钟出现一次 REM 睡眠，5 岁时平均间隔 84 分钟。至少青少年后，REM 睡眠以大约 90 分钟的间隔周期性出现。

（4）REM 活动度、REM 强度和 REM 密度

将 REM 睡眠的每分钟分为 0 ~ 8 共 9 个单位，算出每个 REM 睡眠期中快速眼球运动的活动时间，之后折合成单位数，再将每个阶段的单位数相加，而为 REM 活动度。正常为 40 ~ 80 个单位。REM 强度为 REM 活动度与总睡眠时间之比，正常为 10 ~ 20。REM 密度为 REM 活动度与 REM 睡眠时间之比，正常为 50 ~ 90。

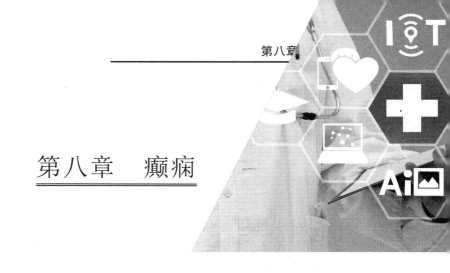

第八章　癫痫

第一节　癫痫的病因及发病机制

一、癫痫的病因

2017年，ILAE分类工作组建议将癫痫病因分为六大类：遗传性、结构性、代谢性、免疫性、感染性及病因不明，其中遗传性因素越来越被重视，每个癫痫患儿疾病的发生由遗传因素和环境因素共同体作用导致，这六大类是对癫痫病因的大致的分类，有条件的情况下要对其病因进行具体化描述，则具有临床意义。

1. 遗传因素

大量研究证明癫痫和遗传因素有关，目前已证实与遗传因素有密切关系的癫痫综合征有儿童良性癫痫伴中央颞区棘波、少年肌阵挛性癫痫、儿童失神癫痫等，同时症状性癫痫有许多遗传性疾病，如结节性硬化、神经纤维瘤病等，这些遗传性疾病所造成脑损伤从而导致癫痫。

2. 获得性因素

脑结构异常或代谢异常可产生致痫灶或降低惊厥阈值，这类疾病导致的癫痫为症状性，小儿癫痫获得性病因很多，其中遗传因素目前发现也比较多，其他常见病因有脑部病变、缺氧脑损伤、代谢和内分泌紊乱、中毒等。

3. 诱发因素

感觉性诱因：发热、过度换气、代谢紊乱、身体应激、情感和精神紊乱、睡眠、过饱等。感觉性刺激：视觉刺激、听觉刺激、前庭刺激、嗅觉或者味觉刺激、触觉或本体觉刺激。

4. 年龄因素

不同年龄阶段引起癫痫的主要病因有所不同，年龄或脑的成熟程度不仅影响发作的倾向，也影响发作类型，小儿癫痫的病因及年龄分布特点对癫痫的诊断及防治有指导意义，如新生儿期癫痫需要考虑的病因有产伤、缺氧、颅内出血、高胆红素脑病、宫内感染、颅内感染等。

二、癫痫的发病机制

癫痫的发病机制复杂，当前认为主要与中枢性神经系统的兴奋性与抑制性失衡及突触可塑性、离子通道异常、免疫及炎症因子、神经血管完整性、神经胶质细胞异常有密切关系。

1. 中枢性神经系统的兴奋性与抑制性失衡（神经递质及受体）及突触的可塑性神经递质

主要有氨基酸类：γ 氨基丁酸（GABA）、甘氨酸、谷氨酸（如）、天冬氨酸、牛磺酸等；单胺类：多巴胺、去甲肾上腺素、5-羟色胺及乙酰胆碱等。Glu 与 GABA 分别是中枢神经系统中最重要的兴奋性神经递质与抑制性神经递质，与癫痫发作密切关系。Glu 受体有离子型受体（AM2PA、KA 和 NMDA）和代谢型受体（mGluRs），分别与离子通道和 G-蛋白通道耦联，进而发挥作用。目前认为痫性发作时谷氨酸蓄积作用于离子型受体，使突触过度兴奋，从而诱发痫性发作。与癫痫相关的离子通道主要包括钠、钾、钙离子通道。离子通道基因突变都有可能改变通道蛋白的正常功能，可造成中枢神经系统溶液中 GABA 水平也有明显降低，导致癫痫发生。目前已有研究证实单胺类递质（多巴胺、去甲肾上腺素、5-羟色胺）对癫痫起抑制作用，乙酰胆碱则对癫痫起促进作用。而近年来，一些遗传学方面的研究为这些递质在癫痫发生中的作用提供了更为直接的证据。比如在夜间额叶癫痫患者中发现编码烟碱样乙酰胆碱受体 β2 亚基的 CHRN β2 基因中发生了插入突变和错义突变。而对癫痫小鼠、基因重组和基因敲除小鼠进行的功能研究也发现烟碱乙酰胆碱受体的 α4 亚基与癫痫易感性相关。突触的可塑性是指突触按一定规律或模式建立神经连接的形式，具有一定的特异性。目前研究认为癫痫患者在癫痫的形成过程中，脑内神经元之间形成异常的突触联系，从而形成病理性神经环路，进而导致大脑兴奋性增强。

2. 离子通道异常

作为体内可兴奋性组织的兴奋性调节的结构基础，与癫痫的发生关系密切，目前的观点认为，很多特发性癫痫是一种"离子通道病"。当编码离子通道蛋白的基因发生突变时，可对离子通道的功能产生影响，从而引起神经组织兴奋性异常改变，导致癫痫的发生。而其中钠、钾、钙离子通道与癫痫的相关性较为明确。电压门控钠通道是一类镶嵌在膜内的糖蛋白，无论在细胞动作电位的产生还是传播过程中都起着非常重要的作用。钾离子通道是分布最广、类型最多的一类离子通道，它存在于所有的真核细胞，主要参与细胞膜静息电位和动作电位复极化过程的调节，其决定着动作电位的发放频率和幅度。目前已明确编码电压门控性钾通道的基因主要包括 KCNQ1、KCNQ2、KCNQ3 和 KCNQ4；钙通道广泛存在于机体的不同类型组织细胞中，参与神经、肌肉、内分泌和生殖等系统的生理过程。钙离子的内流与阵发性去极化漂移、神经元同步放电及抑制性突触后电位形成有关。有研究用钙离子成像的方法观察了神经元参与癫痫发作的情况，证实钙离子的快速内流和细胞去极化有关，当去极化达到一定程度时可触发钠离子内流，从而爆发一系列迅速的去极化过程。

3. 免疫及炎症因子

动物实验及临床研究显示中枢神经系统和外周产生的免疫介质共同参与癫痫的发生发展。强大的免疫反应可降低癫痫发作的阈值、增强神经兴奋性、促进突触重建、导致血脑屏障受损，进而引发癫痫。癫痫患者的免疫系统功能紊乱远远多于其他人群。癫痫患者中淋巴细胞亚群 T3、T4 细胞含量下降，T8 细胞增加，T4/T8 比值下降。炎症细胞因子是人体免疫反应和炎症反应的重要调节者，细胞因子的失调与过度产生会导致神经元变性，可以诱导癫痫发作。

4. 神经血管完整性

中枢神经系统在结构和功能上的完整性取决于神经活动和脑血流（CBF）之间的耦联及血脑屏障（BBB）物质转运的调控。而这两个重要过程均依赖于神经血管单元的协调活动。神经血管单元主要由紧邻的小血管内皮、神经元和胶质细胞构成。目前已有研究显示在脑血管疾病，尤其是脑小血管病中，神经血管单元完整性的破坏与癫痫的发生存在相关性。其机制主要包括以下两个方面：①区域性脑血流量（regional cerebral blood flow，rCBF）的变化。②血脑屏障（BBB）完整性的破坏。

5. 神经胶质细胞

以往研究认为，神经胶质细胞只对神经元起支持作用，而近年来在对癫痫手术切除的病灶标本观察中发现，慢性癫痫患者脑组织中大量星形胶质细胞与小胶质细胞增生，且呈谷氨酸样免疫组化反应阳性，这提示神经胶质细胞在癫痫的发生中发挥着重要作用。神经元微环境中的电解质平衡是维持神经元正常兴奋性的基础。星形胶质细胞依靠细胞膜上多种具有调节电解质代谢功能的酶参与细胞间离子的交换，维持了细胞内微环境电解质的平衡。正常星形胶质细胞能够主动摄取 K+ 离子并合成抑制性递质 GABA，而神经胶质细胞发生异常增生后形态和功能均出现异常，称之为反应性星形胶质细胞，而反应性星形胶质细胞摄取 K+ 离子的能力下降，使神经元容易去极化，发生过度放电，同时摄取谷氨酸及合成 GABA 的功能下降，神经元的兴奋性升高，使癫痫性发作的阈值降低。

第二节 癫痫临床表现及常见发作类型

癫痫是以反复癫痫发作为特征的慢性神经系统疾病或综合征，主要由遗传学因素、多种神经系统疾病及全身性疾病引起，临床发作特点有突发性、刻板性、重复性，发作间期正常，可表现为全面性发作、局灶性发作和不能分类发作。

一、常见发作类型

（一）全面性发作（generolized seizures）

1. 全面性强直 - 阵挛发作（generalized tonic-clonic seizures，GTCS）是一种表现最明显的发作形式，故既往也称为大发作（grand mal）。以意识丧失、双侧对称强直后紧跟有阵挛动作并通常伴有自主神经受累表现为主要临床特征。脑电图特征背景活动正常或轻度非特异性异常，发作间期可见棘波、尖波、棘慢波、多棘慢波等，发作期强直期可见 10 ~ 20 Hz 节律性棘波发放开始，波幅渐高、频率渐慢，逐渐转为阵挛期的棘慢波，频率进一步减慢，发作结束后可见 10 ~ 30 s 的低电压或电抑制，继以弥漫性慢波活动，并逐渐恢复背景活动。

2. 失神发作（absence seizures）

（1）典型失神

发作突发突止，表现为动作突然中止或明显变慢，意识障碍，不伴有或伴有轻微的运动症状（如阵挛/肌阵挛/强直棘波/自动症等）。发作通常持续 5 ~ 20 s（< 30 s）。发作时 EEG 呈双侧对称同步、3 Hz（2.5 ~ 4 Hz）的棘慢综合波爆发。约 90% 的典型失神患者可被过度换气诱发。主要见于儿童和青少年，若儿童失神癫痫和青少年失神癫痫，罕见于成人。

（2）不典型失神

发作起始和结束均较典型失神缓慢，意识障碍程度较

（3）肌阵挛失神

表现为失神发作的同时，出现肢体节律性 2.5 ~ 4.5 Hz 阵挛性动作，并伴有强直成分。发作时 EEG 与典型失神类似。

（4）失神伴眼睑肌阵挛

表现为失神发作的同时，眼睑和（或）前额部肌肉出现 5 ~ 6 Hz 肌阵挛动作。发作时 EEG 显示全面性 3 ~ 6 Hz 多棘慢波综合。

3. 强直发作（tonic seizures）

表现为躯体中轴、双侧肢体近端或全身肌肉持续性的收缩，肌肉强直，没有阵挛成分。通常持续 2 ~ 10 s，偶尔可达数分钟。发作时 EEG 显示双侧性波幅渐增的棘波节律（20 ± 5 Hz）或低波幅约 10 Hz 节律性放电活动。强直发作主见于 Lennox-Gastaut 综合征。

4. 阵挛发作（clonic seizures）

表现为双侧肢体节律性（1 ~ 3 Hz）的抽动，伴有或不伴有意识障碍，多持续数分钟。发作时 EEG 为全面性（多）棘波或（多）棘 – 慢波综合。

5. 肌阵挛发作（myoclonic seizures）

表现为不自主、快速短暂、电击样肌肉抽动，每次抽动历时 10 ~ 50 ms，很少超过 100 ms。可累及全身也可局限于某局部肌肉或肌群。可非节律性反复出现。发作期典型的 EEG 表现为爆发性出现的全面性多棘慢波综合征。肌阵挛发作既可见于一些预后较好的特发性癫痫患者（如青少年肌阵挛性癫痫），其也可见于一些预后较差的、有弥漫性脑损害的癫痫性脑病（如 Dravet 综合征、Lennox-Gastaut 综合征）。

6. 失张力发作（atonic seizures）

表现为头部、躯干或肢体肌肉张力突然丧失或减低，发作之前没有明显的肌阵挛或强直成分。发作持续 1 ~ 2 s 或更长。临床表现轻重不一，轻者可仅有点头动作，重者则可出现站立时突然跌倒。发作 EEG 表现为短暂全面性 2 ~ 3 Hz（多）棘慢波综合发放或突然电压减低。失张力发作多见于癫痫性脑病。

（二）部分性发作（portial seizures）

1. 简单部分性发作（simple partial seizures，SPS）

发作时无意识障碍。根据放电起源和累及的部位不同，简单部分性发作表现为运动性、感觉性、自主神经性和精神性发作四类，后两者较少单独出现，常发展为复杂部分性发作。

2. 复杂部分性发作（complex partial seizures，CPS）

发作时有不同程度的意识障碍，可伴有一种或多种简单部分性发作的内容。

（三）癫痫性痉挛（epileptic spasms）

在ILAE分类工作报告中，明确把癫痫性痉挛作为一种发作类型。癫痫性痉挛可以是全面性起源、局灶性起源或起源不明。癫痫性痉挛表现为突然发作，主要累及躯干中轴和双侧肢体近端肌肉的强直性收缩，历时0.2～2s，突发突止。临床可分为屈曲型痉挛或伸展型痉挛，以前者多见，表现为发作性点头动作，其常在觉醒后成串发作。发作间期EEG表现为高度失律或类高度失律，发作期EEG表现多样化（电压低减、高幅双相慢波或棘慢波等）。癫痫性痉挛多见于婴幼儿，如West综合征，也可见于其他年龄。

（四）反射性发作（reflex seizures）

反射性发作不是独立的发作类型。它既可以表现为局灶性发作，也可以为全面性发作。其特殊之处是，发作具有特殊的外源性或内源性促发因素，即每次发作均为某种特定感觉刺激所促发，并且发作与促发因素之间有密切的关系。促发因素包括视觉、思考、音乐、阅读、进食、操作等非病理性因素。可以是简单的感觉刺激（如闪光），也可以是复杂的智能活动（如阅读、下棋）。发热、酒精或药物戒断等病理性情况下诱发的发作，则不属于反射性发作。反射性发作和自发性发作可同时出现在一个癫痫患者中。

二、常见癫痫综合征

1. 良性家族性新生儿癫痫（Benign familial neonatal epilepsy，BFNE）

是一种少见的常染色体显性遗传性疾病。主要特征是正常足月新生儿出生后不久（多数在7d内）出现强直-阵挛性惊厥发作，常合并自主神经症状和运动性自动症，发作频繁、短暂。发作间期患儿一般状态良好，除家族中有类似发作史和脑电图非特异性改变之外，其他病史和检查均正常。预后良好，惊厥若发作多于2～4周消失。EEG发作间期大多正常，部分病例有全面性或局灶性异常。与KCNQ2基因突变有关，苯巴比妥、左乙拉西坦临床疗效佳。

2. 良性婴儿癫痫

首发年龄3～20个月，有或无良性婴儿癫痫家族史，有家族史则称为良性家族性婴儿癫痫，女性更多见，表现为局灶性发作或继发全面性发作，发作常呈丛集性，无癫痫持续状态。EEG发作间期背景正常，无典型癫痫样放电，睡眠期可有Rolandic区小棘波；发作期EEG放电可起源于颞区、顶区、枕区或额区。头颅影像学检查无异常，发病前后精神运动发育正常，本病对抗癫痫药物治疗效果好，长期预后良好，临床应与低血钙、低血糖鉴别。

3. 大田原综合征（Ohtahara 综合征）

又称早期婴儿型癫痫性脑病，被认为是年龄依赖性癫痫性脑病的最早发病形式。主要特征为婴儿早期出现强直阵挛性发作，伴脑电图暴发抑制图形和严重的精神运动障碍，部分病例有脑部结构性病变。本病发作多，难以控制，预后差。存活者常演变为 West 综合征和 Lennox-Gastaut 综合征。

4. 婴儿痉挛症（Infantile spasms）

又称 West 综合征。通常起病于 3 ~ 12 个月，病因复杂多样，可分为症状性、隐源性和特发性，是脑损伤的年龄依赖性反应。特征性表现为癫痫性痉挛发作、脑电图高度失律和精神运动发育障碍三联征。为临床最常见的癫痫性脑病，总体预后不良，临床常见病因有低血糖脑损伤，结节性硬化，葡萄糖转运因子 1 缺乏等，病因不同，临床预后有差别，但总体预后差。

5. 早期肌阵挛脑病（Early myoclonic encephalopathy）

特征为出生后第一天至前几周出现节段性、游走性肌阵挛，以后有频繁的局灶性发作，部分患者有明显的肌阵挛和强直痉挛性发作。与 KCNT1 基因突变有关，脑电图表现为暴发抑制图形。病因多不清楚，有些病例为先天代谢性障碍。病情严重，死亡率高，存活者常有精神运动发育迟滞，预后差，属于癫痫性脑病，目前临床研究使用奎尼丁可能有一定疗效。

第三节 癫痫的辅助检查

一、脑电图

癫痫发作最本质的特征是脑神经元异常过度放电，而脑电图（EEG）是能够反映脑电活动最直观、便捷的检查方法，也是诊断癫痫发作、确定发作和癫痫类型的最重要辅助手段，为癫痫患者的常规检查。当然，临床应用中也必须充分了解 EEG（尤其头皮EEG）检查的局限性，必要时可延长监测时间或者多次检查。

二、神经影像学

磁共振成像（MRI）对于发现脑部结构性异常有很高的价值。如果有条件，建议常规进行头颅 MRI 检查。头部 CT 检查在显示钙化性或出血性病变时较 MRI 有优势。某些情况下，当临床已确诊为典型的特发性癫痫综合征（如儿童良性部分性癫痫）时，可以不进行影像学检查。其他影像学检查，如功能磁共振（fMRI）、磁共振波谱（MRS）、单光子发射计算机断层扫描（SPECT）、正电子发射断层扫描（PET）等，均不是癫痫患者的常规检查。应注意的是，影像学的阳性结果不代表该病灶与癫痫发作之间存在必然的因果关系。

三、其他

应根据患者具体情况选择性地进行检查。

1. 血液检查

包括血常规、血糖、电解质、肝功能、肾功能、血气、丙酮酸、乳酸等方面的检查，能够帮助查找病因。定期检查血常规和肝、肾功能等指标还可辅助监测药物的不良反应。临床怀疑中毒时，应进行毒物筛查，如毒鼠强中毒。已经服用抗癫痫药物者，可酌情进行药物浓度监测。

2. 尿液检查

包括尿常规及遗传代谢病的筛查。

3. 脑脊液检查

主要为排除颅内感染性疾病，对某些遗传代谢病的诊断也有帮助，例如葡萄糖转运子1缺乏综合征。

4. 心电图

对于疑诊癫痫或新诊断的癫痫患者，多主张常规进行心电图检查。这有助于发现容易误诊为癫痫发作的某些心源性发作（如心律失常所致的晕厥发作），还能早期发现某些心律失常（如长 QT 综合征、Brugada 综合征和传导阻滞等），由此避免因使用某些抗癫痫药物可能导致的严重后果。

5. 基因检测

目前已经成为重要的辅助诊断手段之一。既往利用一代测序技术，可以逐一检测已知的癫痫致病基因，仅适用于临床高度怀疑的某一种癫痫综合征，如 Dravet 综合征等。随着高通量二代测序技术及微阵列比较基因组杂交技术（array-based Comparative Genomic Hybridization，aCGH）的发展及应用于癫痫研究，越来越多的癫痫致病基因被发现。也发展出了基于二代测序技术的疾病靶向序列测序技术，此方法能够一次性检测所有已知癫痫相关致病基因，是一种快速、高效、相对成本低廉的临床遗传学诊断技术，很方便地为我们提供癫痫患者的基本遗传信息，目前已成功应用于癫痫性脑病的病因学诊断。aCGH 技术能高效地检测出癫痫患者相关的致病性拷贝数改变（copy number variation，CNV）。目前，基因检测不作为常规病因筛查手段，通常是在临床已高度怀疑某种疾病时进行。

第四节　癫痫的诊断及鉴别诊断

一、癫痫的诊断可分为五个步骤

（1）判断患儿的发作是否为癫痫发作。

（2）临床发作的类型。

（3）癫痫综合征类型。

（4）引起癫痫的病因：遗传性、结构性、免疫性、感染性、代谢性、不明原因性。

（5）是否伴随功能损害，以及是否存在共病。

二、有关癫痫诊断中的几个概念

1. 癫痫（epilepsy）

是一种由多种病因引起的慢性脑部疾病，以脑神经元过度放电导致反复、发作性和短暂性的中枢神经系统功能失常为特征，临床出现意识、感觉、精神或自主神经功能障碍。

2. 癫痫发作（epileptic seisure）

和癫痫的含义不同，癫痫发作指的是一次发作过程，既可是癫痫患者的临床表现，又可以出现在某些急性疾病中。

3. 癫痫综合征（epileptic syndrome）

指由一组特定的临床表现和脑电图

三、癫痫诊治中需注意的几个问题

（1）国际抗癫痫联盟（ILAE）和国际癫痫病友联合会发表了癫痫的新定义，要点包括：至少一次癫痫发作。脑内存在持久性损害，提示具有癫痫的易感性，即再次复发的可能性。伴随其他方面的多种损害，包括神经生物学损害、认知和心理社会适应性障碍等。

（2）ILAE 分类和术语委员会于 2014 年发布了癫痫新的临床实用性定义，根据新的实用性定义，诊断癫痫应符合以下条件：至少两次非诱发性发作，两次发作间隔 24 h以上。初次发作者，在未来 10 年内复发的可能性及两次非诱发性发作后再发的风险相当（至少 60%）。明的的癫痫综合征。

（3）确立癫痫的诊断，应力求弄清以下三个问题：判断是否是癫痫发作。若系癫痫，应进一步确定其发作类型或其归属的癫痫综合征。

四、癫痫诊断的重要环节

1. 详细而准确的病史询问对诊断尤为重要

首次发作的年龄、发作频率（每年、每个月、每周或每日多少次）；发作时的状态或诱因（觉醒、困倦、睡眠、饥饿或其他特殊诱发因素）；发作开始时的症状（先兆，或最初的感觉或运动性表现）；发作的演变过程；发作时观察到的表现（姿势、肌张力、运动症状、自主神经症状、自动症等）；发作时的意识状态（知觉和反应性）；发作持续的时间（有无持续状态病史）；发作后表现（嗜睡、朦胧、Todd 氏麻痹、失语、遗忘、头痛或立即恢复正常）；有无其他形式的发作；是否服用抗癫痫药物，服用种类、剂量、疗程及疗效；发病后有无精神运动发育倒退或认知损失；有无围产期脑损伤病史；有无中枢神经系统其他病史（感染、外伤等）；有无新生儿惊厥及高热惊厥史；家族中有无癫痫、高热惊厥、偏头痛、睡眠障碍及其他神经系统疾病史。病史询问是癫痫诊断最重要的环节，可提供大量癫痫诊断的线索。例如患者家属描述患者发作性痴笑提示下丘脑错构瘤病因所致的癫痫，学龄前后儿童入睡不久后发作性的感觉异常、肢体抖动提示伴中央－颞区棘波的儿童良性癫痫。

2. 体格检查

注意患者的头面部、皮肤有无异常，重点应放在神经系统方面，要注意患者的精神状态和智能，注意患者的言语是否正常，检查眼部时，应注意检查眼底。体格检查对癫痫的病因诊断有一定帮助。如皮肤大量的咖啡牛奶斑提示神经纤维瘤病病因，色素脱失斑提示结节性硬化症病因。

3. 合理的辅助检查

是癫痫诊断的重要部分，发作期及发作间期脑电图检查有助于判断癫痫发作类型及可能的综合征，影像学检查有助于查找病因，其他实验室检查有助于病因学、用药脏器功能监测及鉴别诊断。

五、鉴别诊断

临床上的发作性事件可分为癫痫发作和非癫痫发作。癫痫发作需要与各种各样的非癫痫发作相鉴别。非癫痫发作是指临床表现类似于癫痫发作的所有其他发作性事件。鉴别癫痫发作和非癫痫发作是癫痫诊断的首要也是最重要的部分。非癫痫发作主要包括心因性发作、晕厥、各种发作性感觉／运动／自主神经症状、睡眠障碍和感染、代谢中毒等引起的发作性症状。非癫痫发作的原因很多，既包括病理性，又包括生理性原因。

1. 不同年龄段常见的非癫痫性发作

（1）新生儿和婴儿期：呼吸异常（窒息发作／屏气发作）、运动异常（抖动或震颤／良性肌阵挛）。

（2）0～2岁：（惊跳反应／点头痉挛／异常眼球活动）、代谢性疾病（低血糖／低血钙／低血镁／维生素 B_6 缺乏）。

（3）学龄前期（2～6岁）：睡眠障碍（夜惊症／睡行症／梦魇）、习惯性阴部摩擦、惊跳反应、腹痛、注意力缺陷、晕厥。

（4）学龄期（6～18岁）：晕厥、偏头痛及头痛、抽动症、发作性运动障碍、精神心理行为异常（焦虑／恐）、睡眠障碍。

（5）成人期（大于18岁）：晕厥、癔症发作、偏头痛及头痛、舞蹈症、发作性睡病、短暂性脑缺血发作、短暂性全面遗忘症、老年猝倒、多发性硬化发作性症状。

2. 常见非癫痫性发作和癫痫发作的区别

（1）短暂性脑缺血发作（transient ischemic attacks，TIA）

临床多表现为神经功能的缺失性症状，如偏瘫、偏盲、偏身感觉减退等，而癫痫发作多为刺激性症状，如抽搐等。TIA 多见于有脑血管病危险因素中的中老年人。

（2）睡眠障碍（sleep disorders）

包括发作性睡病、睡眠呼吸暂停综合征、夜惊症、睡行症、梦魇、快速眼动期行为障碍等。多发生在睡眠期间或睡眠－清醒转换期间。发作时意识多不清楚，发作内容包含运动、行为等内容。由于很多的癫痫发作类型也容易在睡眠中发病，也表现一定的运动、意识障碍等，如睡眠中发生的强直－阵挛发作、某些额叶起源的发作，因此，睡眠障碍易被误诊为癫痫发作。

（3）发作性运动障碍（paroxysmal movement disorders）

发作性运动障碍包括以下四种类型，均需要注意与癫痫发作鉴别。

1）发作性运动诱发性运动障碍

是发作性运动障碍中最常见的类型，在儿童期或青少年期发病，可由突然的运动诱发，常常出现在突然从坐位站起时，突然的惊吓、过度换气也可诱发。表现为姿势性肌张力不全或舞蹈手足徐动症，持续数秒至1 min，一般不超过5 min，每天可有多次发作，发作时意识清楚，一次发作后有短暂的恢复期，不能诱发第二次发作。发作间期神经系统检查无异常，发作间期及发作期脑电图正常，头颅MRI无异常。PKD可为散发病例，但65% ~ 72%的患者有家族史，部分患者本人或家系成员可有婴儿良性癫痫病史。已报道PKD的主要致病基因是PRRT2。

2）发作性非运动诱发性运动障碍

PNKD并不因突然的运动引起，其可自发也可由饮酒、咖啡、茶，疲劳、饥饿、精神刺激等诱发，发作时的症状与PKD相似，发作持续时间较PKD长，常常持续5 min以上，甚至数小时，发作频率较低，每天仅有1 ~ 3次，并且可有数月的间隔期，可有感觉异常"先兆"，发作时语言功能也可受累，但意识不受损害。随年龄增长发作减少的时间规律和PKD相似，但发病的年龄要早于PKD。PNKD可有家族史，但也可为散发病例，已发现PNKD的致病基因包括PRRT2、MR-1和KCNMA1。

3）发作性持续运动诱发性运动障碍

通常在持续运动后，特别是行走和跑步后出现发作性的肌张力不全，多持续5 ~ 30 min，停止诱发活动后数分钟可缓解。PED可有家族史，但也可为散发病例，已发现PED的病因为葡萄糖转运子1缺陷，致病基因为SLC2A1。

4）发作性夜发性运动障碍

表现为睡眠期反复出现肌张力不全、舞蹈样手足徐动动作，且发作不超过1 min，一夜可发作多次。PHD的病因至今不明。部分学者认为PHD是一种起源于额叶的癫痫，但因发作时和发作间期脑电图没有癫痫活动证据，没有得到认可。因PHD表现与PKD和PNKD相似，而将其作为阵发性运动障碍的一种。抗癫痫药卡马西平对多数PHD病例有很好的疗效。

第五节　癫痫的治疗及预后

一、治疗

1.癫痫治疗的目标

完全控制发作；少或无药物不良反应；尽量提高生活质量。癫痫是脑部的慢性病，需坚持长期治疗。癫痫的治疗需要医生、家长、患者以及社会的共同努力。

2. 癫痫的病因治疗

如癫痫患儿有明确的可治疗的病因，应积极进行病因治疗，如脑部肿瘤、某些可治疗的代谢病。

3. 目前癫痫的治疗方法较多

近年来在药物治疗、神经调控等方面都有许多进展，现在常用治疗的方法可以分为：癫痫的药物治疗、癫痫外科治疗（包括神经调控疗法）及生酮饮食等。

4. 癫痫的药物治疗

抗癫痫药物治疗是癫痫治疗最重要和最基本的治疗，也往往是癫痫的首选治疗。目前现有抗癫痫药物都是控制癫痫发作的药物，所以对于仅有脑电图异常没有癫痫发作的患者应当慎用抗癫痫药物。

5. 癫痫的外科治疗

癫痫外科治疗是癫痫治疗的重要一部分，需明确的是癫痫手术并不是癫痫治疗的最后一环，也可能是第一个环节。癫痫外科治疗是一种有创性治疗手段，必须经过严格的多学科术前评估，确保诊断和分类的正确性。

（1）外科治疗的目的需要明确为提高患者生活质量，终止或减少癫痫发作。当然，具体每一例考虑进行手术治疗的癫痫患者，均需要明确手术的具体目标，包括手术希望终止癫痫发作还是减少癫痫发作，癫痫终止或减轻的概率有多少，是否可以改善患者生活质量。

（2）目前癫痫手术的适应证尚不统一，切除性癫痫手术适应证主要是药物治疗失败的且可以确定致痛部位的难治性癫痫、有明确病灶的症状性癫痫，同时还需要判定切除手术后是否可能产生永久性功能损害以及这种功能损害对患者生活质量的影响；姑息性手术主要可以用于一些特殊的癫痫性脑病和其他一些不能切除性手术的患者。不论是切除性手术还是姑息性手术，术前均应该运用可能的各种技术手段，仔细充分评估手术可能给患者带来的获益及风险，并且与患者及其监护人充分沟通手术的利弊，共同决定是否手术及手术方案。

（3）癫痫外科治疗的方法主要包括：切除性手术：病灶切除术、致痫灶切除术、（多）脑叶切除术、大脑半球切除术、选择性海马——杏仁核切除术；离断性手术：单脑叶或多脑叶离断术、大脑半球离断术；姑息性手术：胼胝体切开术、多处软膜下横切术、脑皮层电凝热灼术；立体定向放射治疗术：致痫灶放射治疗、传导通路放射治疗；立体定向射频毁损术：致痫灶放射治疗、传导通路放射治疗；神经调控手术：利用植入性和非植入性技术手段，依靠调节电活动或化学递质的手段，来达到控制或减少癫痫发作的目的，神经调控相对于切除性手术的优点是可逆、治疗参数可体外调整及创伤小。目前癫痫常用的神经调控手术有：迷走神经刺激术、脑深部电刺激术、反应式神经电刺激术、微量泵的植入技术及经颅磁刺激等。癫痫外科治疗后仍应当继续应用抗癫痫药物。癫痫外科治疗后应做好患者的早期和长期随访，早期主要关注癫痫控制、手术并发症、药物治疗方案和药物不良反应，长期随访重点做好患者的癫痫长期疗效和生活质量变化。可手术治疗的常见病变：外伤后癫痫（脑膜脑瘢痕、颅内异物、凹陷骨折等）；脑肿瘤（各类胶质瘤、脑膜瘤、转移瘤等）；脑炎（脑实质内炎症、脑膜炎脑脓肿后、Rasmussen 综合征）；脑血管性病变（AVM、海绵状血管瘤、脑缺血后、软化灶、脑面血管瘤病等）；各类脑寄生虫病，先天性脑室畸形、囊肿等；额叶内侧硬化；皮质发育不良（灰质异位、脑回发育异常、脑裂畸形、半球巨脑症等）；结节性硬化、错构瘤等。

6. 生酮饮食治疗

生酮饮食是一个高脂、低碳水化合物和适当蛋白质的饮食。这一疗法用于治疗儿童难治性癫痫已有数十年的历史，虽然其抗癫痫的机理目前还不清楚，但是其有效性和安全性已得到了公认。生酮饮食由于特殊的食物比例配置，开始较难坚持，但如果癫痫发作控制后，患者多能良好耐受。

（1）生酮饮食的适应证

①难治性儿童癫痫：适用于儿童各年龄段的各种发作类型的难治性癫痫患者；②葡萄糖转运子 1 缺乏综合征：由于葡萄糖不能进入脑内，导致癫痫发作、发育迟缓和复杂的运动障碍；③丙酮酸脱氢酶缺乏症：丙酮酸盐不可代谢或乙酰辅酶 A 导致严重的发育障碍和乳酸酸中毒。

（2）生酮饮食的禁忌证

患有脂肪酸转运和氧化障碍的疾病者。

（3）治疗原则

治疗前全面临床和营养状况评价：在开始生酮饮食前需要详细的病史和检查，特别是患儿的饮食习惯，给予记录存档，以评价发作类型、排除生酮饮食中的禁忌证；估计易导致并发症的危险因素；完善相关检查。

（4）选择合理食物开始治疗

首先禁食 24 ~ 48 h，监测生命体征及微量血糖、血酮、尿酮，若血糖低于 2.2 mmol/L 或血酮大于 3.0 mmol/L，开始予生酮饮食。食谱中摄入食物中的脂肪 /（蛋白质 + 碳水化合物）比例为 4：1。

（5）正确处理治疗初期常见问题

早期常见的副作用包括低血糖、过分酮症、酮症不足、恶心 / 呕吐、困倦或嗜睡、癫痫发作增加或无效等，需要对症处理。

（6）随访

在开始的阶段应与家属保持较密切的联系，稳定后 3 ~ 6 个月随访一次。随访的项目包括对患儿营养状况的评估，根据身高、体重和年龄调整食物热量和成分，检测副作用，进行必要的实验室检查。

（7）停止生酮饮食

如果无效，应逐渐降低生酮饮食的比例，所摄入食物中的脂肪/（蛋白质+碳水化合物）比例由 4：1 调整至 3：1，再至 2：1，直到酮症消失；如果有效，可维持生酮饮食 2 ~ 3 年。对于葡萄糖载体缺乏症、丙酮酸脱氢酶缺乏症和结节性硬化的患者应延长治疗时间。对于发作完全控制的患者，80% 的人在停止生酮饮食后仍可保持无发作。

二、预后

影响癫痫的预后因素包括癫痫的自然病史、病因、病情和治疗情况等。由于大多数癫痫患者（尤其在发达国家）在诊断后接受了治疗，有关癫痫自然病程的认识还很少。总体看来，大多数癫痫患者抗癫痫药物治疗的预后较好，约 2/3 病例可获得长期的发作缓解，其中部分患者可完全停药仍长期无发作。

1. 经治疗的新诊断癫痫的预后

通常情况下，在出现两次及以上非诱发性癫痫发作时才诊断癫痫，并开始药物治疗。在随诊观察 10 年和 20 年时，经治疗的癫痫累积 5 年发作缓解率分别为 58% ~ 65% 和 70%。在随诊 10 年时，经治疗的成人癫痫 5 年发作缓解率为 61%。在随诊 12 ~ 30 年时，经治疗的儿童癫痫 3 ~ 5 年发作缓解率为 74% ~ 78%。针对儿童期发病的癫痫患者，在随诊 30 年时，有 64% 的病例可以达到 5 年终点无发作，其中 74% 的患者摆脱了药物。

2. 影响预后的因素

最主要的影响因素是癫痫的病因。总体上，特发性癫痫要比症状性或隐源性癫痫更容易达到发作缓解。在儿童癫痫中，能找到明确癫痫病因的患者预后差。其他影响癫痫预后的因素有癫痫早期的发作频率、脑电图是否有局灶性慢波或癫痫样放电、是否有全面强直 - 阵挛发作、首次发作后 6 个月内出现再次发作的次数。一般认为，起病年龄和性别对预后影响不大。

3. 癫痫综合征的预后

不同的癫痫综合征预后有不同的特点，可归类为以下几种情况：①很好预后：占 20% ~ 30%，属良性癫痫。通常发作稀疏，可自发缓解，不一定需要药物治疗。这类综合征包括新生儿良性发作、良性部分性癫痫（儿童良性癫痫伴中央颞区棘波 / 儿童良性枕叶癫痫等）、婴儿良性肌阵挛癫痫以及某些有特殊原因促发的癫痫。②较好预后：占 30% ~ 40%。癫痫发作很容易用药控制，癫痫也有自发缓解的可能性。这类综合征包括儿童失神癫痫、仅有全面强直——阵挛性发作的癫痫和某些局灶性癫痫等。③药物依赖性预后：占 10% ~ 20%。抗癫痫药物能控制发作，但停药后容易复发。这类综合征包括青少年肌阵挛癫痫、大多数部分性癫痫（隐源性或症状性癫痫）。不良预后：约占 20%。尽管进行了积极的药物治疗，仍有明显的癫痫发作，甚至出现进行性神经精神功能衰退。这类综合征包括各种癫痫性脑病、进行性肌阵挛癫痫和某些症状性或隐源性部分性癫痫。

4. 抗癫痫药物治疗与预后

目前的证据显示，抗癫痫药物治疗通常只能控制发作，似乎无法阻止潜在致痫性（epileptogenesis）的形成和进展。一线抗癫痫药物之间没有明显的疗效差别。如果正确选择抗癫痫药物，新诊断癫痫患者的无发作率能达到 60% ~ 70%。有研究显示，使用第一种单药治疗后有 47% 的新诊断癫痫患者能达到无发作，再使用第二种及第三种单药治疗时则仅有 13% 和 1% 的患者可达到无发作。如果单药治疗效果不佳，可考虑联合用药。但即使经过积极治疗，新诊断的癫痫患者中有 20% ~ 30% 发作最终控制不佳。需注意的是，上述数据主要来自传统抗癫痫药物，新型抗癫痫药物对癫痫长期预后的影响尚缺乏可靠的研究。

5. 停用抗癫痫药与预后

一项基于人群的长期研究显示，在停止药物治疗后，癫痫的 5 年终点缓解率为 61%。对于已有 2 年或 2 年以上无癫痫发作的患者而言，可尝试减停药物。有研究显示，在癫痫减药过程中或停药后，癫痫复发的风险从 12% 至 66% 不等。停药后 1 年和 2 年的复发风险分别为 25% 和 29%。在停药后 1 年和 2 年时，保持无发作的患者累积比例在儿童中分别是 66% ～ 96% 和 61% ～ 91%，而在成人中则分别是 39% ～ 74% 和 35% ～ 57%。复发比例在停药后 12 个月内最高（尤其是前 6 个月），随后逐渐下降。停药后癫痫复发的预测因素：①高复发风险的预测因素：青少年期起病的癫痫、局灶性发作、有潜在的神经系统病变、异常脑电图（儿童）。举例：青少年肌阵挛性癫痫、伴外伤后脑软化灶的额叶癫痫。②低复发风险的预测因素：儿童期起病的癫痫、特发性全面性癫痫、正常脑电图（儿童）。

第六节　癫痫的医疗护理和家庭护理

一、医疗护理

1. 一般护理

（1）环境

保持室内安静，光线柔和，避免噪声。发作频繁的患儿应尽量住抢救室或单间，室内定时通风换气、温湿度适宜。氧气设备、吸痰器等处于备用状态。

（2）休息

急性期绝对卧床休息，昏迷者取平卧位，头偏向一侧或取侧卧位。合理安排治疗护理，保证患儿充足的睡眠和休息。

（3）基础护理

保持床单位整洁，保持口腔、皮肤、会阴部的清洁。督促患儿饭前便后洗手，定时洗头、擦浴、剪指甲，每天温水泡脚等。

2. 饮食护理

合理膳食，给予富营养、易消化的清淡饮食。保持营养均衡，保证食品多样化。补充足够的维生素及纤维素，尤其是多食深绿色蔬菜、腰果等富含维生素 B_6 的食物。不吃辛辣刺激性的食物，不喝含酒精的饮料。

3. 用药护理

（1）口服药

遵医嘱准确、及时用药，确保正确的时间、正确的药物、正确的剂量、正确的患儿。看服到口，婴幼儿防呛咳窒息，青春期患儿防藏药漏服，注意观察用药效果以及不良反应。

（2）静脉用药

遵医嘱现用现配、准确、及时用药，注意无菌操作、三查七对。注意观察疗效和不良反应。应用地西泮时注意观察呼吸频率、节律，应用苯巴比妥针时注意观察有无迟发的过敏反应，应用咪达唑仑针时一般需单独静脉通路，持续泵入，逐渐减量停药，注意有无呼吸道分泌物增多，有无静脉炎的发生。

（3）饮食疗法——生酮饮食

生酮饮食是一种高比例脂肪、适量蛋白、低碳水化合物的饮食组合，主要用于难治性癫痫的治疗。治疗期间严格控制碳水化合物的摄入，按营养师拟定的食谱喂养孩子。尽量不要选择含有淀粉、甘露醇、木糖醇、山梨糖醇、赤鲜糖醇、乳糖、蔗糖、乳粉、果糖等成分的生活用品和护肤品。

注意观察患儿精神、反应、生命体征、抽搐情况、体重、出入液量、饮食耐受情况；观察有无低血糖（面色、口唇颜色、有无盗汗）；观察有无血酮过高（脸发红、呼吸急促、心率过快、呼吸有无烂苹果味道）；观察应用生酮饮食的效果以及不良反应等。

遵医嘱监测血糖、血酮：血糖低于 2.5 mmol/L，血酮高于 5.0 mmol/L 即报告医生，可给予口服果汁，并增加测量频次，低于 2.2 mmol/L，警惕低血糖反应及酮症酸中毒表现，遵医嘱给予 50% 葡萄糖 10 ～ 20 mL 或口服橘子汁 30 ～ 40 mL。

4.病情观察

密切观察患儿意识、瞳孔、精神、反应、面色、生命体征、肢体活动、大小便等情况；观察有无癫痫发作，癫痫发作时的表现、发作的诱因、场所、发作先兆、伴随症状、持续时间、发作次数、瞳孔大小、对光反射及神志改变，并以抽搐为主还是以意识丧失为主，抽搐部位，有无大小便失禁、咬破舌头和外伤；抽搐发作时观察呼吸变化，有无呼吸急促、发绀，监测动脉血气分析及结果，及时发现酸中毒表现并予以纠正，监测患儿心率、血压，备好抢救物品、药品；观察癫痫发作后的情况，有无头痛、乏力、恶心、呕吐等。观察服药情况、用药的效果、药物副作用及不良反应，如发现病情变化随时通知医生；观察经抗癫痫治疗后，患儿癫痫发作、智力、运动发育等情况的转归。

二、家庭护理

1.居家环境

癫痫患儿的房间宜宽敞，一般可选择通风及采光都比较好的房间，居室墙壁的颜色应以淡雅明亮为主，不应采用强烈的色彩、对比度较大的色彩装饰墙面或家具，强烈的颜色容易让人激动，或使人产生压抑感。保持室内空气流通，这样可以减少患儿缺氧而诱发癫痫。居室内应注意清洁消毒，避免空气中含有过多的尘埃和细菌。居室中的物品擦拭清洁即可，尽量避免使用化学药剂进行消毒杀菌，特别是具有刺激气味的药品。每日打开门窗，保证 30 ～ 60 min 的空气流通。

居室内应保持一定的温湿度，一般保持在 18 ～ 22℃，患儿会感觉比较舒适。而最适宜的湿度应控制在 50% ～ 65%。居室温湿度过高或过低都会引起患儿的不适，诱发或加重癫痫病情。湿度过大时可开窗通风或使用一些除湿设备将室内潮湿空气外排，而空气干燥时可以在室内洒水或使用加湿器。

保持环境的安静，避免噪声。家庭成员要尽量轻声说话，不大声喧哗、吵闹、高谈阔论，尤其是节假日家庭聚会时。一般白天较理想的强度是 35 ～ 40 分贝，50 ～ 60 分贝即能产生相当的干扰。在我们生活的环境中，常有一些突发性噪声，如爆炸声、鞭炮声、警报声等，其频率高、音量大，虽然持续时间短，但其激烈程度可以严重干扰人们的生活，影响人的思维和情绪。科学实验表明，超过 115 分贝的噪声能引起人的严重的烦躁和不安，这种情况相当于癫痫病发作时的一系列大脑变化。

2. 居家饮食护理

（1）日常饮食

癫痫患儿应与一般孩子一样，吃"家常便饭"，保证食品多样化，米饭、面食、瘦肉、鸡蛋、牛奶、水果、蔬菜、鱼、虾等都要多吃一点。在临床中，有很多家长经常会问，饮食对药物治疗癫痫是否会有影响。有些家长认为某些食物可能会引起癫痫，因而对孩子有很多限制，比如不许吃肉、鸡蛋、虾等，这些都没有科学根据的。

注意合理膳食，补充足够营养，在癫痫患儿的漫长治疗中，某些西药会对消化系统带来影响，导致营养物质的缺乏或代谢障碍，如维生素 B_6、维生素 K、叶酸、钙、镁等元素的缺乏。在合理饮食外，注意补充上述物质，并多食蔬菜、水果。米糠含有维生素 B_6，所以应多食粗粮。鱼、虾、蛋、奶中含有丰富的叶酸、维生素 K，所以不能偏食、挑食，必须全面均衡营养，合理饮食，以保证小儿健康成长，利于疾病的治疗。

（2）生酮饮食

生酮饮食疗法可使 30% ～ 60% 的癫痫患儿发作减少或发作停止，一般在医院观察一段时间后出院，在家里继续应用生酮饮食治疗。建立档案，可与营养师保持联系。遵从营养师的食谱，正确配制生酮粉，根据孩子的喜好、口感，尽量使生酮食物多样化，保证生酮饮食的有效摄入。

应用生酮饮食注意事项：遵医嘱监测尿酮，定期复查。注意观察疗效和不良反应。注意饥饿时低血糖引起的困倦、脱水，过量的酮体和酸中毒引起的呕吐，尤其要警惕酮症酸中毒的发生。

生酮饮食的治疗也同药物治疗一样，有一些不良反应，常见的不良反应有呕吐、腹泻、腹痛、手脚肿、血尿、便秘、拒食等。可少量多餐，延长进食时间，调整脂肪比例，额外补充蛋白饮食或蛋白粉，增加蔬菜量，如莴苣叶、菠菜、芹菜，增加液体摄入量，更换不同口味的生酮伴侣、制作生酮奇趣蛋糕、使用生酮面条等改善。如不能缓解应及时就医，进一步详细检查，遵医嘱对症治疗。

生酮饮食的停止一般分为两种情况：一是因无效或无法坚持而中止，二是癫痫发作得到控制而逐渐恢复到正常饮食。如果有效，可坚持生酮饮食 2 ～ 3 年，然后视患儿及其家长是否愿意继续坚持。应在营养师的协助下每 2 ～ 3 周降低一次生酮饮食的比例，如将 4：1 降到 3：1，3：1 降到 2：1，直到酮症消失。在此不建议家长自行中止生酮饮食。

3. 活动与休息

（1）一般活动

癫痫患儿居家生活注意休息，保证充足的睡眠，以睡醒后精神好为宜，每天要保证

7～9 h 的睡眠。不要熬夜，不要长时间看电视、电脑。每次看电视、电脑的时间最好控制在 1 h 之内，避免电视或电脑的内容是刺激、快速的，以防诱发癫痫发作。过多的睡眠也不好，晚上最好 22 点前睡觉，早睡早起。

虽然癫痫发作没有规律可循，但是有些因素可以诱发癫痫发作，比如睡眠不足、过度劳累等，都可以引起发作。孩子的日常活动以温和、无刺激、不会产生安全意外的运动为宜，如画画、慢走或散步。

（2）体育运动

患儿在日常生活中使用常规的药物治疗外，体育锻炼也有很重要的作用。上学后能不能参加体育运动，也是家长非常关心的一个问题，这是因为癫痫发作不可预知，在运动过程中发作怕引起危险。体育运动是增强体质的有益方法，同时对患儿的心理障碍的改善及生长发育都是有益的。特别是参加集体运动能使患儿的社会交往范围扩大，对患儿的身心健康与疾病的治疗有非常显著的帮助。

体育锻炼能改善心血管系统功能，有利于把氧气和营养物质输送到全身，同时把人体内的废气、浊气输送到肺、肾和皮肤，再排出体外，减少体内病变产生的机会，对癫痫患儿来说，就是排除了发作内环境。体育锻炼能增强体质，血液供应增加，营养物质的吸收和贮存能力增强，肌肉变得结实有力，肌肉内毛细血管的数量增多，更好地抵御外邪入侵，在同等条件，使寒、暑、风、意外打击等所造成的发作机会大大减少。体育锻炼有助于改善大脑调节能力，使大脑皮质兴奋性增强，抑制加深，还能改善神经系统对全身各器官的调节作用，使整个机体对外界环境的适应能力提高。体内环境调节好了，就能较好地排除患者的体内诱因，适应外界环境的能力及抵抗外邪入侵能力增强，对控制发作是非常有益处的。

体育锻炼要消耗一定的养料和氧气，促使呼吸器官努力工作，使它得到锻炼。呼吸系统功能增强，保证了人体其他脏器对氧气的需要，调节人体气血运行。

癫痫患儿只要发作不频繁，就可以参加体育运动。进行适当的体育锻炼，增加身体机能的康复，以孩子能耐受为宜，不要过于疲劳。积极的体育锻炼可以减少发作的机会。至于参加哪种体育活动，可根据孩子的年龄特点及兴趣选择，年龄小的孩子可以参加各种游戏、慢跑、拍球等，大孩子可以参加体操、跳绳及各种球类活动。在成人的监护下，也可以参加游泳。假如癫痫发作没有得到控制，发作仍然频繁，则最好不要参加危险的运动，如登高、荡秋千、骑自行车等。癫痫的孩子虽然可参加运动，但要注意休息，运动不要过量。

4.日常生活禁忌

（1）不宜参加的运动

癫痫患儿不宜参加剧烈运动或大运动量体育运动，如长跑，往往出现过度换气现象，而过度换气时由于二氧化碳排出过多，使体内产生呼吸性碱中毒而诱发癫痫发作，特别易诱发失神发作和全身强直－阵挛性发作。

不适宜癫痫患儿参加的活动通常有如下几种：

1）攻击性、冲撞性、对抗性强的体育活动。这一类体育活动方式最容易导致外伤，形成人身伤害，还会因运动方式过于激烈，引起发作。

2）剧烈的个人锻炼方式。例如快速奔跑、长距离大运动量奔跑、游泳等。这些活动或锻炼方式，会突然加快心动速度，也会造成短暂缺氧，大运动量锻炼，能造成患者体力上的消耗，呼吸过度，从而诱发发作。

3）危险游戏活动。如玩过山车、旋转飞轮等。

4）长时间用脑的活动。这些活动，癫痫患儿有些不宜参加，如下围棋，往往容易造成用脑过度。有些则应加以节制，如下象棋。在这些活动过后，要尽快做些体力活动，进行调节。

另外，对带有危险性运动项目也不宜参加，如跳水、游泳等，如要游泳，最好在有旁人陪伴下游约 20 min，以防发生意外。癫痫患儿中对控制不理想的患儿，不要骑自行车，过河、过桥等最好应有成人或家属陪同保护。

（2）不宜一次性大量饮水

一次性大量饮水易产生饱胀感，有可能诱发癫痫发作。大量饮水能够使患儿在很短的时间里增加小便次数，一般情况下，这样会改变血液中抗癫痫药物的浓度，相当于减少了用药量。另外，频繁的尿意刺激，也可能是诱发癫痫发作的因素之一。

（3）不宜长时间使用手机

现在的手机应用已经到了非常普遍的程度，几乎到了人手一部。而且，我们经常会看到很小的孩子，已经在使用手机给父母和其他亲人通话。孩子单独出门，家长也会给孩子准备一部手机，方便和家人、朋友联系。那么癫痫患儿是否适合用手机呢？

手机通话时会发出电磁波，使用者大脑周围产生的电磁波是空间电磁波的 4 ~ 6 倍，少数劣质手机产生的电磁波超过空间电磁波百倍，而癫痫又是大脑细胞异常放电的一种中枢神经系统疾病，如果长时间地接打电话，电磁波强度超过一定值时，会诱发脑部组织的不正常放电，从而使癫痫患儿或隐匿性癫痫患儿癫痫发作。所以癫痫患儿或有癫痫家族史的人，应减少手机的使用频率和通话时间。

（4）不宜长时间看书、阅读

长时间看书、阅读会使人非常疲劳，人的心理活动以及情感状态常随着书中的内容而相应发生起伏变化，加之在看书、阅读时，人的唇、舌、喉也在相应地运动，而长时间的朗读，又呼出了大量的二氧化碳，使体内呈现出酸性状态，这样一系列的因素都会直接刺激大脑，从而改变其功能。所以，对于原发性阅读性癫痫的患儿来讲，一定要注意不能长时间地看书或大声朗读，避免引起癫痫发作。

（5）癫痫患儿不宜洗澡太勤

洗澡时，由于大量的水蒸气被吸入体内，可使得体内含氧量下降，加之机体排出的汗液增多，电解质平衡被打乱，易造成暂时性机能紊乱，诱发癫痫。

（6）不宜长时间使用计算机、观看电视、玩游戏机

癫痫是由多种病因引起的慢性脑功能障碍综合征，长时间使用计算机、观看电视、玩游戏机是诱发癫痫疾病的一个主要因素。众多分析认为，癫痫是神经元异常放电所引起的，而计算机、电视和游戏机正是一种光的刺激，能够支配人体中枢神经系统，从而

迅速引起神经细胞的异常兴奋，这种兴奋作为诱发源，对脑发育不良、脑血管畸形、脑肿瘤以及曾经脑外伤等患儿，很容易引起癫痫疾病的发作。

（7）不适合玩电子游戏

电子游戏是儿童最喜欢的一种游戏，但这种游戏不适合癫痫患儿玩。电子游戏中快速的画面转化及不同的光刺激可以诱发光敏性癫痫发作。如果曾经有过癫痫发作，建议接受脑波检查，测试是否为光觉敏感性。若曾经有过玩电子游戏而癫痫发作的记录，绝对不要再去玩。对于没有光敏感性的癫痫患儿，也不要沉迷于电子游戏，一方面玩物丧志，另一方面容易引起情绪失控，对控制癫痫没有好处。此外，这种兴奋对长期处于学习、精神压力过大的患儿，也会逐渐影响脑神经，破坏脑部神经细胞正常的新陈代谢，导致癫痫疾病的发生。

5.居家安全护理

孩子的天性就是贪玩、对新鲜事物好奇，他们在家玩耍的时候可能会喜欢到处乱跑，摸摸这个，碰碰那个，但并不是每件家庭器具都适合孩子玩，所以家长们应做好监护的重任，不要让孩子触碰危险物品，以免受到伤害。

（1）家具的日常维护及选购建议——防磕伤

患儿在家玩耍的时候免不了会碰到桌角、椅角，导致患儿被磕破皮，或是受伤，尤其是患儿发作时，不慎磕碰到尖锐的棱角上，后果不堪设想。因此，父母们要把桌椅的角、暖气片用布或者是海绵包起来，或是装上保护套，这样便可以保证孩子不会受到伤害，至少不会被磕破。居室内尽量减少家具的数量，扩大孩子的活动空间。如果购买新家具，其边角最好为圆形，以防患儿磕碰受伤。

（2）室内地面的处理——防摔伤

室内地面保持清洁干燥，如有水渍应立即擦干，防跌倒。如果家中是比较坚硬的地面，比如瓷砖或水泥地，孩子发作倒地时会受伤。可在地面上铺一些防滑垫或地毯或是类似于幼儿园、室内游乐场所铺的地垫，能有效减轻孩子在跌倒时的伤害。另外如果家里的房子结构是复式，请让孩子住在楼下，避免在上下楼梯时因癫痫发作而发生坠落。住楼房的家长勿让孩子独自行走楼梯，避免发生坠落等意外。

（3）浴室洗护注意——防溺水及滑倒

要避免孩子自行爬进浴缸，因可能导致磕碰致伤，所以，尽量把卫生间的门关上，不要让孩子进去玩。洗澡的时候一定要拉稳孩子，不要让他们独自在浴缸里玩耍，更要注意排水塞千万不要使得排水塞脱落，否则排水的吸力很可能会让孩子溺水。建议给孩子洗淋浴。因为洗澡水会被及时排出，减少在洗浴过程中因癫痫发作发生溺水风险。浴室内可以准备个小凳，让孩子坐在凳子上洗澡，可以降低癫痫发作时跌倒的损伤程度。洗漱用品放置在塑料的容器内，浴室内地砖应防滑或选用防滑地垫。

（4）床的选择和安装——防摔伤

家里的床面不宜太高，方便孩子上下。在床的两侧地面可铺上地毯或地垫，也能降低因癫痫发作时坠床造成的伤害，孩子睡觉时尽量不要在床边，有条件的家庭可以在床的四周安装护栏。

（5）防药物误服／中毒

平时吃的药，要放在孩子不能随意拿取的地方，更不能将药品当作玩具给孩子玩，鼠药、农药等对人体亦有害的药物应妥善存放。生活中小儿因为误服成人药物、鼠药、农药等而导致的意外伤害时有发生。

（6）保护电源插座——防触电

电源插座最好用防护套盖上，这样孩子便不会触碰得到里面，又或者把插座装在孩子够不着的地方，这样便可以避免让孩子受到伤害了。

另外不要让癫痫患儿吃带壳、豆类食物，例如青豆、瓜子、花生、杏仁、小糖豆等小而硬的食物等，勿嚼口香糖、果仁等零食，避免发作时进入气道，出现呛咳窒息。让患儿远离热水、热汤等热源，防烫伤，远离火源，防烧伤。患儿应远离河边、沟渠、坑等地方，以防孩子不慎坠落。癫痫患儿不建议登高、爬高，以防突然发作而引起跌伤。

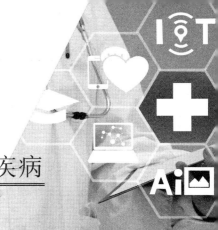

第九章　锥体外系发作性疾病

第一节　发作性运动障碍

发作性运动障碍（paroxysmal dyskinesia，PDS）是一组由不同病因导致的神经系统器质性疾病，以反复发作的短暂运动障碍，例如肌张力障碍、舞蹈、手足徐动等多种锥体外系症状增多或减少症状为特征，发作间期多数正常。

一、发作性运动诱发性运动障碍

（一）流行病学

发作性运动诱发性运动障碍 PKD 是 PDS 中最常见的一类疾病。发病率约为1/150000，原发性 PKD 的发病年龄为 6 个月至 33 岁，以 7～15 岁青少年高发，男女比例为（2：1）～（4：1），散发性病例中男女比例为（4：1）～（8：1）。

（二）病因及发病机制

原发性 PKD 以家族性病例为主，多呈常染色体显性遗传，伴不完全外显。家族性PKD 患者中，单纯 PKD 较少见，并多伴有婴儿惊厥、良性家庭性婴儿惊厥（BFIS）、手足徐动症（ICCA）、偏头痛或其他神经系统疾病。目前共发现 3 个与 PKD 有关的致病基因或位点：PRRT2、SCN8A、EKD3。2011 年 FAA72 基因被首次证实为家族性 PKD的致病基因，基因定位于 16p11.2，包含 4 个外显子，该基因的热点突变为 c.649dupC（p.R217PfsX8）.PRRT2 基因编码富含脯氨酸跨膜蛋白 -2（proline-rich transmembrane protein 2，PRRT2），是由 340 个氨基酸组成的一次跨膜蛋白，其 N 末端较长朝向胞内，C 末端较短朝向胞外。PR&T2 表达于神经元突触，并通过与突触结合蛋白相互作用参与Ca^* 的快速识别机制，从而介导神经递质的同步释放。研究表明在新生小鼠突触发育过程中，PRRP2 的表达水平随生长发育呈动态变化。

（三）临床表现

典型 PKD 多由突然动作诱发，例如起立、接电话或起跑等，运动的形式、速度及幅度的改变以及意图动作或在持续动作中加入其他动作时可诱发，与此同时，情绪紧张、声音或图像刺激、过度通气等亦可诱发。70% 的 PKD 患者发作前可有先兆症状，多表现为受累肢体无力感、受累部位肌肉紧张感、浅感觉不均一以及头晕等。部分患者在出现先兆症状后可通过减慢患肢动作以阻止发作。发作形式包括肌张力障碍、舞蹈样动作、投掷样动作或混合发作，多为偏侧发作，亦可双侧或双侧交替发作。同一家系的 PKD 患者临床表现多相似。约 30% 患者发作时累及面部肌肉，并出现挤眉弄眼和构音障碍。频繁发作者，在发作间期可存在"不应期"。患者的发作频率多为 1 ~ 20 次 /d，部分患者超过 20 次 /d。患者多于青春期达到发作高峰，20 岁后发作频率明显减少，部分患者 30 岁后很少发作甚至自愈。95% 患者发作持续时间小于 1 min，一般不超过 5 min，对于发作持续时间过长者，应考虑存在继发因素的可能。部分患者可合并婴儿惊厥、良性家族性婴儿惊厥（BFIC）、婴儿惊厥伴阵发性舞蹈手足徐动症（ICCA）、偏头痛（migraine）、偏瘫型偏头痛、发作性共济失调等发作性疾病。

（四）诊断

Bruno 等提出 PKD 临床诊断标准：明确的运动源性诱发因素；发作持续时间小于 1 min；发作期间意识清晰；发病年龄 1 ~ 20 岁，若有家族史，发病年龄可适当放宽；神经系统检查和神经电生理学检查正常，且排除其他疾病；苯妥英钠或卡马西平能有效控制发作。

（五）与癫痫的鉴别诊断

PKD 自身具有一些类似癫痫的特点：重复性；发作性；刻板性；大部分患者在发作前伴有感觉先兆，出现麻木、针刺、僵硬感等；对某些抗癫痫药物反应非常好；少部分患者有癫痫家族史。

PKD 与癫痫鉴别中，最重要的是意识和脑电图变化。前者无论发作的严重程度和累及范围如何，患者神志始终清醒，发作后可追述发作的全过程；后者除不伴意识障碍的局灶性发作可无意识障碍外，伴意识障碍的局灶性发作及全面性发作皆会出现意识障碍，缓解后对发作全无记忆，不能复述发作过程。前者无论发作间期或发作期脑电图通常正常，后者在发作期或发作间期脑电图可能有明显异常。尤其视频脑电图可以同步监测记录患者发作时的情况及相应的脑电图改变，并能区分出癫痫样放电与肌肉收缩所致的干扰伪差，在鉴别诊断中发挥重要作用。其次，前者的每次发作多有明确的活动诱发因素——突然的随意动作或姿势改变，而后者的常见诱发因素包括压力、疲劳、焦虑、缺觉等，运动诱发不明显。再次，前者发作较后者频繁，但 PKD 发作不会连续成簇出现，一次发作后有 5 ~ 20 min 的不应期，而后者发作可连续成串出现。最后，前者生化检查多数正常，而后者有多种指标异常，癫痫发作可影响下丘脑 – 垂体 – 性腺轴的功能，使血清中的多种激素，包括催乳素、黄体生成素、促卵泡激素在发作时水平升高。

（五）治疗

目前，对 PKD 的药物治疗尚无大规模临床研究，只有个案报道或小规模的临床病例分析。

（1）抗癫痫药物治疗 PKD 有效。卡马西平、苯妥英、苯巴比妥、丙戊酸、拉莫三嗪、氯硝西泮、奥卡西平、氟桂利嗪等均有成功用于临床的报道。通常小剂量的抗癫痫药物即可收到较好效果。

（2）左旋多巴及抗胆碱药乙酰唑胺也可用于 PKD 的治疗。

（3）现有抗精神病药治疗 PKD 有效的报道。氟哌啶醇、利培酮药效显著。

（六）预后

PKD 自然病程有年龄自限性，预后相对较好。发作频率会随着年龄增长而减少，大多数患者 20 岁以后发作频率显著减少，发作症状明显改善，且少数患者缓解时间较晚，可推退到 35 岁以后。同时，在预后方面存在性别差异，女性预后较好，发作完全停止的机会较男性大。

二、发作性非运动诱发性运动障碍

（一）流行病学

原发性 PNKD 多于婴幼儿期起病，平均发病年龄 8 岁，男女比例为（1：1）~（2：1）。

（二）病因及发病机制

PNKD 以家族性病例为主，其遗传方式多为常染色体显性遗传，并伴有不完全外显。相关致病基因包括：MRT、PRRT2、KCNMAI 和 SLC2 A1。绝大多数 PNKD 家系的致病基因为 MR-1。目前共发现 3 种 PNKD 热点突变，分别为 c.20 C > T/p.Ala7Val、c.26C > T/p.Ala9Val 和 c.97G > C/p.Ala33Pro 突变。对具有阳性家族史的 PNKD 患者，应首先进行 MR-1 基因筛查，优先筛查 1 号外显子。

（三）临床表现

PNKD 多由摄入茶、咖啡或酒精，及精神压力、疲劳等非运动因素所诱发，饥饿以及女性月经期或排卵期亦可诱发，也可于安静状态下自发。41% 患者可有先兆症状，如肢体紧张感、口部不自主运动或焦虑，部分患者可控制发作。约 88% 患者表现为双侧的肌张力障碍、舞蹈样动作和手足徐动症，异常动作多起源于单侧肢体，逐渐累及其他部位；约 45% 患者伴有构音障碍。发作频率通常少于 1 次 /d，常见为每周一至数次。每次持续 10 min 至 12 h，多为 10 min 至 1 h。同一家系的不同患者发作频率、持续时间以及临床表现各异，可能与年龄、遗传物质的修饰及环境因素等有关。患者多于青春期达到发作高峰，20 岁后发作频率明显减少，部分女性患者在妊娠期间发作频率显著减少甚至消失。约 47% 患者具有偏头痛病史。

（四）诊断

Bruno 等提出 PNKD 临床诊断标准：①婴儿或幼儿期发病；②神经系统检查正常，且排除其他继发性因素；③饮用咖啡、酒精等可诱发；④不自主肌张力障碍表现，包括肌张力异常、舞蹈症或混合型发作；⑤发作持续时间：10 min 至 1 h，不超过 4 h；⑥家族性 PNKD。有家族史者符合上述 1 ~ 5 条标准。

（五）治疗

PNKD 治疗较 PKD 困难，抗癫痫药物效果欠佳。①首先应避免乙醇、咖啡、茶、疲劳、焦虑、饥饿、紧张等诱发因素。②氯硝西泮是治疗的主要药物，其作用机制是激活黑质、苍白球 GABA 受体，影响纹状体内突触前膜多巴胺的合成与释放，治疗剂量在 1 ~ 2 mg/d 时疗效最佳。丙戊酸及苯巴比妥也可能有效，但苯妥英及卡马西平疗效差。③虽然 PKND 药物治疗对控制发作有一定作用，但总体效果不佳。最近，国外在探索通过在苍白球处植入电极，对深部脑组织进行电刺激，初步结果发现症状能得到明显改善，为 PNKD 的治疗开辟了一条新的途径。

（六）预后

预后不详。多数学者认为 PNKD 与 PKD 一样有年龄自限性，少部分患者随年龄增长，发作会逐渐缓解。多数患者终其一生都有发作，且很难治疗。

三、发作性过度运动导致的运动障碍

（一）流行病学

原发性 PED 的发病年龄为 2 ~ 30 岁，多于儿童期起病，男女比例约为 2 ：3。

（二）病因及发病机制

临床以散发性病例为主，仅约 10% 患者存在家族史。家族性 PED 的遗传方式为常染色体显性遗传，无遗传早现，相关致病基因包括：SLC2A1（1p34.2）、PRRT2、PNKD（MR-1）、GCH1（14q22.2）和 ECHS1（10q26.3）等。SLC2A1（GLUT1）基因突变中绝大多数为 de novo 突变。热点突变包括 R333.R126 和 R169 等。SLC2 A1 基因突变型与表型之间的关系尚不明确。需注意的是，PED 患者中存在 SLC2 AI 基因突变者不超过 20%，故对临床诊断 PED 患者，除了进行 SLC2 A1 基因筛查外，还应进行其他相关致病基因筛查。

（三）临床表现

PED 由长时间或持续性运动（15 ~ 30 min）诱发，且不被酒精、咖啡等非运动因素诱发。发作持续时间 5 ~ 45 min，一般不超过 2 h。发作局限于长时间运动后的肢体，其中约 79% 患者为下肢受累，部分患者可发生跌倒。PED 患者可能存在不同程度的认知功能障碍，可伴有癫痫、偏头痛、交替性偏瘫、溶血性贫血、侵袭性行为等。缓解因素包括休息、生酮饮食等。

（四）诊断

PNKD 发病率低，还未形成统一的诊断标准。
诊断的要点包括：

（1）发病年龄较早，多在儿童期起病（2～20岁，平均8岁）。

（2）长时间连续活动诱发发作，最常见的是10～15 min的走路或跑步等。但突然的动作、乙醇、咖啡等不会导致发作。

（3）发作以双下肢肌张力障碍最为常见，通常持续5～30 min，发作频率低，通常数天才会发作1次。

（4）发作过程中患者神志清楚，事后可以回忆。

（5）发作间期神经系统检查正常。

（6）脑电图以及CT、MRI等影像学检查正常。

（7）脑脊液检查葡萄糖含量低于正常。

（8）抗癫痫药物治疗效果不理想。

（五）治疗

（1）首先避免诱发因素，不做长时间连续活动，同时应注意休息，可有效控制发作。

（2）PED至今尚无满意的治疗方法。抗惊厥药物如苯妥英、苯巴比妥、氯硝西泮、卡马西平疗效不佳。

（3）摄取糖对PED患者可能是缓解因素。

（4）随着PED致病基因SAC24的发现，有学者认为生酮饮食将成为PED治疗的一种行之有效的新方法，不仅可控制发作频率，而且可减缓发作强度。

（六）预后

有年龄自限性，绝大多数患者随年龄增大，发作频率会下降，每次发作的严重程度也会减缓。

四、睡眠诱发性发作性运动障碍

目前已明确睡眠诱发性发作性运动障碍（PHD）的疾病本质为夜间额叶癫痫（nocturnal frontal lobe epilepsy，NFLE）。

（一）流行病学

NFLE是一类以睡眠相关性额叶运动性发作为主要特征的临床综合征，其多出现于非快速眼动睡眠（NREM）Ⅱ期。本病起病年龄0～20岁，男女比例约为7：3。

（三）病因及发病机制

临床以散发性病例为主，家族性病例多呈常染色体显性遗传性夜间额叶癫痫（autosomal dominant nocturnal frontal lobe epilepsy，ADNFLE），后者是人类发现的第一类与特定基因相关的癫痫。目前发现与ADNFLE相关的致病基因包括CHRNA4、CHRNB2、CHRNA2、KCAT1和PRRT2等，其他可致病基因包括DEPDC5.CRH和CHRFAM7A等。在ADNFLE患者中，CHRNA4与CH&V82基因突变占12%～15%。S280F与S284L为CHRNA4的热点突变。ADNFLE具有临床异质性和遗传异质性。根据其遗传学基础分为离子通道基因突变和非离子通道基因突变两大类。非离子通道基因突变者发病年龄相对较早，存在精神 – 神经症状的概率相对较高，目前已知基因检测结果的 ADN.FLE 家系数量尚不足以获得明确的基因型 – 表型规律。

（四）临床表现

PHD 包括肌张力不全、手足徐动、舞蹈样动作或投掷样动作。发作形式包括阵发性觉醒、阵发性肌张力障碍和阵发性梦游样行为等。可伴有噩梦、言语、惊醒、哭喊、呼吸不规则及心动过速等，同一患者往往表现刻板。部分患者可有非特异性先兆，如肢体麻木、恐惧、颤抖、头晕、坠落感或牵拉感。发作期间意识清晰，发作之后无意识模糊并可重新入睡，醒后能够清晰回忆。白天小睡时亦可发作，临床表现与夜间发作相似，觉醒状态下发作极为罕见。单次发作持续时间 5 s 至 5 min，多不超过 2 min。平均发作频率为 20 d/ 月，1 ~ 20 次 /d。发作可导致严重的睡眠障碍，患者常有失眠的主诉。发作时脑电图可见尖波或棘波，发作间期睡眠脑电图可见低频痫样波。由于奇特的临床表现，患者往往被误诊为非癫痫性运动障碍、夜惊、假性癫痫发作等。患者可同时伴有其他神经精神症状，如认知功能障碍、精神性症状等。

（五）诊断

Kurahashi 和 Hirose 提出原发性 NFLE 诊断标准：①于睡眠中发生额叶运动性发作，伴噩梦、言语、肢体运动等；②持续时间 5 s 至 5 min；③神经系统体检正常；④可伴有智力下降、认知功能障碍、精神病性症状等；⑤神经系统影像学检查正常；⑥多导睡眠监测脑电图有阳性发现，随机脑电图可能正常；⑦家族性 NFLE：有家族史，呈常染色体显性遗传，并符合 1 ~ 6 条。

（六）治疗

大多数 PHD 患者用小剂量卡马西平有良好的治疗效果，如无效可逐渐增加剂量直到症状控制。有一些病例对苯妥英有效，苯巴比妥和苯妥英合用也有效。而对于发作持续时间较长的患者应用苯二氮䓬类及抗癫痫药治疗效果不好。

（七）预后

虽然少数病例可自发性终止，但总的来讲，PHD 不随年龄增长而发作减少，未经药物治疗的患者其发作会进行性恶化。

（八）鉴别诊断

PDS 的临床诊断主要依据患者的临床表现，详细了解起病年龄、发作特点、诱因、缓解规律、既往病史、家族史及诊治经过，并进行完整的神经系统体格检查。原发性 PDS 是一排他性诊断，具有以下表现者多提示为原发性：①发作性运动障碍表现；②发作期无意识障碍；③发作间期正常；④排除继发性因素。原发性 PDS 绝大多数为家族性，如条件允许，患者及其家族成员均有必要进行遗传学检测；育龄期妇女进行产前基因检测有助于降低后代患病风险。遗传学检测结果并不影响临床诊断，明确遗传学特点有助于选择合适的治疗方法以及判断疾病预后。近年，PDS 的研究在遗传学领域已获得一定进展。PKD、PNKD 和 PED 的主要遗传学基础已被阐明，值得注意的是，在各型发作性运动障碍疾病之间具有一定的遗传学交叉性。由此有学者建议同时用"临床诊断"与"遗传学诊断"进行描述，可以为原发性 PDS 的诊治提供更多信息，并为未来的研究与发展奠定基础。

（1）原发性 PDS 应当与癫痫、抽动症、癔症、原发性肌张力障碍、心因性发作、神经精神过度惊跳综合征、异常睡眠、Sandifer 综合征等疾病相鉴别，可根据实际情况完善相关辅助检查，如血电解质、甲状腺功能、头颅磁共振、脑电图、多导睡眠监测、脑脊液生化检查以及认知功能检测等。

（2）原发性 PDS 尚需与继发性 PDS 鉴别，后者见于多发性硬化、脑外伤或肿瘤、脑血管疾病、神经系统退行性变、中枢神经系统感染、自身免疫性疾病、围产期缺氧性脑病及甲状腺功能亢进、糖尿病，低钙血症等代谢异常疾病。

综上，虽然发作性运动障碍的致病机制尚未完全明了，随着研究的不断深入，其临床症状复杂多样及遗传异质性之谜将被解开，其也将给 PDS 新致病基因的发现、基因产物和药物的研究提供新的视野。

第二节　抽动障碍

一、流行病学

该病多数起病于学龄期，学龄前期并不少见，低于 5 岁发病者可达 40%。运动抽动常在 7 岁前发病，发声抽动发声较晚，其多在 11 岁以前发生。国内报道 8 ～ 12 岁人群中抽动障碍患病率为 2.42%。男性明显多于女性，男女患病比率为（3 ～ 5）：1，国外报道学龄儿童抽动障碍的患病率为 12% ～ 16%。按目前诊断标准进行的流行病学研究显示抽动障碍在世界范围儿童和青少年中的总体发病率高达 1‰。

二、病因及发病机制

抽动障碍的病因和发病机制未完全明确，其发生主要与以下几种因素相关。

1. 遗传因素

研究已证实遗传因素与 Tourette 综合征发生有关，但遗传方式不清。家系调查发现 10% ～ 60% 患者存在阳性家族史，双生子研究证实单卵双生子的同病率（75% ～ 90%）明显高于单卵双生子（20%），寄养子研究发现其寄养亲属中抽动障碍的发病率显著低于血缘亲属。越来越多的研究发现抽动障碍存在多种基因异常，是一种复杂的多基因病。目前报道与抽动障碍可能有关的异常基因主要包括 SL/TRK1.HDC、5–HTTLPR、CNTNAP2.COMT、ORD、IL1RN 等。

2. 神经生化异常

抽动障碍与多巴胺的关系研究是比较多的，多巴胺的功能异常理论在抽动障碍病因中占有很重要的地位。多数学者认为 Tourette 综合征的发生与纹状体多巴胺过度释放或突触后多巴胺 D2 受体的超敏有关，多巴胺假说是 Tourette 综合征病因学重要的假说。多巴胺属于儿茶酚胺类物质，人体的运动、情感、精神等相关活动均受其调节，但多巴胺系统功能亢进或是受体过度敏感时可引起大脑的运动区过度兴奋而产生抽动。抽动障碍可能存在多巴胺（DA）、去甲肾上腺素（NE）、5-羟色胺（5-HT）等神经递质紊乱。有学者认为本病与中枢去甲肾上腺素能系统功能亢进、内源性阿片肽、5-HT 异常等有关。

3. 脑结构或功能异常

皮质-纹状体-丘脑-皮质（CSTC）环路结构和功能异常与抽动障碍的发生有关。结构 MRI 研究发现儿童和成人抽动障碍患者基底核部位尾状核体积明显减小，左侧海马局部性灰质体积增加。对发声抽动的功能 MRI 研究发现抽动障碍患者基底核和下丘脑区域激活异常，推测发声抽动的发生与皮质下神经回路活动调节异常有关。

4. 心理因素及环境因素

抽动障碍患儿出现的情绪异常也被很多国内外学者重视，有研究发现抽动障碍伴发情绪异常的患儿可达抽动障碍患儿的 3/4。儿童在家庭、学校以及社会中遇到的各种心理因素，或引起儿童紧张、焦虑情绪的原因都可能诱发抽动症状，或使抽动症状加重。患儿情绪异常和抽动障碍可由相同的社会心理因素如精神打击、来自家庭和学校的压力、压抑不和谐的家庭环境引起，良好的家庭结构与家庭环境中抽动障碍儿童的发病率明显低于不良家庭结构和家庭环境中抽动障碍儿童的发病率。

5. 免疫因素

目前有关于抽动障碍与 T 细胞免疫的关系研究中，有结果显示在部分抽动障碍患儿的体质特征中，有一个很特殊的现象即抽动障碍患儿体内有细胞免疫功能紊乱的现象，并且部分免疫调节还出现了异常。很多学者都注意到感染可使 TD 患儿的抽动加重、反复，所以做了许多的相关研究，Leonard HL 等人发现抽动障碍的患儿常伴有链球菌感染，提出了链球菌感染后继发的免疫异常可引起神经精神性疾病的概念；还有研究发现微小病毒感染、肺炎支原体感染的患儿发生抽动障碍的概率要明显高于正常儿童，研究发现这类 TD 患儿存在 CD4、CD8 的异常，这些均是提示感染引起免疫异常与抽动障碍的发生有关。

三、临床表现

1. 基本症状

抽动是一种不自主、无目的、快速、重复和刻板的肌肉收缩，主要表现为运动性抽动和发声性抽动，按抽动的复杂程度又可分为简单抽动和复杂抽动两种形式。运动抽动的简单形式是眨眼、耸鼻、歪嘴、耸肩、转肩或斜肩等，可发生于身体的单个部位或多个部位。运动抽动复杂形式包括蹦跳、跑跳、旋转、屈身、拍打自己和猥亵行为等。发声抽动的简单形式是清嗓、吼叫声、嗤鼻子、犬叫声等，复杂形式表现为重复言语、模仿言语、秽语（控制不住地说脏话）等。40%～50%的患儿于运动或发声性抽动前有身体局部不适感，称为感觉性抽动，被认为是先兆症状，年长儿尤为多见，主要包括压迫感、痒感、痛感、热感、冷感或其他异常感觉。抽动可以受意志控制在短时间内暂时不发生，却不能较长时间地控制症状。症状时轻时重，可暂时或长期自然缓解，也可因某些诱因而加重或减轻。在受到心理刺激、情绪紧张、学习压力大、患躯体疾病或其他应激情况下发作较频繁，睡眠时、注意力集中、放松、情绪稳定等情况下症状减轻或消失。

2. 临床类型

（1）短暂性 TD

是最常见的一种亚型，起病于学龄早期，4～7岁儿童多见，男性居多。主要表现为简单的运动抽动症状，多首发于头面部，可表现为眨眼、耸鼻、皱额、张口、侧视、摇头、斜颈和耸肩等多种症状。少数表现为简单的发声抽动，－如清嗓、咳嗽、吼叫、嗤鼻、犬叫或发出"啊""呀"等单调的声音。可见多个部位的复杂运动抽动。部分患者的抽动始终固定于某一部位，另一些患者的抽动部位则变化不定。抽动症状在一天内多次发生，至少持续2周，美国诊断标准要求至少持续4周，本亚型病程要求不超过1年。

（2）慢性 TD

多数患者表现为简单或复杂的运动抽动，少数患者表现为简单或复杂的发声抽动，一般同一患者仅出现运动抽动或发声抽动一种形式。抽动部位除头面部、颈部和肩部肌群外，也常发生在上下肢或躯干肌群，且症状表现形式一般持久不变。抽动可能每天发生，也可能断续出现，但发作的间歇期不会超过2个月。慢性抽动障碍病程持续，往往超过1年以上。

（3）Tourette 综合征

也称抽动秽语综合征、发声与多种运动联合抽动障碍、多发性抽动症，以进行性发展的多部位运动抽动和发声抽动为主要临床特征。一般首发症状多为简单运动抽动，以面部肌肉的抽动最多，呈间断性，少数患者的首发症状为简单的发声抽动。随病程进展，抽动的部位增多，逐渐累及肩部、颈部、四肢或躯干等部位，表现形式也由简单抽动发展为复杂抽动，由单一运动抽动或发声抽动发展成两者兼有，发生频度也增加。其中约30%出现秽语症或猥亵行为。多数患者每天都有抽动发生，少数患者的抽动呈间断性，但发作间歇期不会超过2个月。病程持续迁延，超过1年以上，对患者的社会功能影响很大。

3. 共患病

约半数患儿共患一种或多种行为障碍，包括注意缺陷多动障碍、学习困难、焦虑、抑郁情绪、强迫症状或易激惹、破坏行为和攻击性行为、睡眠障碍。共患病越多，病情越严重，给治疗和管理增添诸多困难。

四、辅助检查

TD 尚缺乏特异性诊断指标，目前主要采用临床描述性诊断方法，依据患儿抽动症状及相关伴随精神行为表现进行诊断。因此，详细的病史询问是正确诊断的前提，而体格检查包括精神检查和必要的辅助检查也是必需的，检查目的在于排除其他疾病。脑电图、神经影像及实验室检查一般无特征性异常。少数患儿可有非特异性改变，如脑电图检查可发现少数患儿背景慢化或不对称等。头颅 CT 或 MRI 检查目的主要是排除基底核等部位有无器质性病变，如肝豆状核变性（Wilson 病）以及其他器质性锥体外系疾病。心理测验有助于判断共患病。评估抽动严重程度可采用耶鲁综合抽动严重程度量表（YGTSS）进行量化评定，其判定标准：YGTSS 总分小于 25 分属于轻度，25 ~ 50 分属于中度，大于 50 分属于重度。

五、诊断

因为抽动障碍至今尚无明确的病因，所以临床工作中对该病无法用特异性的指标或辅助检查来诊断。主要通过仔细地询问患儿的病史、临床表现和医务工作者的观察及结合家长提供的视频等来诊断。但是诊断该病前需要通过颅脑的影像学检查、脑干诱发电位及脑电图等检查手段排除脑部的器质性或功能性疾病。因抽动障碍表现的多样性、反复性及家长对该病的陌生、不认识，该病从其发病到得到临床医生的诊断可达 5 年。

1. 诊断流程

（1）采集病史

①通过临床表现归纳出患儿的抽动是运动性 / 发声性还是同时存在；②有无伴发的精神症状；③对工作、生活的影响程度；④个人及家族史。

（2）检查

体格、神经及精神检查。

（3）辅助检查

①常规检查；②用来鉴别的辅助检查；③心理检查。

结合以上根据诊断标准做出诊断：如为原发性的 TD 需给予分型、评价共患病，并给予治疗；继发性 TD 需要进一步地探究其可能的病因，并给予相应的处理。

2. 诊断标准

依据美国精神病学会出版的《精神障碍诊断与统计手册第 5 版》（简称 DSM-V）的诊断标准，具体如下：

（1）短暂性 TD

①一种或多种运动性和（或）发声性抽动；②每天发作多次，持续至少 4 周，但不超过 12 个月；③发病于 18 岁以前；④排除某些药物或内科疾病所致；⑤不符合慢性 TD 或 Tourette 综合征的诊断标准。

（2）慢性 TD

①一种或多种运动性或发声性抽动，病程中则只有一种抽动形式出现；②首次抽动以来，抽动的频率可以增多或减少，病程超过 1 年；③发病于 18 岁前；④排除某些药物或内科疾病所致；⑤不符合 Tourette 综合征的诊断标准。

（3）Tourette 综合征

①具有多种运动性抽动及一种或多种发声性抽动，但二者不一定同时出现；②首次抽动以来，抽动的频率可以增多或减少，病程超过 1 年；③发病于 18 岁以前；④排除某

些药物或内科疾病所致。

有些患儿不符合上述诊断指标的抽动障碍，如 18 岁以后起病者，属于尚未界定的其他类型的 TD。而难治性 TD 是近年来小儿神经、精神科临床逐渐形成的新概念，尚无明确定义，通常是指经过硫必利、阿立哌唑等抗 TD 药物足量规范治疗 1 年以上无效，病程迁延不愈的 TD 患者。

六、鉴别诊断

1. 癫痫

抽动障碍在临床上容易与肌阵挛发作相混淆，肌阵挛多表现为双侧全面性，多发生于睡醒后，罕有发声，发作期和发作间期 EEG 能够鉴别。

2. 肌张力障碍

是一种不自主运动引起的扭曲、重复运动或姿势异常，也可在紧张、生气或疲劳时加重，易与 TD 混淆，但肌张力障碍的肌肉收缩顶峰有短时间持续而呈特殊姿势或表情，异常运动的方向及模式较为恒定。

3. 排除

需排除风湿性舞蹈病、肝豆状核变性、癫痫、心因性抽动及其他锥体外系疾病。

4. 继发性 TD

多种器质性疾病及有关因素也可以引起 TD，包括遗传因素（如唐氏综合征、脆性 X 综合征、结节性硬化、神经棘红细胞增多症等）、感染因素（如链球菌感染、脑炎、神经梅毒、克雅病等）、中毒因素（如一氧化碳、汞、蜂毒等中毒）、药物因素（如哌甲酯、匹莫林、安非他明、可卡因、卡马西平、苯巴比妥、苯妥英、拉莫三嗪等）及其他因素（如脑卒中、头部外伤、发育障碍、神经变性等）。

七、治疗

因抽动障碍的症状各异，对患儿的影响也不同，针对每个患儿的治疗也要因人而异。治疗前应确定治疗的靶症状，即对患儿日常生活、学习或社交活动影响最大的症状。抽动通常是治疗的靶症状，对于轻度 TD 患儿，主要在于心理疏导，密切观察；中重度 TD 患儿的治疗原则是药物治疗和心理行为治疗并重。而有些患儿治疗的靶症状是共患病症状，如多动冲动、强迫观念等。治疗原则是药物治疗和心理行为治疗并重，注重治疗的个体化。

1. 药物治疗

对于影响到日常生活、学习或社交活动的中重度 TD 患儿，单纯心理行为治疗效果不佳时，需要加用药物治疗，主要包括多巴胺受体阻滞剂、α 受体激动剂以及其他药物等。药物治疗要有一定的疗程、适宜的剂量，不宜过早换药或停药。

2. 非药物治疗

（1）心理行为治疗

是综合治疗的重要环节，也是防止疾病复发和减少合并症的主要手段。

（2）饮食调整和环境治疗

除药物和心理治疗外，还应注意妥善安排日常作息时间，避免过度紧张疲劳，适当参加一定的体育和文娱活动，使其尽量处于一种轻松愉快的环境之中。食物添加剂可促使 TD 儿童行为问题的发生，包括活动过度和学习困难，含咖啡因的饮料可加重抽动症状。因此，TD 儿童应避免食用含有食物添加剂、色素、咖啡因和水杨酸等食品。

非药物治疗是改善抽动症状、干预共患病和改善社'会功能的重要手段，对于社会适应能力良好的轻症患儿，多数单纯心理行为治疗即可奏效。首先对患儿及其家长进行心理咨询，调适其心理状态，消除病耻感，指导患儿及其家长、老师正确认识本病，不要过分关注患儿的抽动症状；合理安排患儿的日常生活，减轻学业负担，同时可给予相应的行为治疗，包括习惯逆转训练、暴露与反应预防、放松训练、阳性强化、自我监察、消退练习、认知行为治疗等。其中习惯逆转训练、暴露与反应预防为一线行为治疗。

3. 难治性 TD 的治疗

在排除诊断错误、选药不当、剂量不足、不良反应不耐受、用药依从性差等假性难治性 TD 后，可采用综合治疗方法，包括联合用药、尝试新药、非药物治疗、共患病治疗等。其中联合用药包括抗 TD 药物联用、抗 TD 药物与治疗共患病药物联用等，非药物治疗包括心理治疗、神经调控治疗和手术治疗等，也可以进行药物治疗与非药物治疗联用。

总之，对于单纯轻度发作性症状患者应首先进行心理教育及行为治疗；若无效时可行药物治疗，其中多发性抽动症欧洲研究协会推荐利培酮为首选，其次硫必利、舒必利、阿立哌唑等，合并注意力缺陷多动症者推荐应用可乐定，药物治疗主要适用于中重度发作性症状或伴有精神症状者；若仍无效时，可选择脑深部电刺激治疗。

八、预后

TD 症状可随年龄增长和脑部发育逐渐完善而减轻或缓解，需要在 18 岁青春期过后评估其预后，总体预后相对良好。大部分 TD 患儿成年后能像健康人一样工作和生活，但也有少部分患者抽动症状迁延或因患病而影响工作和生活质量。TD 患儿到成年期的 3 种结局：近半数患者病情完全缓解；30%～50% 的患者病情减轻；5%～10% 的患者一直迁延至成年或终生，病情无变化或加重，可因抽动症状及共患病而影响患者生活质量。TD 患儿的预后与是否合并共患病、是否有精神或神经疾病家族史及抽动的严重程度等危险因素有关。

第三节 以肌阵挛为主要表现的疾病

一、婴儿早期良性肌阵挛

婴儿早期良性肌阵挛（benign myoclonus of early infancy）又称为良性非癫痫性婴儿痉挛（benign nonepileptic infantile spasms），是一种少见的非癫痫性发作现象，于 1997

年由 Lombgroso 等首次报道，并提出本病与小儿癫痫的区别，特别是与婴儿痉挛症的区别。本病于生后 1 ~ 15 个月均可发病，3 ~ 8 个月小儿最多见。

（一）病因及发病机制

尚不明确，未见明显家族遗传倾向。有人推测本病可能是婴儿生理性肌阵挛的过度表现。有人提出可能为婴儿脑未发育成熟时兴奋和抑制减弱的双重作用。Maydell 等认为本病的发作并非真正的肌阵挛，因为皮质性

肌收缩持续时间很短（20 ~ 75 ms），而本病中的肌收缩可持续 2 ~ 4 s。此外 Kanazawa 认为，本病与战栗发作极相似，应看作同一类病种。对于本病的病因需进一步研究。

（二）临床表现

与婴儿痉挛相似。发作时以颈肌受累最多见，即表现为突然点头，也常有上肢抬起、屈曲内收，躯干前屈，很少累及下肢，伸直后仰者少见。有时伴有眨眼或面部异常表情。发作时不伴哭叫及意识障碍，表情不痛苦。常为连续数次成串样发作，每日发作次数多少不等，可数次至 100 次，均在清醒期出现发作，在睡眠时无发作。

（三）诊断

本病头颅影像学检查如 CT、MRI 均无异常，脑电图在发作期及发作间期均正常。本病并非癫痫，病程为自限性，不需特殊治疗，均可自然缓解。发作多在病程 3 个月内很快减轻，病程 2 周至 10 个月可完全停止发作，在 2 岁以后均不再出现症状。预后良好，神经系统检查和精神运动发育均正常。

（四）鉴别诊断

本病的临床表现与癫痫性痉挛、肌阵挛发作类似，应注意与之鉴别：①婴儿痉挛症，常表现为突然点头，上肢内收呈抱球动作，常成串发作，多伴有精神运动发育倒退，发作间期脑电图为高峰节律紊乱，发作期脑电图可表现为高波幅慢波或棘慢波爆发和（或）广泛性电压减低。②良性婴儿肌阵挛性癫痫（benign myoclonic epilepsy in infancy，BMEI），二者的名称非常相似，临床也有相似之处，但 BMEI 是婴儿期特发的一种癫痫，起病年龄在 4 个月至 3 岁，常有癫痫家族史、发作期脑电图多为全导棘慢波或多棘慢波爆发，发作间期脑电图正常，抗癫痫药物（如丙戊酸）治疗反应良好。③此外，本病与严重婴儿肌阵挛性癫痫或大田原综合征的鉴别不难。而本病并非癫痫发作：不伴痛苦表情、无意识障碍，精神运动发育及神经系统检查均无异常，脑电图在发作期及发作间期均正常，不需抗癫痫药物治疗即可自行缓解，应慎重与癫痫性发作鉴别，避免不必要地应用抗癫痫药物。

二、点头痉挛

点头痉挛（spasmus nutans）是一种起病于婴儿时期的罕见临床综合征，由 Raudnitz

于1897年首次报道，有报道冬末春初发病较多。3～8个月小儿最多见，眼球震颤、点头和斜颈为本病典型的三联征。是一种发作性、非癫痫性、自限性的疾病。

（一）发病机制

目前其发病机制尚不明确，仅对其临床症状的产生有一些研究假说。婴儿期的一段时间内尚不能稳定地控制眼球运动，视觉冲动传入的不稳定，影响了眼球运动系统的稳定性，导致间歇性眼球震颤。多认为点头的产生机制是一种条件控制现象或适应性行为模式，用来抑制病理性的眼球震颤，并提高视力。针对斜颈的产生机制，经过临床观察和眼动电图描记，推测它可以通过前庭机制缓解眼震，也是一种代偿行为。

（二）临床表现

点头痉挛的主要临床表现为阵发性眼球震颤、点头和斜颈，但并非所有患儿均具有这三种表现，大部分同时存在眼球震颤和点头。眼球震颤为核心症状，是必须具备的，点头和斜颈目前多认为是眼震的代偿性表现。眼球震颤的特点为间歇性、不对称、快速的细小钟摆样震颤，多为双侧性，也可呈单侧性，方向可为水平、垂直或旋转，注视时加重，闭眼或睡眠时消失。头部运动形式不固定，可为横向、纵向或旋转性的摇头、点头，多为缓慢的点头状动作，在一定程度上可提高视力，对眼球震颤有代偿作用。点头和眼震为间歇性的，速度和方向均不一致，在仰卧、闭眼、睡眠时消失，直立位时加重。斜颈是一种代偿性体位，但并非所有患儿都会出现。

（三）诊断及鉴别诊断

点头痉挛患儿的神经系统影像学、脑电图、眼科检查（视力、眼底、眼震电图、视网膜电图等）均无异常，部分患儿可能存在斜视。

其病因不明，是自限性疾病，多在1～2岁症状自然缓解，最晚5岁，不遗留神经系统或眼部等后遗症，无须特殊治疗。

本病应与以下疾病相鉴别：①遗传性眼球震颤，本病有家族倾向，常在出生后数周以内起病，常为两眼对称性震颤，眼球震颤的方向与摇头一致，症状随年龄增长而逐渐减轻，但与点头痉挛不同的是，在5岁以内不会完全消失，可以持续终生，常需矫正视力。②婴儿痉挛症，是以成串的点头拥抱样发作为主，伴有进行性智力减退，脑电图呈高峰失律，二者临床表现、视频脑电图明显不同，较易区分。③类点头痉挛样病，是由眼科、神经系统或全身性的疾病引起的点头痉挛，常被称为类点头痉挛样病，完善的眼科及神经系统检查可以帮助鉴别，包括眼底检查、眼震电图、视网膜电图、视频脑电图、头颅影像学检查等。

三、战栗发作

战栗发作（shuddering attacks）是一种起病于婴儿期全身快速颤抖样动作，于1976年由Vanasse等首次报道。多起病于出生后4个月至3岁间，其特点为阵发性发抖样动作，头部战栗，貌似排尿时的颤抖。快速抖动时可伴有手臂伸直，或头颈后仰、双手握拳、牙关紧闭，但不伴意识障碍。每次发作持续 4 ~ 6 s，多成簇出现，即间隔数秒或数十秒又发抖一次，在数分钟内可连续多次。发作频率不等，每日可发作数次或多达 100 次以上。发抖动作在清醒时突然出现，睡眠时消失。兴奋、激动、精神紧张时易诱发。

患儿神经发育正常，智力运动发育不受影响。实验室检查、肌电图及神经影像检查均无异常。脑电图在发作期和间期均正常。预后良好，常持续数月后逐渐自行减少，5 岁以后不再发作。有报道本类发作可能是原发性家族性震颤的早期表现，二者发抖的频率相同，普萘洛尔作为治疗原发性震颤的药物，对本病也有效。

本病成簇发作时的表现与婴儿痉挛症相似，可根据脑电图正常、发作时不伴意识障碍，发育正常、自限性病程等特点与之鉴别。此外，本类发作与良性早婴肌阵挛的临床表现很相近，Kanazawa 认为二者属于同一类疾病，并提出，虽然早期文献认为战栗发作的婴儿不必进行临床深入检查，但有时神经影像学发现异常（如胼胝体发育不良），故应注意。

四、眼球阵挛 - 肌阵挛综合征

眼球阵挛 - 肌阵挛综合征（opsoclonus-myoclonus syndrome，OMS）又称为婴儿肌阵挛性脑病（myoclonic encephalopathy of infancy），1962 年首次由 Kins·bourne 报道，是一种少见的副肿瘤综合征或病毒感染后严重的神经系统综合征，其临床特点为急性或亚急性眼球阵挛，躯干、四肢和头面部肌阵挛，小脑共济失调，行为改变和睡眠障碍。

（一）病因及发病机制

本病发生在副肿瘤综合征或病毒感染后。大部分患儿在发病前 1 ~ 2 周有上呼吸道、胃肠道或其他病毒感染史，也可见于有机磷中毒、药物中毒、高渗性昏迷患者。目前认为主要病损部位可能位于小脑。现多认为本病属于自身免疫性疾病。由于缺乏特异性抗体，也有人认为 T 淋巴细胞参与免疫损伤过程。

（二）临床表现

眼球阵挛 - 肌阵挛综合征常发病于 3 岁以内，其呈急性或亚急性起病。眼球阵挛与急性小脑共济失调时的眼球震颤不同，表现为两眼球快速的、大幅度、无节律、多方向的不自主杂乱运动，常为水平运动，也可为垂直或旋转运动。闭眼和睡眠时依然存在，注视或跟随物体转动时明显，当眼球已经固定于注视目标后，异常运动减轻。严重肌阵挛，见于肢体或躯干，表现为躯干、四肢和头面部抖动，严重影响运动功能。小脑共济失调，言语不清，走路不稳，震颤，精细动作不能完成。行为异常，易激惹，发育落后，智力障碍，语言迟缓。可并发各种肿瘤，神经母细胞瘤最多见，其部位多在胸腔内，也见于颈部、脊柱旁、肾上腺。部分患儿有病毒感染时症状加重。

（三）诊断及鉴别诊断

诊断本病时应检查尿中香草杏仁酸（VMA）、高香草酸（HVA）含量，做同位素扫描、胸腹部 CT 检查，以排除神经母细胞瘤。本病实验室检查未见特殊异常。视频脑电图加肌电检查、诱发电位均正常，头颅影像学 CT、MRI 等多无异常病变。单光子发射计算机断层成像（SPECT）检查可见小脑（蚓部为主）血流灌注的改变，急性期血流灌注增加、慢性期减少。有关本病病理的少数报道认为有小脑变性和桥脑病变。

需与以下疾病进行鉴别：①癫痫性肌阵挛发作，发作期脑电图可见多棘慢波或棘慢、尖慢综合波，伴有肌电图的短暂爆发电位，脑电图检查对于鉴别诊断非常重要。②感染后急性小脑性炎或急性小脑性共济失调，本病多数患儿起病前也有病毒感染病史，但无肌阵挛、眼球阵挛，很少伴随行为异常和睡眠障碍，语言障碍表现为语速减慢、爆破音，呈"吟诗样"语言，内容并不能减少。

（四）治疗及预后

本病治疗困难，考虑本病为自身免疫性疾病，一般多用免疫抑制剂或免疫调节剂，包括口服泼尼松、大剂量甲泼尼龙、促肾上腺皮质激素（ACTH）、丙种球蛋白（IVIG）等。ACTH 用量 40 IU/d，比泼尼松效果好。静脉注射免疫球蛋白每次 2 g/kg，每 4 周 1 次。血浆置换效果满意。当上述治疗不满意或激素依赖时可试用环磷酰胺或硫唑嘌呤，对 30% ~ 50% 患者有一定疗效。合并肿瘤者行手术治疗，肿瘤本身于术后一般良好，但眼球阵挛、肌阵挛和智力行为障碍预后不良，少数仍存在共济失调。

第四节 以肌张力不全为主要表现的疾病

一、婴儿良性阵发性斜颈

婴儿良性阵发性斜颈（benign paroxysmal torticollis，BPT）是由 Snyder（1969）首次报道，目前发病原因不完全清楚，有相关报道认为该病是由外周前庭器官发育异常引起，与儿童良性眩晕综合征（benign paraoxysmal vertigo，BPV）类似，可有家族史，可伴有偏头痛史，可伴有听力功能减退、突发性耳聋等。

该病起病于婴儿期，绝大多数在出生后 2 ~ 8 个月，男女比例相近，发病诱因可有受凉史，刷牙或罹患疾病，多于晨起后出现头偏向一侧，而下颌旋向另一侧，持续时间从数小时至数周不等，反复周期性发作，可两侧交替发生；缓解后无畸形残留，并随年龄增长逐渐减轻，多于 2 ~ 5 岁停止发病；发作时多伴有无意识障碍，无不自主运动，无眼球运动受累，但部分患儿发作时可伴有其他症状，常见的有面色苍白、呕吐，较大患儿可有行为改变，如烦躁、嗜睡，甚至出现共济失调、癫痫症状；颈部影像学、头颅影像学、脑脊液、脑电图检查等神经系统相关检查无异常，部分报道称前庭功能检查于发作期可呈阳性，阳性率为 15% ~ 33%，部分患儿数年后出现听力减退。

该病诊断依据临床表现，要与相关可引起斜颈的疾病进行鉴别：如外伤后引起的颈椎脱位、胸锁乳突肌损伤，或前庭功能紊乱，抗精神病药物引起的类似症状，多伴有复视、肿瘤压迫、相关部位的畸形等。并应与先天性肌性斜颈、先天性眼性斜颈、点头痉挛相鉴别。先天性肌性斜颈为胸锁乳突肌发生纤维化挛缩，于生后数周内可发现胸锁乳突肌有硬块，并出现头后仰、间歇性斜颈。先天性眼性斜颈是由于眼部肌肉麻痹，为了获得更好的视觉效果，因此长时间头偏斜一侧引起的一种代偿性的改变。点头痉挛以间歇性眼球震颤、点头和斜颈为主要表现，其中斜颈亦为代偿性改变。

该病为自限性良性疾病，多在 1 ~ 5 岁自然缓解；无特殊有效治疗方法，推拿、按摩亦不能减轻和防止复发，经休息后可自行缓解。虽部分患儿数年后出现良性阵发性眩晕综合征或偏头痛，但预后较好。

二、小儿良性阵发性强直性向上注视

小儿良性阵发性强直性向上注视（benign paroxysmal tonic upgaze of childhood）是一种良性的肌张力不全疾病，是常染色体显性遗传，该病的发病可能因相关神经递质缺陷，而使控制眼球垂直运动的核上径路紊乱，多于生后 7 ~ 20 个月起病。临床表现为清醒期时突然出现双眼阵发性强直性向上凝视，发作时间约数十秒至数十分钟，可成串发作，发作间期不定，可每日发作，亦可数周发作；发作时无意识障碍，部分患儿在发作时可有共济失调、步态异常，故该病又名阵发性强直性向上注视伴共济失调。发作时脑电图正常，神经系统影像学等相关检查均正常。需要鉴别的疾病有特殊类型的癫痫，如肌阵挛性癫痫发作、失神发作等，以上疾病发作同期脑电图显示异常，另需鉴别的疾病有脑干病变、视网膜病变以及药源性反应，可有明确病灶及药物接触史。该病多于 1 ~ 2 岁后消失，由此预后良好。

三、药物反应性肌张力不全

药物反应性肌张力不全是指由于药物剂量不当或药物本身的副作用导致的运动及姿势异常的肌张力不全。婴幼儿的血脑屏障功能不成熟，药物直接从血液进入大脑，另肝肾功能的代谢功能亦不够成熟，致使药物的灭活与排出较少。

锥体外系生理功能的维持依赖两种机制，一是以多巴胺能神经为主（包括 5-HT 能神经）的抑制作用，另一是以胆碱能神经为主的兴奋作用，正常情况下，以上两种机制处于相对平衡状态，但目前有两大类药物即吩噻嗪类和丁酰苯类药物，可阻滞多巴胺受体，导致多巴胺作用减弱，使胆碱能神经占据主导，出现相应的临床症状。甲氧氯普胺又名胃复安、灭吐灵，属吩噻嗪类，通过延髓催吐化学感受器而阻断多巴胺受体发挥作用，是外周多巴胺受体拮抗剂。氟哌啶醇，是治疗抽动障碍的主要药物，属丁酰苯类，是一种多巴胺受体阻滞剂，尤其是对黑质纹状体的多巴胺受体进行阻滞。另有异丙嗪、奋乃静、氟利多、舒必利、感冒类药物、多潘立酮、甲硝唑、硝苯地平、氟桂利嗪、卡马西平等也可以引起不同程度的锥体外系反应。

主要临床表现为肌震颤、头后仰、斜颈、不自主运动、静坐不能、发音困难、共济失调等帕金森综合征。该病诊断依靠询问病史了解到特殊用药史，早发现，早治疗。治疗原则是及时停用引起上述症状的相关药物，轻者停用药物后无须特殊治疗可自行缓解，重者可应用抗胆碱类药物治疗，例如东莨菪碱、山莨菪碱，也可用苯巴比妥钠、地西泮、安坦缓解症状。阿托品属于 M 胆碱受体阻滞药，使神经递质乙酰胆碱不能与受体结合而呈现与拟胆碱药相反的作用。其药理作用能使大剂量甲氧氯普胺中毒引起的锥怀外系症状和体征消失。该病预后良好。

应注意与中枢神经系统感染、破伤风、癫痫等相鉴别，以上疾病可有明确感染因素，或脑脊液、影像学或脑电图的异常改变；另需与其他锥体外系疾病如婴儿阵发性斜颈、点头痉挛等相鉴别，这两种疾病的起病年龄小，特殊用药史是鉴别的关键。

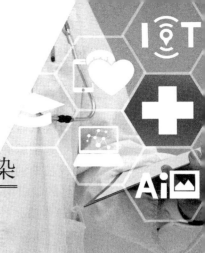

第十章　中枢神经系统感染

第一节　化脓性颅骨和颅内感染

一、脑脓肿

脑脓肿是化脓性细菌侵入脑内所形成的脓腔。由于脑组织遭到严重的破坏，所以，这是一种严重的颅内感染性疾病。在经济落后、卫生条件差的国家和地区，脑脓肿的发生率明显较高。在以往，脑脓肿也是我国各地区常见的一种疾病，近20年来，随着医疗卫生条件的改善和诊治水平的提高，其流行病学也发生了很大的变化，发病率有明显下降的趋势。特别是病因学方面，其中以耳源性脑脓肿占据首位。

（一）病因

脑脓肿最常见的致病菌为葡萄球菌、链球菌、肺炎杆菌、大肠杆菌和变形杆菌等。有时为混合感染。致病菌往往因感染源的不同而异。

（二）感染途径

1. 直接来自邻近的感染病灶

由中耳炎、乳突炎、鼻旁窦炎、颅内静脉窦炎及颅骨骨髓炎等感染病灶的炎症直接波及邻近的脑组织，所以，此类脑脓肿多位于感染源发病灶的邻近部位，如耳源性脑脓肿约2/3位于病灶同侧的颞叶，约1/3位于小脑半球。而鼻旁窦炎所致的脑脓肿多位于额叶底面。颅内静脉窦炎及颅骨骨髓炎所致的脑脓肿均发生在原发病灶的邻近部位。

2. 血行感染

由肺部的各种化脓性感染、胸膜炎、细菌性内膜炎、膈下脓肿、胆道感染、盆腔炎、牙周感染以及皮肤的痈等经血行而播散的。此类脑脓肿常位于大脑中动脉分布的脑白质或白质与皮质的交界处，而且常为多发性脑脓肿。婴幼儿先天性心脏病所致的脑脓肿也属血行感染。由于伴有发绀的先天性心脏病的患儿往往有红细胞增多症以及血液凝固功能亢进，所以容易在其脑部发生小的梗死灶，使该部脑的抵抗力下降。同时，因动、静脉的沟通使得周围静脉血中的化脓性细菌不经过脑毛细血管的过滤而直接进入脑部形成脓肿。

3.由于开放性颅脑损伤，化脓性细菌直接从外界侵入脑部

当开放性颅脑损伤有异物或碎骨片存留在脑内时，或因清创不及时、不彻底时，可在数周内形成脑脓肿。此类脑脓肿的部位多在伤道或异物所在处。少数可在伤后数月或多年后才引起脑脓肿，临床上称之为晚发性脑脓肿。其发病机制可能是毒力较低的细菌在损伤处较长期的潜伏，待机体的抵抗力下降时，则发展成脓肿，或由于细菌经血循环传播到受伤的脑组织而引起脑脓肿。

4.隐源性脑脓肿

病因不明确者称之为隐源性脑脓肿，指在临床上无法确定其感染来源的。这可能是由于原发感染的症状不明显或短期内自愈而被忽略或由于原发的感染病灶深隐而未被发现。此类脑脓肿在脑脓肿中所占的比率有逐步增高的趋势。

（三）病理

脑脓肿的病理改变是一个发生和发展的连续过程，但为便于说明病理发展变化的过程，将其分为三个阶段描述。

1.急性脑炎阶段（1～3天）

脑脓肿最初均是化脓细菌感染后引起局灶性化脓性脑膜脑炎或脑炎，局部有炎性细胞浸润，从而于细菌侵入部位引起大小不一、形状不规则的炎症性病灶。此阶段的病理特点是脑组织炎症性细胞浸润部位不易与周围的组织区分开，无明显的脓肿形成。由于病变部位小血管因脓毒性静脉炎或是感染的细菌栓子阻塞，致使局部脑组织软化、坏死。同时，患儿有明显的全身感染的症状，如发热、寒战、头痛等。

2.化脓阶段（4～13天）

上述局灶性化脓性感染病灶继续扩散，脑内软化、坏死范围逐渐扩大、融合、液化。组织学改变的特征为病灶出现成纤维细胞和网状结构（reticulin matrix），新生血管形成，大量结缔组织增生，围绕脓腔有成纤维细胞形成的不甚明显的脓肿包膜和不规则的肉芽组织，其中有大量的中性粒细胞浸润，脓液明显增多，周围脑组织水肿明显。此时患儿全身感染的症状逐渐缓和好转，体温趋于正常。

3.脓肿包膜形成阶段（14天左右）

脓腔及炎症区周围结缔组织明显增多，神经胶质细胞尤其是小胶质细胞增加明显，使原来不甚明显的脓肿包膜不断增厚，形成明显的脓肿包膜。显微镜下可见脓肿壁最内层为化脓性渗出物、肉芽组织和胶质细胞、大量格子细胞及新生血管和中性粒细胞浸润；中层为大量结缔组织；外层为神经胶质增生，脓肿周围水肿减轻，包膜内脓液明显。

脑脓肿包膜形成的快慢及其厚度取决于致病菌的种类和毒力及机体抵抗力和抗菌药物治疗的情况。一般脑脓肿包膜在1～2周内初步形成，3～8周以上则完全形成。小脑脓肿包膜和胸源性脑脓肿包膜均较薄，有的病例甚至无明显包膜形成，耳源性脑脓肿包膜较厚。脑脓肿可以是单发（如耳源性脑脓肿）和多发或多房性（多见于血源性脑脓肿）。多房性脑脓肿的形成多是因为脓肿包膜形成不良，加之脓肿腔内脓液增多，脓腔内压力增高，致使脓肿壁薄弱处破溃，脓液向周围溢出，导致机体在脓液溢出处再次发生炎症反应，形成子脓肿。子脓肿与母脓肿之间一般多有瘘管相通。脑脓肿破裂可引起弥散性化脓性脑膜脑炎。如破入脑室可引起严重的脑室管膜炎而增加了治疗上的困难。

（四）临床表现

脑脓肿发病可缓可急。通常包括以下三方面的临床表现：

1. 全身感染症状

如畏冷、发热、头痛、呕吐、全身乏力、脑膜刺激征等，周围血象显示中性粒细胞增多。

2. 颅内压增高症状

可在急性脑炎阶段急剧出现，然而多数在脓肿形成后出现，此时头痛呈持续性，伴阵发性加重，头痛剧烈时伴呕吐、脉缓、血压升高以及眼底水肿等。

3. 局灶性症状

根据脑脓肿所在部位的不同而出现各种相应脑受压的症状，如颞叶脓肿常有感觉性或命名性失语（优势半球）、对侧偏盲及轻度偏瘫等。额叶脓肿常出现性格改变、表情淡漠、记忆障碍、局限性或全身性癫痫发作、对侧肢体瘫痪、运动性失语（优势半球）等。顶叶脓肿可有深、浅感觉障碍或皮质感觉障碍，优势半球病变可有失语、失写、失认症或计算不能等。小脑脓肿常出现水平性眼球震颤、肢体共济失调、强迫头位等。此外，脑脓肿在临床上还容易发生两种危象，即脑疝和脑脓肿破裂。二者均可使病情急剧恶化甚至死亡。额叶脓肿容易引起钩回疝，小脑脓肿容易引起脑疝。各种原因引起颅内压增高或腰穿放出脑脊液时均可促进脑疝形成。当脓肿靠近脑室或脑表面时可因用力、造影或不恰当穿刺等使其突然破溃，造成急性化脓性脑炎或脑膜炎。此时，病人突然昏迷、寒战、高热、全身抽搐，甚至角弓反张，脑脊液细胞数增多，甚至呈脓性。出现上述危象时，若不及时抢救，多数死亡。少数所谓"爆发性脑脓肿"的病例，因细菌的毒力很强，或机体的抵抗力很差，因而起病急骤、病情发展迅速，脑组织发生较大范围的坏死和严重水肿，很快出现颅内压增高和局灶症状，多数病例在脓肿包膜形成之前而引起死亡。

（五）诊断

脑脓肿的诊断主要依据病史及临床表现，但下列各种辅助检查均有一定的价值：

1. 腰穿及脑脊液化验

本病脑脊液压力多数增高。在急性脑炎阶段，脑脊液细胞数明显增多，糖及氯化物可在正常范围内或降低。当脓肿形成时细胞数可逐渐减少，甚至正常，糖及氯化物也会恢复正常，但蛋白含量多数增高，此项检查有一定的参考意义，为防止脑疝形成，腰穿时应小心谨慎。若测压时发现压力明显增高，只放少量脑脊液供化验检查。

2. 头颅 X 线摄片

头颅 X 线摄片法可以发现脓肿的原发病灶，如耳源性脑脓肿可发现颞骨岩部骨质破坏和乳突气房消失。鼻源性脑脓肿可显示额窦、筛窦或上颌窦的炎症性改变以及钙化的松果体移位。偶尔可见脓肿壁的钙化。外伤性脑脓肿有时可发现颅内碎骨片或残留的异物。如由厌氧菌所引起的脑脓肿，偶尔可见脓肿内的液平面。

3. 脑超声波检查

大脑半球脓肿可发现中线波向对侧移位，有时可出现脓肿波。小脑半球脓肿可有侧脑室对称性扩大，可测脑室波。

4.脑血管造影

根据脑血管移位的情况以及在脓肿形成部位出现无血管区等，有助于诊断。

5.脓腔造影

在施行脓肿穿刺时向脓腔内注入适量的造影剂，如硫酸脂微粒混悬液或碘苯脂或其他碘油溶液经头颅 X 线摄片以观察脓肿的大小、范围及确切的位置。以后多次摄片复查有助于了解脓肿缩小的情况。

6.头颅 CT 扫描

脑脓肿的 CT 扫描依病变的发展阶段而异。在急性脑炎阶段，非增强扫描可显示一边缘模糊低密度病灶并有占位效应，而增强扫描低密度区不发生强化。在化脓性阶段，非增强扫描仍表现为低密度病灶，表现为完整但不规则的浅淡环状强化。脓肿完全形成阶段非增强扫描约 5% 病例在低密度区的周边可显示脓肿壁，多数病例脑脓肿周围会出现明显不规则的脑水肿，而且有占位效应。大脑半球的脑脓肿可引起病变对侧的侧脑室扩大，而小脑半球脓肿可出现双侧侧脑室与第三脑室的扩大。若为厌氧菌的感染，还可在脓脾腔内见到气体和形成液平面。CT 扫描不仅可以确定脑脓肿的存在及位置，而且还有助于了解其大小、数目和形态。CT 对脓肿不仅有诊断价值，而且还有助于选择手术的时机和确定治疗的方法。

7.MRI 检查

MRI 诊断脑脓肿，依脓肿形成的时间不同，表现不同。在脓肿包膜未形成时，仅表现脑内不规则、边界不清的长 T_1 长 T_2 信号影，占位征象明显，需结合病史进行诊断，并注意与胶质瘤、转移瘤鉴别。当包膜形成完好时，T_1 像则显示边界清楚、信号均匀的类圆形低信号影或等信号影。T_2 像显示高信号，有时可见圆形点状的血管流空影，为脓肿包膜的血管反应性增生。通常在注射 GDDTPA 后 5 ~ 10 分钟即可显示明显的异常对比增强。若做延迟扫描，增强环的厚度向外进一步扩大，则提示脓肿血脑屏障的损害。

（六）鉴别诊断

1.化脓性脑膜炎

在脑脓肿的早期阶段，两者几乎无法鉴别。因为两者均可有明显的全身感染症状及脑膜刺激征，脑脊液检查均提示细胞数增高，蛋白增高及糖、氯化物降低。但脓肿一旦形成，将出现明显颅内高压及局灶性体征。脑超声波、脑血管造影及头颅 CT 与 MRI 检查均有助于鉴别诊断。

2.硬脑膜外及硬脑膜下脓肿

因病程与脓肿相似，而且常合并脑脓肿，所以鉴别比较困难。脑血管造影若为硬脑膜外或硬脑膜下脓肿，造影片上将显示颅骨与脑之间有一无血管区，CT 及 MRI 检查更有助于鉴别诊断。

3.颅内静脉窦栓塞

慢性中耳炎、乳突炎常引起侧窦的炎性栓塞，可出现全身感染症状及颅内压增高，但脑局灶症状与脑膜刺激征不明显，而腰穿时行 Tobey-Ayer 试验对侧窦栓塞的诊断有帮助。但有颅内压增高时应谨慎，可借助脑超声波、脑血管造影、CT 和 MRI 加以鉴别。

4. 脑积水

由于慢性中耳炎、乳突炎或由其所引起的横窦栓塞均可产生脑积水，临床表现为头痛、呕吐等颅内压增高症状。但耳源性脑积水的病程一般较长，全身症状较轻，无局性体征。脑超声、CT 及 MRI 只显示脑室扩大。

5. 化脓性迷路炎

由于眩晕、呕吐，且可出现眼震、共济失调，甚至强迫头位等酷似小脑脓肿，但少有头痛，无脑膜刺激征，颅内压正常，各种造影、CT 及 MRI 检查均为阴性。

6. 脑肿瘤

有些隐源性脑脓肿或慢性脑脓肿由于在临床上缺乏明显的全身症状及脑膜刺激征，所以与脑肿瘤不易鉴别，甚至仅在手术时才能得到证实。但若仔细分析病史，加上各种化验检查，特别是借助于各种造影、CT 及 MRI 检查，一般是可以鉴别的。

（七）治疗

当脓肿尚未局限时一般可采用抗生素及降低颅内压的药物，包膜形成后也可行手术治疗。手术方法包括：

1. 穿刺法

该方法简单、安全，适用于各部位单发的脓肿，特别是适用于脓肿部位较深或位于语言中枢、运动中枢等主要功能部位，或由于患有其他严重疾病或病情危重不能耐受开颅手术者，但不适用于多发性或多房性脓肿或脓肿腔内有异物者。操作时力求精确定位，除根据临床表现外，还可借助各种造影、CT 扫描和 MRI 检查。穿刺成功后应设法将脓肿腔内脓液彻底抽净，并注入抗生素，还应行脓肿腔造影，以作为观察或再次抽脓的标志。临床上有一次性穿刺获得成功的经验，但有时需反复几次的抽脓。手术之后应严密观察病情变化，若多次穿刺无效或病情有所加重，应改用其他方法。随着医学科学的进展，脑脓肿的治疗也取得了显著进步，除了 CT 和 MRI 检查在临床上的应用使诊断水平大为提高外，还采用了在 CT 引导下施行脑立体定向进行穿刺的方法，不仅使定位更加精确，效果更好，而且还可用于其他方法治疗极为困难的深部或多发脑脓肿。该方法目前已被认为是治疗深部及多发性脑脓肿的首选方法。

2. 引流法

这是指采用钻颅或锥颅穿刺抽脓之后在脓肿腔留置引流管的方法。这也是比较简单、安全的方法。其治疗原理与穿刺抽脓相同，但可以免去反复进行穿刺所带来的不便。其适用范围与上述穿刺法基本上相类似。通常用于脓肿壁较厚的单发性脓肿，估计通过一次性穿刺抽脓无法解决的病例。操作时应根据造影或 CT 扫描的结果精确定位。当穿刺成功后拔出脑针，记下深度及穿刺的方向，将一端剪有多个侧孔、内径约 4 mm 的硅胶管沿脑针所穿刺的方向插入，当脓液从管中流出，再送入 1 ~ 2 cm，并加以固定。然后用加入生菌素的生理盐水反复冲洗至无脓液为止。冲洗时注入的液体量应与抽出的液体量相当。术后将引流管接在引流瓶上，每日冲洗一次，至第三天冲洗抽脓后复查造影或 CT，以便观察脓肿缩小的情况。如果脓肿已缩小，病情也有好转，则可根据细菌对药敏试验的结果，选取合适的抗生素配制冲洗液，再隔天冲洗一次。通常 4 ~ 6 次后冲洗液可转为清亮，若无引流液即可拔管。

3.脓肿切除术

这是指通过开颅的方法将脓肿予以切除。一般在脓肿的包膜完全形成后进行。尽管也有人在脑脓肿的急性脑炎阶段就进行开颅，吸除感染、坏死和水肿的脑组织直至暴露其周围正常的组织，但此时造成脑组织损伤较为严重，此法只适用于少数所谓"爆发性脑脓肿"，由于积极的非手术治疗，不见脓壁形成，病变的范围继续扩大，症状也不见好转，反而急剧恶化甚至危及生命的情况下才进行，一般很少采用。脑脓肿切除适用于病人的一般状况较好、能耐受开颅手术、脓肿又位于脑的非主要功能区且较表浅者。或由于脓肿壁较厚、估计通过穿刺抽脓或引流无法解决者，或通过穿刺和引流后症状不见好转者。临床上对多房性脑脓肿一般都主张进行开颅手术切除。对于脓肿已破入脑室或出现脑疝危象经脱水及穿刺抽脓后症状未见好转时，应紧急进行脓肿切除手术。上述手术各有优缺点，应根据每个病例的具体情况选择适当的方法。一般是采用穿刺法或引流法，然后再根据需要而施行脓肿切除术。少数病例需直接进行脓肿切除术。

在脑脓肿的治疗中还值得注意的是术后脓肿复发问题。一般认为，脑脓肿的复发原因除了治疗不彻底，有残留的脓腔或未发现的小脓肿以后逐渐扩大而引起脓肿再发外，还可能是由于原发感染病灶未处理或未彻底处理以致感染仍继续不断地向颅内侵入或在手术时脓肿破溃、脓液外渗而污染了创口以致日后形成新的脓肿，一般人认为，脑脓肿的复发只是发生在穿刺或引流术后，而脓肿切除术后不致复发，实际上并非如此。事实上，脓肿的复发不仅见于穿刺或引流术后，即使脓肿完全切除后也可发生，这是由于在脓肿切除的过程中常难免发生脓肿破溃与脓液外渗。虽使用大量的抗生素溶液进行冲洗，但由于某些细菌，特别是金黄色葡萄球菌为耐药性病菌，所以，仍无法将污染的细菌完全清除，从而导致脓肿的复发。为此，在切除脓肿时务必精细操作，力求彻底切除脓肿，并防止脓肿壁的破损和脓液的外渗，创口四周一定要用棉片加以保护，防止污染。除手术外还应进行细菌培养及药敏试验，以便选择有效的抗生素。术后抗生素的使用不应少于 2 ~ 4 周。对原发性病灶也应及时根治，以降低脓肿的复发率。此外，在手术前、后都应给予脱水治疗，并注意水、电解质的平衡。

（八）后遗症

脑脓肿常见的并发症包括化脓性脑炎及脑膜炎和硬脑膜下积液、积脓及感染性颅内静脉窦血栓形成、细菌性内膜炎、肺炎、肾炎、化脓性关节炎、败血症及弥散性血管内凝血等。后遗症包括癫痫、脑积水、肢体瘫痪等。

（九）预后

脑脓肿的预后取决于许多因素：

1.年龄

儿童病例较成人预后差。

2. 机体的免疫力

机体免疫力较差者预后不好。

3. 脓肿的性质

多发脓肿预后较单发者差，多房性脓肿预后较单房者差。爆发性脑脓肿预后最差。

4. 脓肿的部位

位于脑深部或脑主要功能区者预后较差，例如脑干或丘脑脑脓肿预后均较差。

5. 病因

肠源性及心源性脑脓肿预后较其他类型者差。

6. 并发症

脑脓肿若并发有颅内、外其他并发症者预后较差。若脑脓肿破入脑室或蛛网膜下腔，则预后更差。

7. 治疗情况

包括抗生素的选用、手术方式的选择以及各种对症处理。如果处理不及时、不恰当，预后必然也较差。

二、硬脑膜外脓肿

硬脑膜外脓肿亦称硬脑膜外层炎，也是较为少见的一种颅内感染。脓肿局限于颅骨与硬脑膜之间。

（一）病因

硬脑膜外脓肿的致病菌与硬脑膜下脓肿相类似，常见为葡萄球菌和链球菌，有时为革兰阴性杆菌。感染途径：①直接感染，如颅骨骨髓炎破坏颅骨内板，额窦炎破坏额窦的后壁，中耳炎和乳突炎破坏岩骨的鼓室盖、岩骨尖或乙状窦部的骨质等均可引起相应部位的硬脑膜外脓肿。②血行感染，如头面部的感染，细菌可通过颅骨导静脉进入颅内而发生硬脑膜外脓肿。也可由全身各处的感染或败血症等，细菌经血行播散而引起，但均为少见。

（二）病理

硬脑膜外脓肿的病理改变取决于细菌的毒力、机体的抵抗力和感染的期限。其立即反应为硬脑膜外层轻度充血和渗出液的局部受累，继而纤维蛋白的沉积或脓肿形成。若细菌毒力小和机体抵抗力强时，局部可形成肉芽组织，甚至转变成致密的纤维组织瘢痕。

（三）临床表现

急性期常有周身不适、畏冷、发热和局限性头痛。局限性头痛的位置与硬脑膜外脓肿所在的部位往往是一致的。严重感染者有寒战、高热、谵妄、抽搐和脑膜刺激症状。颅内压增高的症状常不明显，脑脊液检查多无改变。进入慢性期症状反而减轻。各种原因所引起的硬脑膜外脓肿均具有一定的临床特点。若继发于颅骨骨髓炎者局部常形成脓肿或窦道。当脓液大量排出后症状可获明显好转。继发于额窦炎者常有额部头皮浮肿以及额部头痛与叩打痛。继发于中耳炎、乳突炎者，可有乳突部皮肤的浮肿与压痛。若病变累及岩骨尖，可引起同侧三叉神经和外展神经的损害（Grodenigo 综合征）。

（四）诊断

硬脑膜外脓肿的诊断主要根据病史与上述的临床表现。对有颅骨骨髓炎、额窦炎、中耳炎、乳突炎或颅腔邻近部位感染的病人，若出现全身感染症状、局限性头痛、局部皮肤肿胀及压痛症状时，应考虑本病的可能。脑血管造影可显示本病的无血管区。CT 扫描在颅骨内板下方、脑外出现梭形低密度区，范围比较局限，增强扫描其内缘有明显的带状强化，同时伴有邻近脑水肿及占位效应。此外，还可发现颅骨骨髓炎等原发感染病灶。MRI T_1 像呈介于脑组织和脑脊液之间的信号，T_2 像呈高于脑组织的信号。若脓肿的蛋白含量高，则信号加强；若脓肿内含有气体，则出现液平面，上方的气体在 T_1 及 T_2 像上均为黑色的低信号区。必要时行钻孔探查可获确诊。

（五）鉴别诊断

本病除了应与其他颅内化脓性疾病进行鉴别外，应着重与硬脑膜外积液进行鉴别。硬脑膜外血肿一般可追问到外伤病史，CT 表现在急性期血肿为高密度影病灶，CT 值在40～70 HU 之间，比脓液的 CT 值高。亚急性期血肿可为高、低或混合密度，但增强后无包膜样强化。血肿在 MRI T_1、T_2 像上均呈高信号，而积脓在 T_1 像上呈低或中等信号，T_2 像呈略高信号。硬脑膜外积液一般并无临床症状，水样密度，CT 值为 -5～$+15$ HU 之间，增强扫描无强化；MRI T_1 像呈低信号，T_2 像呈高信号，周围脑组织信号正常。而积脓 CT 值偏高，MRI T_1 像的信号显著高于积液的信号。

（六）治疗

硬脑膜外脓肿的治疗应当进行钻孔引流手术以彻底排除脓肿：

（1）继发于颅骨骨髓炎的硬脑膜外脓肿，可先于该处做切口，放出脓液，然后切除感染的颅骨，直到显露病灶周围的正常硬脑膜处，彻底清除硬脑膜外脓液和肉芽组织。

（2）无颅骨骨髓炎的硬脑膜外脓肿，可在距原发病灶最近的颅骨上钻孔，切开脓肿壁，除尽脓液和肉芽组织，在病灶处可放少许抗菌粉剂或抗生素液做局部冲洗，放置引流管后，缝合头皮。

（3）由额窦炎引起的硬脑膜外脓肿，应切除破坏的额窦壁，刮除感染黏膜，清除脓肿病灶。

（4）由岩骨尖炎引起的硬脑膜外脓肿，可行岩骨尖引流术和乳突凿开术。

（5）由眼球后感染引起的硬脑膜外脓肿，应做眶部引流手术。

手术前、后都要用较大量的抗生素，在脓肿症状消失后，仍继续使用数日，术后用抗生素稀释液每日自引流管冲洗脓腔，至引流管拔除为止。

（七）并发症及后遗症

硬脑膜外脓肿也可并发其他各种颅内感染，但因硬脑膜对化脓性炎症的扩散有阻挡作用，所以，多数炎症只局限在硬脑膜外间隙，其后遗症也较硬脑膜下脓肿少见。若脓肿较大，有肉芽组织形成并压迫脑组织时也可后遗癫痫及其他局限性神经症状。

（八）预后

硬脑膜外脓肿如果处理及时、恰当，一般预后较好。

三、硬脑膜下积脓

硬脑膜下积脓是指颅内发生化脓性感染后脓液累积于硬脑膜和蛛网膜之间的硬脑膜下腔。虽然这是一种比较少见的颅内感染性疾病，但由于硬脑膜下腔缺乏任何间隔的解剖特点，致使一旦发生硬脑膜下积脓，脓肿的扩展范围常比较广泛，脓液不仅沿一侧大脑表面扩展，有时还可通过大脑脚下缘蔓延到对侧，甚至侵犯到大脑底层，从而产生严重的后果，所以值得引起高度重视。

（一）病因

硬脑膜下积脓常见的致病菌为链球菌和葡萄球菌，但婴幼儿常为流行性感冒杆菌或肺炎球菌所致。感染途径多为邻近感染病灶扩展的结果，尤其是鼻旁窦炎、中耳炎或乳突炎和慢性颅骨骨髓炎，偶尔也发生在开放性颅脑损伤，或硬脑膜下血肿手术后。脑脓肿自行破溃或手术所引起的破溃也可引起硬脑膜下积脓。或由败血症和菌血症以及远处的感染经血行播散所引起的硬脑膜下脓肿较为少见。

（二）病理

硬脑膜下脓肿的病理变化主要是硬脑膜的内层发生炎症性改变，所以，过去也常被称为硬脑膜内层炎。早期即可见硬脑膜的内面有纤维脓性渗出液，渗出液多位于大脑凸面，先在额叶，然后向内扩展到顶部和向下到大脑外侧裂。病变更广泛时可继续向下侵犯额叶，但此种脓液渗出物不易在额叶眶面发现，因为额叶眶面与眶顶紧附。脓性渗出物亦可沿外侧裂扩展到视交叉区，亦可沿大脑镰扩展到额叶内侧面，甚至到对侧的大脑凸面。当脓性渗出物积聚到相当大量时，不仅使脑受压，同时还可引起颅内压增高，当炎症扩展到其下面的软脑膜和脑组织时则更有临床意义。进入慢性期，在硬脑膜和蛛网膜之间、蛛网膜和脑之间形成粘连，且硬脑膜下脓肿具有较厚的包膜，此时抗生素很难进入脓肿包膜内。

（三）临床表现

硬脑膜下脓肿的临床表现除原发性感染灶的症状外，儿童常有头痛、畏冷、发热、恶心、呕吐、嗜睡，甚至昏迷以及明显的脑膜刺激征。由于硬脑膜下腔脓肿压迫脑皮质的功能区或由于感染引起大脑表面静脉的血栓性静脉炎等可造成失语、偏瘫、癫痫或癫痫持续状态等。两侧性硬脑膜下脓肿可引起两侧性神经系统症状。如硬脑膜下脓肿范围较大，可引起颅内压增高甚至引起脑疝。若硬脑膜下脓肿位于大脑镰旁，则较早出现偏瘫，且以下肢为重，来源于额窦炎和颅骨骨髓炎者，可见病灶部位的头皮有浮肿及压痛。婴幼儿化脓性脑膜炎并发的硬脑膜下脓肿，常在脑膜炎发病后 1 ～ 2 周内发生，经抗生素治疗，脑脊液细胞数趋向正常，但神经症状不见改善，反而出现癫痫、呕吐、头颅增大、前囟膨隆等。

（四）诊断

本病的诊断除根据病史和临床表现外，还可借助于各种辅助检查。腰椎穿刺发现颅内压增高外，脑脊液检查可见细胞数增多、蛋白含量增高、糖和氯化物正常或稍降低。脑血管造影可显示颅骨与脑之间的无血管区。头颅 CT 扫描，若为一侧大脑凸面的硬脑膜下脓肿则表现为靠近颅骨内板范围广泛的、可跨越颅缝的新月形或豆状形低密度区，CT 值为 0～16 Hu，为硬脑膜下脓肿的早期脓液。常伴有邻近脑组织水肿或白质内梗死所引起的大片低密度区。有时硬脑膜下积脓范围较小，而脑水肿区却很大，占位效应显著，中线结构移位较多。但累及两侧大脑凸面的硬脑膜下脓肿，中线结构移位不显著。增强后 CT 扫描可出现边界清楚、厚度均匀的细强化带，位于硬脑膜下积脓处和脑表面之间，这是由于脓肿所处的软脑膜表面有肉芽组织形成，加之脑皮质感染所致。在伴有静脉栓塞和脑炎时，脓肿处的脑表面出现脑回状强化，此时可使脓肿内缘的强化带变得密度不均匀，厚度不规则。大脑半球内侧面纵裂的硬脑膜下脓肿多呈棱形。MRI 检查：大脑凸面的硬脑膜下脓肿在 T_1 像上为信号低于脑实质而高于脑脊液，T_2 像上信号高于脑实质而略低于脑脊液，覆盖于大脑半球表面，呈新月形，偶为长棱形，并向脑裂特别是外侧裂延伸，新月形的内缘不出现低信号的弧形带。冠状面图像可显示脑底部的硬脑膜下积脓，病灶邻近脑组织可显示脑水肿的信号。若在婴幼儿施行前囟穿刺时在硬脑膜下抽出脓液或经颅探查便可确定诊断。

（五）鉴别诊断

硬脑膜下脓肿除了应与其他颅内感染性疾病相鉴别外，还应着重与硬脑膜外脓肿相鉴别。一般来说，硬脑膜外脓肿症状轻，CT 扫描病灶局限，呈棱形，增强扫描脓肿内缘的强化带显著。脓肿内缘在 MRI T_1 或 T_2 像上均为低信号的弧形环带。而硬脑膜下脓肿重、CT 扫描病灶范围较广泛，覆盖于大脑半球表面，向大脑裂延伸，增强扫描脓肿内缘的强化带纤细，呈新月形，MRI 图像不出现低信号的环带，鉴别并不难。但当硬脑膜外脓肿位于一侧大脑半球表面而硬脑膜下积脓较局限时，鉴别则会发生困难。

（六）治疗

硬脑膜下积脓确诊后，治疗除全身应用抗生素外，还应迅速实行外科钻孔排脓治疗，手术操作时要避开感染的鼻旁窦。钻孔部位要低。由鼻旁窦引起者可开放于眉部并靠近中线，其他钻孔部位可根据脓液积聚情况决定。切开硬脑膜后可用脑压板伸入孔内，轻轻拨开脑组织，使脓液能顺利排出，然后放入橡皮管，用抗生素反复冲洗。橡皮引流管留置于脓腔内，数天后拔去。

如脓肿腔粘连形成间隔或由于脓液黏稠难以彻底引流，则可扩大钻孔或采用骨瓣开颅的方法，敞开硬脑膜，剥开间隔，彻底清除脓液，并将脓肿包膜的外层大部分切除。内科治疗多在手术治疗的基础上给予相应的抗生素和对症及支持治疗。

（七）合并症及后遗症

硬脑膜下脓肿常见的并发症为脑血栓性静脉炎与静脉窦炎，有时可穿破蛛网膜炎或脑脓肿。后遗症包括癫痫、失语、偏瘫及脑积水等。

（八）预后

硬脑膜下脓肿的预后取决于病情的严重程度与病变波及的范围。大脑镰旁的硬脑膜下脓肿，由于手术处理较难，所以预后较差。如果硬脑膜下脓肿引起大面积脑梗死者预后更差。由于不断出现各种新的、更加有效的抗生素以及 CT 和 MRI 检查在临床上应用，使本病的预后有了明显的改善。

第二节 椎管内脓肿

椎管内脓肿是指发生于硬脊膜外间隙、硬脊膜下间隙或脊髓内的急性化脓性感染。以硬脊膜外脓肿最为常见，硬脊膜下脓肿和脊髓内脓肿极罕见。此类脓肿发展迅速，病情危急，可在数小时至数日内使脊髓受急性压迫而致病人完全性瘫痪。由此临床一旦怀疑或确诊为椎管内脓肿，应进行紧急手术。

一、硬脊膜外脓肿

硬脊膜外脓肿为椎管内硬脊膜外脂肪组织和静脉丛的化脓性感染，引起硬脊膜外间隙内脓液积聚或大量肉芽组织增生，造成脊髓受压。所出现的脊髓症状，除由于脊髓压迫的因素外，尚有脊髓动、静脉及硬脊膜外静脉丛的化脓性炎症引起的血供障碍因素。

（一）病因

该病常继发于周身其他部位的感染灶，主要见于皮肤和皮下组织感染，如疖肿、痈、痤疮和伤口化脓性感染等。也可由各脏器感染如肺脓肿、卵巢脓肿和腹膜炎等，或由全身败血症引起。致病菌经血液而至硬脊膜外腔隙，由于此处富含脂肪组织及静脉丛，因此局部抵抗力弱，静脉血流缓慢，易于形成脓肿。感染也可从脊柱周围化脓性感染灶直接扩散而来，如化脓性脊柱脊髓炎、先天性皮毛窦等。另外，异物（弹片、外伤）或硬脊膜外麻醉时无菌操作不严格，都可引起硬脊膜外脓肿。也有的病例感染途径不明。以上各种感染途径中以皮肤疖、痈为最常见的原发感染灶，约占 1/3 病例。致病菌绝大多数为金黄色葡萄球菌，少数为革兰阳性双球菌、链球菌及乙型溶血性链球菌。病变部位以中、下胸段及腰段最常见，因此处硬脊膜外间隙较宽，并富含脂肪和血管丛。极少发生在上胸段和颈段，因此处硬脊膜与椎骨紧密接触而无间隙。脓肿主要位于脊髓背侧或两侧，很少扩展到脊髓腹侧，也因此处间隙狭窄的缘故。

（二）病理

细菌侵入硬脊膜外间隙形成脓肿，急性期病理改变为组织充血、渗出，大量白细胞浸润，继而脂肪组织坏死，脓液逐渐增高。炎症在亚急性期或慢性期，脓液周围肉芽组织增生包裹脓液形成脓肿。因硬脊膜外腔压力增高，脓液可纵行扩散，病变范围可达数个脊椎节段。脓肿在压迫脊髓的同时，还阻碍了脊髓静脉的回流，产生脊髓水肿；血管内膜可发生炎性血栓使脊髓发生缺血性损害，可产生脊髓软化、坏死。脓肿很少能穿破硬脊膜向内扩散，慢性病变多形成肉芽组织压迫脊髓。

（三）临床表现

急性脊髓硬膜外脓肿起病骤急，临床特点为根痛出现后，病情发展迅速，很快出现瘫痪。典型的临床表现可分为三期。

1. 脊椎痛及神经根痛期

在全身感染后数日，即可出现感染的脊椎有剧烈的疼痛，局部棘突压痛、叩击痛，同时可有相应的根痛。全身症状有寒战、高热，周围血象中白细胞增多，有时出现败血症。

2. 脊髓早期功能障碍期

很快出现双下肢无力，病变水平以下感觉减退，括约肌功能障碍。

3. 完全瘫痪期

自脊髓功能障碍出现后，很快出现瘫痪，常在数小时或一两天内出现双下肢软瘫，反射消失，感觉丧失，尿潴留。脑脊液动力测定有脊管腔阻塞现象。脑脊液中白细胞数可正常或轻度增高，蛋白含量显著增高，而糖含量大多数正常。如腰椎压痛明显，感觉水平很低，估计病变在腰椎部时，则腰椎穿刺时尤需注意，穿刺针达椎板后，应拨出针芯，然后，再将穿刺针缓慢推入，以便脓液流出，避免将病原菌误带入脊膜腔。

（四）诊断

对有化脓性感染病史的病人，特别是皮肤感染史，起病急，有发热、寒战、白细胞增高，甚至有败血症的症状，数小时或数日内发生严重局限性胸背疼痛、叩痛及局部皮肤红、肿、凹陷性浮肿者，应考虑有硬脊膜外脓肿的可能性，若出现早期脊髓功能障碍，诊断并不困难。关键在于早期诊断，对有脊椎痛者要十分注意。腰椎穿刺抽出脓液是确诊的直接证据。但腰穿有引起蛛网膜下腔感染的危险，操作中要小心逐步进针，并随时抽吸看有无脓液，当有脓液抽出时则不宜再进针，以避免穿刺针进入蛛网膜下腔；如无脓液可刺入蛛网膜下腔，抽取脑脊液做检查，脑脊液蛋白含量及细胞数增高。脊柱 X 线平片多无改变，脊髓造影可见椎管内梗阻并有充盈缺损。MRI 可显示病程长 T_1、长 T_2 信号，即在 T_1 加权像呈低信号，在 T_2 加权像呈高信号。

（五）鉴别诊断

神经症状出现前，需与急性化脓性脑膜炎及风湿性脊柱炎相鉴别，通过仔细检查，诊断并无困难。神经症状出现后，需与下列疾病鉴别：①急性横贯性脊髓炎，其特点是无化脓感染史，可有低热；白细胞略高或正常；无棘突压痛或压痛不明显；脑脊液无色清亮，细胞数可稍高，蛋白含量正常。②脊柱结核，既往有腰痛史，脊柱 X 线平片有骨质改变。③椎管内转移癌，发病年龄较大，有身体其他部位原发肿瘤灶，全身一般情况差，会有贫血。

（六）治疗及预后

硬脊膜外脓肿的治疗效果与治疗时机有很密切关系，可在早期未出现完全性截瘫以前做出诊断并予以治疗，一旦延误而出现完全性截瘫，则手术效果极为不佳。因此，对诊断为硬脊膜外脓肿的患儿，应实施紧急手术。手术目的在于清除脓液和肉芽组织，解除对脊髓的机械性压迫，并做充分的引流。手术时应切除病变部位椎板，椎板切除范围上、下界应达到正常硬脊膜，侧方应尽量宽，但不要损伤关节面，目的为充分减压并有利于引流。用吸引器吸除脓液及坏死组织，用刮匙轻轻刮除肉芽组织，当肉芽向脊髓腹侧延伸时，注意不可过度牵拉脊髓，以免增加损伤。不可切开硬脊膜以避免感染向硬脊膜下扩散。伤口局部需用抗生素，局部用生理盐水加庆大霉素反复冲洗，冲洗后硬脊膜外腔及伤口撒抗生素。注意骨蜡、止血海绵等异物不可留置在伤口内，避免异物反应致伤口不愈合。

术后切口的处理有三种方法：①切口不缝合，用纱布填塞引流，待二期做伤口缝合。②切口部分缝合，伤口内放置烟卷或橡皮管引流，有利于伤口冲洗及注入抗生素。③全部缝合，以达到一期愈合。一般情况下，在炎症未扩散到肌层或手术中发现主要为肉芽组织，伤口污染程度不严重，可采用伤口一期缝合方法，否则仍以不缝合或部分缝合放置引流较为安全。术后炎性渗出物可继续流出，必要时选用细菌敏感的抗生素向伤口内反复冲洗。引流管可放置 2～4 天。针对一般情况较差而不能耐受椎板切除的患儿，可采用反复穿刺抽脓、冲洗及注抗生素的方法。

在手术治疗的同时，全身应用大剂量抗生素是特别重要的问题。在未明确何种细菌感染的情况下，主要选用针对抗金黄色葡萄球菌的抗生素。

本病的治疗效果与病程缓急、病人全身状况、细菌毒力、脊髓受压程度及手术治疗的时机早晚有直接关系。尤其强调早期治疗，即在出现完全性截瘫前手术治疗，如出现完全性截瘫 3～5 天以上，则术后脊髓功能难以恢复。造成病人死亡的原因主要有：①感染不能控制，死于败血症。②死于并发症，如尿路感染和压疮。

二、脊髓内脓肿

脊髓内脓肿常位于脊髓灰质，当其增大后可在白质内沿脊髓纵轴将传导纤维束分离而发展，常累及数个脊髓节段，脊髓膨大肿胀。病灶早期呈充血、渗出及脓肿改变，以后逐渐形成边界清晰的脓肿。病人常有背痛，但程度要比硬脊膜外脓肿轻且少有局限性压痛。可在短期内出现运动、感觉及括约肌功能障碍，病程在数日内即可发展为全瘫。如出现痛觉与深感觉分离现象说明髓内病变。在急性期应与化脓性脑膜炎相区别，在亚急性或慢性期要与椎管内肿瘤区别，症状有反复波动是慢性脓肿的特点。脑脊液细胞数和蛋白数明显增高。脊柱 X 线平片正常。此病若不做 MRI 检查很少能正确诊断。对有化脓性感染史而后出现髓内梗阻时，则应行椎管内探查术。

对脊髓内脓肿的治疗应在全身应用大剂量抗生素条件下做椎板切除、脓肿引流术。

急性病例由于发病后病情进展较快，应及时处理才有可能避免脊髓功能受到永久性的损害。由于脓肿只占据髓内空间，极少破坏传导纤维束，故术后效果好。可在脊髓背侧正中纵行切开，放出脓液，用抗生素生理盐水反复冲洗脓腔，放引流管一根后做切口逐层缝合，硬脊膜不缝合以利减压。手术野应以含抗生素的液体冲洗干净后缝合伤口。术后应用抗生素不得少于 4 周，以防复发。

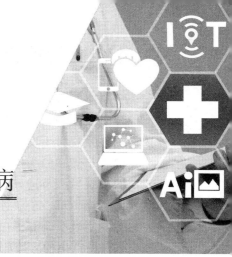

第十一章　脑寄生虫病

脑寄生虫病是周身性寄生虫病的一部分，寄生虫侵及颅内并导致神经中枢系统受到侵害，形成占位性病变或引起颅内压增高。在我国，常见到的脑寄生虫主要有脑包虫病、脑囊虫病、脑型血吸虫病、脑型肺吸虫病等。

第一节　脑包虫病

一、概述

脑包虫病又称脑棘球蚴病，系全球传播性疾病，主要以温带国家为主。虽然早年记载本病流行最严重的高发区是阿根廷、智利、新西兰和塞普鲁斯及澳大利亚的塔斯曼尼亚等，但由于本病在广泛农牧区与羊、犬的接触有关，故发展中国家和大城市以外的郊区仍广为流行。我国主要分布于新疆、甘肃、宁夏、青海、内蒙古等省、区，西南地区也有散发病例。寄生部位主要为肝和肺，脑包虫约占全身的 1% ~ 1.54%。颅内棘球蚴病的一个特点是小儿多见，甚至有人认为这是一种儿童疾病。本病在儿童发病率高的原因是儿童喜于玩土、玩犬或不讲卫生。同时，也由于小儿的颈动脉相对为粗，蚴虫更易入颅，结合幼儿颅板较薄，易于塑形，常引起颅缝分离，症状缓解。另外，头颅扩大或不对称头颅畸形，出现颅骨的变化或较多发现这一异常，并成为小儿颅内棘球蚴病的一个特点。小儿颅内棘球蚴病发病率高于成人，除颅骨变化多的特点外，第三个特点与成人不同的是颅内压增高表现突出而局限性症状较轻。但成人常以局限性症状开始而晚后才表现颅内压增高。这是由于小儿脑的血供特别丰富，脑组织更软，对包囊的生长阻力很小，故包囊常把脑组织推到一边，很大的囊可没有相应的症状。也由于颅骨软而"易变形"（yielding nature），可以屈从或适应包囊的生长，在脑有显著代偿力的情况下，颅内压增高显著而数年内体征很少，直至手术。总之，结合小儿脑棘球蚴病的临床特点来看，一个有视乳头水肿的儿童，可能有颅骨的变化，特别是局部有压痛，患儿又来自流行区的农村，则应想到小儿脑瘤以外本病的可能，而安排针对性特检。

二、病理

棘球蚴囊壁分为两层,外层为角皮层,呈乳白色,无细胞结构,脆弱易破裂,似粉皮状。内层为生发层,生发层具有繁殖能力,可形成生发囊、子囊和原头蚴,游离于囊液中的生发囊、子囊和原头蚴统称为棘球蚴或囊砂。生发囊系生发层向内芽生而成,内含许多头节,破裂后头节进入囊液,生发层向外芽生外生囊。子囊结构与母囊相同,可产生孙囊及生发囊,母、子、孙囊三代可见于同一包虫囊内,在较老的包虫囊中,子囊可多至数百个。囊液中含有毒白蛋白,是当囊液漏出时造成过敏反应的主要原因。细粒棘球蚴寄生人体所产生的直接危害是机械性损害、占位和毒素作用。

三、临床表现

起病较缓慢。脑棘球蚴大多见于大脑中动脉分布区,如额顶部。包虫囊肿生长到一定程度时会出现颅内压增高的症状,例如头痛、呕吐、视物模糊;以及颅内占位症状,如一侧肢体进行性瘫痪、一侧面瘫等。癫痫发作也较常见,有的为大发作,有的为局灶性发作。位于少见部位的包虫囊肿,如小脑、脑底、脑室内等处,亦可出现相应的症状和体征。脊髓包虫病极罕见。

四、检查

(1)X线颅骨平片可见到局部颅骨变薄,儿童可有颅缝分离。

(2)脑血管造影能见到围绕包虫囊肿的血管移位、变直,环绕成球形。

(3)脑包虫病的CT表现很有特殊性,不仅能准确定位,结合病史还能做出定性诊断,有助于选择表浅的位置进行手术,避免或减少囊壁破裂囊液外溢所致的过敏反应。原发性脑包虫病表现为脑内边界清楚的类圆形巨大囊性病灶,密度相当或略高于脑脊液,以顶叶与额叶最常见。有明显占位效应,周边通常无水肿。增强检查时囊肿和囊壁一般均无强化。若囊壁有钙化则呈现完整或不完整的环状高密度影,若囊壁周围有炎症反应时,也可出现环状强化。继发性脑包虫为多发类圆形囊状灶,较小,然周围有低密度水肿区,有互相融合的倾向。包虫阻塞脑脊液循环通路时,可见脑室扩大,脑积水。

(4)脑包虫病MRI表现为一大的脑内囊肿,囊内容物在 T_1、T_2 加权像上与脑脊液信号一样,亦可显示子囊和头节,加权像上呈高信号表现,但显示囊壁钙化不如CT敏感。

五、实验室检查

(1)血及脑脊液检查

嗜酸粒细胞增多者占 12% ~ 59%,高颅压患者腰穿脑脊液(CSF)压力偏高,CSF中嗜酸粒细胞增高。

(2)免疫学检查

包虫病免疫检查方法有许多,目前普遍认为同时应用两种或更多种试验可提高免疫诊断的检出率。这些试验包括间接血凝试验(IHA)和其他颗粒凝集试验(胶乳LA)、免疫电泳（IFP）和双扩散试验（DD）、间接免疫荧光试验（ⅡF）及酶联免疫吸附试验（ELISA）。皮内试验（ID）特异性较低，可能刺激机体产生循环抗体，应尽可能应用上述血清学试验代替 ID 试验。

六、诊断

（1）流行病学资料来自流行区，有与畜牧及犬密切接触史，或从事皮毛、皮革加工类工作，继发性脑包虫病者伴有内脏包虫病的症状和体征。

（2）头痛、呕吐、癫痫等脑部症状。

（3）脑 CT、MRI 的特征性影像检查。脑包虫的定位诊断在脑 CT、MRI 问世以前，依靠血管造影检查，主要所见为囊肿所致的脑血管的移位和变形，囊肿所在区域无血管影，其周围的血管因受压、移位变直或呈弧形。脑 CT、MRI 对脑包虫的定位、定性诊断价值较大。

（4）实验室检查的阳性发现，较易诊断脑包虫病变。

七、治疗

（一）手术治疗

脑包虫病确诊后应尽早进行手术，手术为根治的唯一方法。手术的目的在于完整地摘除包囊，严防囊液外漏引起复发。手术前可根据 CT、MRI 检查精确定位。分离时要十分小心，必要时采用漂浮法和冷冻法。

（二）药物治疗

1. 阿苯达唑

是较好的抗棘球蚴药物之一，需长期服用。术前、术后可连续用药，可降低复发率。常用剂量为 20 ～ 30 mg/（kg·d），30 天为一个疗程，间隔 14 天再进行下一个疗程，有效率可达 79.1%。如术中没有明显囊液漏出，术后长期多疗程服药，可达防止复发的目的，但肝、肾功能障碍患者和孕妇忌用。

2. 吡喹酮

具有很强的杀灭包虫原头节的作用，破坏生发层抑制棘球蚴再生，术前、术后短期应用可预防复发，或单独应用于临床治疗包虫病。常用剂量为 50 ～ 75 mg/（kg·d），术前、术后应用时间为 1 ～ 2 周，单独用药为 1 个月，间隔 14 天，可继续第二疗程，其副反应甚微。阿苯达唑和吡喹酮联合用药疗效优于单一用药。

第二节 脑型囊虫病

一、概述

囊虫病可累及身体任何脏器，但仍以脑部发病率最高。食入生的或未煮熟的已有囊尾蚴寄生的猪肉（即米猪肉）或食入附有虫卵的蔬菜和瓜果。误食虫卵污染的食物，虫卵进入十二指肠后，六钩蚴逸出，钻入肠壁，随血循环至身体各处，在脑部寄生者即构成脑型囊虫病。脑型囊虫病为神经系统常见的寄生虫病之一。在我国东北、西北、华北、山东一带流行，是猪绦虫幼虫寄生脑部所致。发病年龄以青壮年为高，小儿受感染者也不少。脑型囊虫病发病率较高，约占囊虫病的 60% ~ 80%。寄生人体囊尾蚴数目不同，少则 1 个，多者"成千上万"，在脑部存活时间一般 3 ~ 10 年，个别可达 15 ~ 17 年。

二、病理

囊虫在脑内寄生一般呈 3 种形式：①广泛型，在脑实质内有无数大小不等的囊虫结节广泛分布。②孤立型，在脑室内有孤立性囊虫囊肿，通常见于第四脑室。常由于脉络丛受毒素影响，脑脊液分泌增加，发生颅内高压和脑积水。③葡萄状囊肿，很多囊虫、囊肿成团地位于脑基底部，小者如米粒，大者如蚕豆。脑的寄生部位以大脑皮质运动区多见。脑膜呈显著炎性反应及增厚，有时将囊肿完全包裹，脑膜粘连、蛛网膜下腔及脑池消失。显微镜下可见脑组织坏死及炎症反应，慢性期主要见脑萎缩及胶质细胞增生，最后囊虫结节钙化，由此成为引起癫痫的根源。

三、临床表现

症状极为复杂多样，从全无症状至引起猝死不等，一般发病缓慢。自吞食虫卵至囊尾蚴形成包囊的潜伏期为 3 个月左右。按其临床症状不同可分为以下几型。

1. 癫痫型

为最常见，以反复发作的各种类型的癫痫为特征。约 50% 表现为大发作。此外尚有小发作，局限性发作或精神运动性发作，以及失神、发作性幻视、视物变形、幻嗅和各种局限性抽搐及感觉异常。同一患儿常具有两种以上的发作形式，极易转换。发作形式的多样及易转换性为本型的特征之一。

2. 脑膜脑炎型

以急性或亚急性脑膜刺激征为特点，长期持续或反复发作，起病时有发热，一般在 38℃左右，持续 3 ~ 5 天。脑脊液呈炎症改变，压力增高，细胞数（10 ~ 100）× 10^6/L，以淋巴细胞为主，蛋白量增高，糖定量大多正常，个别患者可低于 2 mmol/L 易误诊为结核性脑膜炎或病毒性脑膜炎。

3. 颅内高压型

以急性起病或进行性加重的颅内压增高为特征，头痛甚为突出，常伴呕吐、复视、视乳头水肿或继发性视神经萎缩，视力及听力减退，惊厥发作等。患儿急速转头时可出现眩晕、恶心、呕吐以及循环、呼吸功能紊乱，甚至昏迷。

4.痴呆型

患者有进行性加剧的精神异常及痴呆，半球实质内有密集的包囊，可能与囊尾蚴引起广泛脑组织破坏和脑皮质萎缩有关，不一定有颅内压增高。个别患者可因幻觉、迫害妄想而自杀。

5.脊髓型

由于囊虫侵入椎管压迫脊髓，产生脊髓受压征。临床常表现为截瘫、感觉障碍及尿、粪潴留等。

四、实验室检查及辅助检查

1.头颅 X 线平片

多属正常，少数由囊虫死后钙化，可见钙化灶。

2.脑脊液改变

压力增高，脑膜炎型可发现细胞数明显增加，多在 $100 \times 10^6/L$。

3.头颅 CT 检查既有定位作用又有定性作用

①脑实质囊虫呈边缘清楚或欠清的低密度灶，呈结节状或环状强化，或呈等密度灶而有结节状强化，慢性期形成囊性灶，可见钙化的头节，囊壁也可以钙化；后期囊虫死亡、机化并钙化。②脑室囊虫密度同脑脊液，可引起梗阻性脑积水，但看不清囊腔，以第四脑室多见。③蛛网膜-脑池型囊虫可见脑池强化，其位于脑沟裂内的囊虫可发展成大囊型，累及血管者可因血管炎而诱发脑梗死。

4.头颅 MRI 检查

MRI 诊断活动期囊虫与蜕变期囊虫优于 CT。T_1 加权像上活囊虫大小一致，直径约 0.6 cm，呈圆球状长 T_1 低信号，头节呈逗点状等高信号，偏于一侧。T_2 加权像上活囊虫呈圆球状高信号，头节呈逗点状低信号。囊虫周围几乎无脑水肿。退变死亡期在脑实质呈现大面积长 T_1 长 T_2 异常信号。

5.免疫学检查

血、脑脊液囊虫补体结合试验、间接血凝法以及免疫球蛋白抗体试验阳性，或酶免疫吸附试验阳性，囊虫免疫试验特异性稳定。

五、诊断

凡有癫痫发作、颅内高压征、精神症状等表现，尤其在我国东北、华北、西南等地区的农村患者应首先考虑脑囊虫病的可能，多与皮下囊虫结节同存，并经活检证实为囊虫。或借助免疫学检查（如间接血凝、补体结合和酶免疫吸附试验等）阳性、头颅 CT 或 MRI 检查有特异性改变可以诊断。患儿若有肠绦虫病史，或粪便中发现绦虫卵或妊娠节片，亦可作为诊断的重要依据。

六、治疗

（一）病原治疗

吡喹酮（praziquantclum）：总剂量 300 ~ 600 mg/kg 或日剂量 50 ~ 60 mg/kg，疗程 10 天，每日 3 次口服。也可用小剂量法，总剂量 120 ~ 200 mg/kg，日剂量 30 mg/kg。疗程完毕后 2 个月后再重复第 2 疗程，共 3 ~ 4 疗程。在治疗过程中可出现颅内高压征、癫痫发作等，宜及时加用脱水剂及抗癫痫治疗。吡喹酮治疗易诱发精神异常，不易采用。

阿苯达唑为广谱抗寄生虫药，近年来已被证明为治疗囊虫病的有效药物，对脑囊虫病的治愈率为 50% 左右，治疗的剂量为每天 18 mg/kg，10 天一个疗程，视病情可重复 2 ~ 3 个疗程。本药治疗的不良反应轻，也可出现头痛、发热、皮疹、肌痛、癫痫、视力障碍等不良反应。

（二）手术治疗

脑囊虫病人如存在严重的组织反应，并出现广泛的脑水肿。有局灶性神经系统损害症状、头颅 CT 或 MRI 检查有明显的脑室变小时，可根据颅内压增高的程度行一侧或双侧颞肌下的减压术，若是出现神经损害严重或者病灶变大形成脑疝的也可行囊虫摘除术。手术治疗是为给药物抗囊虫提供机会和保障，同时是对囊虫引起的高颅压危象进行抢救的应急措施。其他常用的手术有脑脊液分流术、双侧颞肌下去骨瓣减压术。同时配合药物治疗。

第三节 脑血吸虫病

一、概述

脑型血吸虫病由日本血吸虫虫卵损及脑组织所致。其常见于青壮年，初次进入流行区并大量接触疫水者。血吸虫病早期症状常不明显。防治措施包括消灭钉螺、粪便无害化、提倡应用井水、避免疫水接触、加强劳动保护、积极治疗患者及感染动物。

二、临床表现

1. 急性脑型血吸虫病

急性中毒性脑病征象包括发热、头痛、呕吐、精神症状如烦躁不安、定向障碍、谵妄、嗜睡、昏迷、脑膜刺激征、癫痫发作与肢体瘫痪等。嗜酸粒细胞显著增高。尚见血吸虫感染的一般早期征象。

2. 慢性脑型血吸虫病

此型多见，可发生在慢性血吸虫病的任何阶段，但晚期患者则罕有脑型发现。①癫痫发作：为最常见的症状。局限抽搐多见，例如面肌、口角、拇指、偏侧肢体等。贾克森（Jackson）癫痫常见，可有抽搐后瘫痪。感觉性癫痫表现为手、面部触电样麻木发作，占相当比例。②肢体麻木无力：偏侧手足麻木伴深、浅感觉减退，可有皮质复合感觉缺失与古次曼综合征出现。大多伴轻瘫。③颅内高压：有些患者以头痛、呕吐、眼底水肿为主，与脑瘤的表现极为相似，即所谓脑瘤型的脑血吸虫病，系虫卵沉积引起肉芽肿所致。④其他症状：依脑部不同损害部位而定，顶叶病损可对侧同向偏盲；小脑病损有眩晕、眼震、共济失调等。

三、辅助检查

（1）周围血象：嗜酸粒细胞增高多见于急性患者。

（2）粪便血吸虫卵孵化或沉淀镜检阳性。

（3）乙状结肠、直肠镜检查：黏膜压片找到虫卵。

（4）免疫学试验包括皮内试验、尾蚴膜试验、环卵沉淀试验等，阳性反应都有助诊断。

（5）脑脊液：压力正常或增高，细胞与蛋白可轻度增高，或见嗜酸细胞。

（6）活组织检查：脑组织手术活检发现虫卵为确诊依据。

（7）头颅 CT：无特征性，急性型表现为脑水肿，慢性型表现为局灶性肉芽肿。

四、治疗

（一）预防

消灭钉螺、粪便无害化，提倡应用井水、避免疫水接触，并加强劳动保护，积极治疗患者与感染动物。

（二）病原治疗

吡喹酮对慢性脑型血吸虫病的治疗效果比较明显。成人剂量为每次 10 mg/kg，每日 3 次，2 天疗法，总剂量为 60 mg/kg。儿童总剂量为 70 mg/kg，均分 6 次，每日 3 次，分 2 天服完。对急性脑型血吸虫病，可加倍剂量服药，即每次 10 mg/kg，每日 3 次，连服 4 天。本药不良反应一般轻而短暂，主要为头痛、头晕、乏力、轻度腹泻等，通常不需处理，停药数小时即可消失。个别患者服药后可出现谷丙转氨酶增高及期前收缩等，宜重点观察，对精神病及癫痫反复发作者，用药要慎重并采取相应的措施。

（三）手术治疗

对于有大的占位性肉芽肿出现明显临床症状者应给予开颅切除。对有明显脑部严重水肿反应造成颅压增高者，在脱水治疗不能控制的情况下，根据病人的情况可实行一侧或者双侧减压术，术后还需要驱虫治疗。

第四节 脑型肺吸虫病

一、概述

脑型肺吸虫病是导致中枢神经系统广泛受损的寄生虫病之一，也是肺吸虫病的一部分。肺吸虫移行于大脑和脊髓等神经组织内直接造成破坏和虫体代谢产物以及它们死亡后产生的异性蛋白引起人体的过敏反应。使神经系统受损而呈现多种神经症状和体征。以男性儿童及青少年发病率最高。肺吸虫主要有两种类型，即卫氏肺吸虫及四川肺吸虫。肺吸虫的第二中间宿主为淡水蟹，人误食未熟或生的蟹或蝲蛄，即受感染。囊蚴经消化液作用，幼虫在小肠脱囊而出，穿透肠壁进入腹腔，在腹腔及内脏间穿行，然后穿过膈入肺，在肺内发育成成虫，成虫通常寄生在肺，但亦可移行至皮下、眼眶入神经系统及身体其他部位，成虫从纵隔沿颈内动脉周围软组织上行，可以进入颅内，侵犯脑部，成为脑型肺吸虫病。侵入椎管的肺吸虫是腹腔内成虫或童虫向后腹壁穿行侵入腰大肌和深层的背肌穿过胸椎间孔引起。成虫在宿主体内一般可存活 5 ~ 6 年，长者可达 20 年。脑内病变主要是由于虫体在脑内移行时引起的脑组织的直接损害，代谢产物及虫卵沉积的异物反应等因素造成。

二、病理

脑型肺吸虫多侵犯大脑颞叶，枕、额、顶叶亦可侵犯，小脑则很少累及。成虫在脑内移行窜扰，引起脑组织破坏、出血。病变处成穴状或隧道状，内有血液及虫体，并有明显的炎症反应，并形成脓肿。其后渐形成含有胆固醇结晶、夏科－雷登结晶及虫卵甚至虫体的囊性肉芽肿。成虫离去或死亡较久后，局部脑组织则出现纤维性萎缩性改变和钙化，以及脑沟和脑室扩大等。

三、临床表现

脑型肺吸虫病在小儿比成人多见，可能由于虫体在小儿体内移行至颅内的距离较近，颈动脉周围的软组织较疏松，而易进入颅内。常表现为头痛、呕吐、视觉障碍、失语、偏瘫、癫痫发作、共济失调及精神失常等。依临床特点不同分以下几型：①癫痫型出现全身强直性、阵发性痉挛发作；②脑瘤型往往有剧烈的阵发性头痛，尤以枕部及颞部为甚，或伴有眼肌不全麻痹、视力模糊、失眠、半盲或伴有其他占位性病变的症状，眼底检查视神经乳水肿或视神经萎缩等；③脑膜炎型多有剧烈头痛、呕吐，逐渐意识障碍、颈强直，甚至发展成脑疝；④脑血管栓塞型发病急，突然昏迷，醒后发生单瘫或偏瘫；⑤脊髓型在当脊髓受累时可出现下肢无力、行动障碍，以后有感觉减退、腰痛、坐骨神经痛及排尿、排便失禁，最后发生截瘫；⑥癔症型出现精神失常，记忆力减退，有幻觉、幻视、谵妄等。各型之间常难截然分开，临床所见多为混合型。

四、实验室及辅助检查

（1）血常规

白细胞总数稍有增加，血沉增快，嗜酸粒细胞增加。

（2）痰液检查

卫氏吸虫病大多数有血痰，先为鲜红色，后转赤褐色，镜检可见虫卵及夏科－雷登结晶。

（3）免疫学检查

抗原皮内试验及脑脊液肺吸虫补体结合试验阳性者有特异性诊断价值。

（4）脑脊液检查

急性活动期脑脊液有轻度改变，外观澄清无色，白细胞数增加（ 0.15 ~ 0.84 ）× 10^9/L，常有嗜酸粒细胞，约占 10% ~ 50%，甚至占 74%。脑脊液蛋白轻度或中度增高，糖及氯化物正常。

（5）脑 CT 检查

有占位效应的中心低密度灶，增强后有多房环则是本病特点。

（6）脑电图

有轻至中度常呈弥漫性异常，无诊断学意义。

五、诊断

生活于流行区，食过"未熟或生的淡水蟹或蝲蛄"史，既往有咳嗽、胸痛，咳铁锈色痰史，尤其于痰中找到肺吸虫者，出现神经系统损害症状和体征，应考虑本病。早期肺吸虫补体结合试验阳性率达 98%，结合颅脑 CT 则可诊断。

六、治疗

（1）药物治疗

口服吡喹酮片，2 日疗法，疗效佳，副作用轻，服用方便。以总剂量 90 ~ 100 mg/kg，3 次/天，连服 2 天。治疗后每 3 个月复查大便虫卵及孵化试验。颅内压增高者，给予脱水治疗，病人治疗后癫痫消失或减少，偏瘫和脑膜炎可以完全康复。

（2）手术治疗

有明显压迫症状，且病变不属于萎缩型者可采用手术治疗。颅内肉芽肿占位性效应明显或有癫痫发作及有脑疝形成者，手术治疗后可再给予药物驱虫治疗。

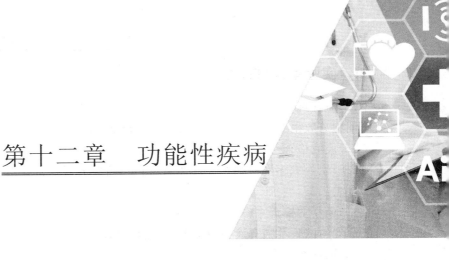

第十二章　功能性疾病

第一节　癫痫的外科治疗

一、概述

癫痫是一种重复发作的短暂的大脑功能失调。典型的表现为突然的意识丧失和全身痉挛，并可咬伤舌部和出现排尿失禁。适宜于外科治疗的癫痫乃由于神经元过度放电所造成，这些病态的神经元称为癫痫灶。癫痫灶部位不同产生癫痫的类型也各异。适于手术治疗的主要是病灶在大脑皮质的局限性癫痫，这也是本章所要讨论的重点问题。针对难治性癫痫也将就新近的手术技术进行讨论。

（一）病因

1.原发性癫痫

原发性癫痫又称真性或特发性癫痫，其真正的原因不明。

2.继发性癫痫

继发性癫痫又称症状性癫痫，指能找到病因的癫痫。常见的原因有：

（1）脑部疾病

a.先天性疾病；b.颅脑肿瘤；c.颅脑外伤；d.颅内感染；e.脑血管病。

（2）全身或系统性疾病缺氧

a.缺氧；b.代谢疾病；c.内分泌疾病；d.心血管疾病；e.中毒性疾病。

（二）症状

癫痫的临床发作形式繁多，常见有如下类型：

1.全身强直－阵挛性发作

又称大发作。按其发展过程可分如下三期：①先兆期；②痉挛期；③昏睡期痉挛后精神模糊或昏迷期。

2.失神发作

又称小发作。通常有如下几种类型：①简单或复杂失神发作；②肌阵挛性失神发作；③不典型小发作。

3. 简单部分性发作

又称局限性发作，是不伴有意识障碍的运动、感觉和自主神经症状的发作。

4. 复杂部分性发作

又称精神运动性发作，系伴有意识障碍的部分性发作。多数病例病灶在颞叶，故又称为颞叶癫痫（发作）。

5. 功能性部分性发作。

（三）癫痫外科治疗的手术前评估

癫痫外科手术前的评估至关重要，它包括详细的病史、神经系统检查、脑的电生理学检查及形态学检查等。根据评估确定癫痫患者是否适宜手术、手术时机以及采用何种手术方法。

目前认为，癫痫患者应早诊断、早治疗。手术治疗应在癫痫发作形成不可逆性损害之前进行为佳，最好是在青春早期。对某些特殊情况，如婴儿痉挛伴顽固性癫痫等，一旦明确诊断，即应尽快手术，可不考虑年龄等限制因素。

术前对致痫灶的准确定位是手术成败的关键。脑电生理学检查是痫灶定位最基本的方法之一，目前已发展到脑皮质电图（ECoG）、深部脑电图、视频脑电图连续监测等阶段。另外，随着高分辨率螺旋 CT 及功能磁共振（f-MRI）的出现，以及单光子发射计算机断层扫描（SPECT）、正电子发射计算机断层扫描（PET）、脑磁图（MEG）等的应用，将脑组织代谢、功能活动与脑形态结构等方面完整地结合在一起，使致痫灶的定位准确率明显提高。

1. 脑电图

目前，除常规发作期、发作间期脑电图检查外，又发展脑电地形图、长程视频脑电图及手术中脑电图监测技术等。尤其是在偶极子分析软件及长程脑电图监测技术和神经影像学技术的结合，使脑电波谱形成脑解剖上的三维重建，更有利于指导手术入路和切除病变部位。

2. SPECT

利用脑组织可摄取某些放射性核素，将此类核素作为示踪剂注入血管内，即可反映脑组织局部的血流灌注。通常 SPECT 在癫痫发作间期无异常发现，在发作期或发作后 30 秒钟内脑局部血流灌注增加，其致痫灶定位率达 97%，即使在发作后 20 分钟内给药，其定位率仍可达 72%。

3. 正电子发射断层扫描（position emissior tomography，PET）

PET 可显示病变部位能量代谢的变化。在癫痫发作期，PET 可发现局部的高代谢灶，与术中记录的皮质脑电图和手术后的病理所见等相符。若将 PET 和常规 EEG 结合在一起，约 40% 的颞叶复杂部分性癫痫患者和 92% 的儿童癫痫患者可做出明确定位诊断。

4. 功能型 MRI（functional-MRI）

f-MRI 不仅能清晰地显示出脑解剖结构，而且还能了解脑血流灌注、弥散、流速以及认知等功能。通过认知功能测验，可清楚地显示运动、感觉、语言、视觉等中枢所在，这对手术中功能区皮质的保护十分重要。

5. 脑磁图（magerletoencephalography，MEG）

脑磁图是一种记录颅内神经元电活动的新技术。通过颅外 140 余个探测器和生物磁性记录仪，精确定量并记录神经元的异常放电，在影像上显示出致痫灶的精确解剖定位。其精度可达 1 mm，且能分辨出原发病灶和继发病灶。

（四）治疗

1. 病因治疗

一旦病因明确，应对因治疗。

2. 药物治疗

抗痫药物是治疗癫痫的首选方法，也是外科治疗的必要辅助方法，具体见内科学。

3. 手术适应证

（1）局灶性癫痫经辅助检查证实脑内有局限性致痫灶而且部位恒定可以手术的。

（2）无恒定致痫灶的难治性癫痫，毁损癫痫的传播途径可使发作减轻、减少。

（3）继发性癫痫的病灶可以手术切除者。

（4）临床经过迁延，有频繁的发作，至少每月应 4 次以上，应用适当的第一线抗癫痫药正规治疗且药物的血浓度在正常的范围内，至少观察 2 年，仍不能控制发作且影响正常生活者。

4. 主要手术方法

（1）致痫灶切除术

对于有明确致痫灶且痫灶不位于重要功能区者可以对致痫灶进行切除，这是一种去除病因治疗的方法，也是一种理想的方法，是目前国际上推崇的方法之一，但手术前必须对致痫灶定位十分准确。

（2）前额叶切除术

颞叶癫痫是顽固性癫痫最常见的类型，其也可与其他部分癫痫联合发作，所以，前颞叶切除可以达到去除病灶的目的，手术效果较为确切，目前应用十分广泛，手术中主要是防止损伤语言中枢和视路。

（3）选择性海马 – 杏仁核切除术

海马与杏仁核是癫痫传导环路中的重要组成部分，而且因这些结构兴奋阈值低，可以对癫痫放电有放大作用，同时海马对缺血、缺氧耐受性差，容易成为癫痫灶，与颞叶有关的癫痫常需要切除海马及杏仁核。

（4）大脑半球切除术

病人（特别是儿童）存在严重的脑半球损伤并导致不可控制的癫痫发作和对应的肢体瘫痪者，可采用大脑半球切除术。将大脑半球的全部或部分组织切除，以期达到控制、消除癫痫发作的目的。手术后存留的脑半球组织可以行使被切除脑半球的功能，对侧肢体会出现一些运动功能的减退和丢失损伤，还可出现周边或侧边视力的丢失损伤。

（5）胼胝体切开术

胼胝体切断术是通过切断连结两大脑半球的神经纤维（胼胝体），以期达到阻断癫痫发作向外传导的神经通路。其适应证主要包括无法控制的全身强直阵挛性发作、跌倒发作、强烈痉挛性发作。这些发作同时影响大脑两半球，切除任何部分脑组织均无法停止发作的产生。胼胝体切断术一般无法全部停止发作的产生。将很大程度上减少跌倒发作或痉挛重复发生的次数，同时减弱重复发作产生的影响程度。

（6）多处软膜下横切术与多处皮质热灼术

致痫灶位于重要功能区（例如运动或语言功能区）者。切除这部分组织可能造成瘫痪或语言功能的损伤。多处软膜下横切术通过在脑组织上横行做一小切口，以阻断癫痫发作向外的传输，达到停止或减弱癫痫发作的目的，但不损伤功能。多重软膜下横切术可独立使用或结合叶切除术联合应用。多处皮质热灼术是多处软膜下横切术的改进，主要是防止出现多处软膜下横切术后的蛛网膜下腔出血与粘连。

（7）迷走神经刺激（VNS）与脑深部电刺激（DBS）

迷走神经刺激是由一个电刺激发生器产生一持续的低频电脉冲，刺激左侧颈部迷走神经，达到控制癫痫的目的。其作用机制可能与减少脑的兴奋性或减少诱发癫痫的刺激有关，它的副作用较罕见，主要有声音嘶哑、咳嗽、感觉异常，停止刺激后便消失。VNS 适用于术前评价无法定位的致痫灶或不适合切除手术的癫痫综合征或致痫灶位于重要功能区者。

二、局限性癫痫的外科治疗

（一）适应证与禁忌证

满足以下要求者，可采用手术治疗：

1. 正规合理的抗癫痫药物治疗 2 年仍不能有效控制发作，每个月发作时间在 3 ~ 4 次或以上者。

2. 临床症状及辅助检查能确定病变属于局限性癫痫者。

3. 病变位于大脑皮质者。

如无局限性癫痫的客观证据，有多发性癫痫灶，部位分散，除适于做大脑半球切除者外，一般不考虑手术。

（二）术前准备和麻醉方法

术前准备与一般开颅术相同。常规采用气管内插管静脉复合麻醉。对于患儿，应取得充分信任，以配合手术实施，术前给予充分镇痛、镇静，其有助于避免癫痫的大发作，患儿术前 30 分钟肌内注射东莨菪碱 0.005 mg/kg，咪达唑仑 0.15 mg/kg，入手术室前肌内注射氯胺酮 6 ~ 8 mg/kg。进入手术室后建立静脉通道，静注芬太尼 2 ~ 4 μg/kg、硫喷妥钠 4 ~ 6 mg/kg 或丙泊酚 11 ~ 2 mg/kg、琥珀胆碱 1 ~ 2 mg/kg 或维库溴铵 0.08 ~ 0.1 mg/kg 行全身麻醉诱导、插管。气管插管后持续静脉滴注丙泊酚、芬太尼、维库溴铵维持麻醉，个别患者麻醉较浅时酌情辅助静脉应用氟芬合剂、丙泊酚、芬太尼或吸入少量恩氟烷、异氟烷等。术中连续监测 BP、ECG、HR、SPO$_2$ 去骨瓣后进行皮质和（或）深部脑电图检查前 30 分钟减缓麻醉药物滴入以降低麻醉深度，待术中 ECoG 病灶定位完毕之后再加深麻醉。

（三）手术治疗

1. 开颅

以前诊断的癫痫灶为中心做骨瓣成形术，因术中发现的癫痫灶位置和个数与术前不尽相同，因此骨窗应较大，至少应显露术前所发现的癫痫灶及其四周各 3 cm，以便能做较全面的 ECoG 检查，达到在手术野内施行病灶切除术。

2. 望诊

硬脑膜切开后，注意视野内脑皮质表浅的癫痫灶，有否脑萎缩、脑瘢痕粘连、脑回小畸形、血管畸形、占位性病变等。有时硬脑膜下常有薄层液体并在侧裂池积有大量的脑脊液，表明有脑萎缩存在，应进一步仔细检查皮质，可将蛛网膜切破一小口，排出脑脊液，如发现为脑回特别细小，且深陷在邻近脑回之中，此即 Penfield 所指的脑回小畸形。如为脑皮质瘢痕，则见表面蛛网膜增厚混浊、皮质小血管减少/增多、表面颜色改变、触之较硬或呈条索感，病变部位脑回消失。

3. ECoG 检查

肉眼检查后，先做一次脑皮质电图检查，初步探查有无自发性癫痫灶，并记录术野皮质的电活动，以备进一步检查对比。将条形或片形皮质电极均匀分布于手术野中，用脑电监护仪进行记录与观察，依次做整个术野记录，每一电极位置均以顺序编号标明，记录于已消毒备用的记录纸上，以便与脑电图记录对照比较。可将每一电极位置与该点的脑电图记录联系起来，以发现可能的自发性癫痫灶活动。

一般来说，上述各种异常电活动，表明癫痫灶所在，但并非绝对如此。如在一个外形有病变的脑回有自发病理电波和电刺激过敏表现，则基本可确定癫痫灶。

4. 切除病灶

皮质切除的范围最好以脑沟为界。先在需要切除的脑回嵴部做软脑膜切口，用双极电凝切开。然后，用吸引器在软脑膜下将脑回的灰质吸去，深度以灰质为界，白质予以保留。如切口需跨越另一脑沟时，则皮质切口必须光整，并注意保留脑回上的软脑膜以保持血液循环。有时切除的范围甚小，可全部用吸引器吸去；如范围较大，亦可做块状吸除。并吸除癫痫附近的许多瘢痕组织，切除时应尽可能将室管膜保留，避免打开脑室后使血性物流入脑室内，导致术后高热反应的并发症。

在额、颞或枕叶病灶可考虑做脑叶切除术。有时亦可有瘢痕范围很大，而癫痫灶较为局限者，亦可仅做癫痫灶切除。起源于良性肿瘤附近的癫痫，在切除肿瘤后，还需将肿瘤附近的癫痫灶切除。需注意的是，此种办法只适用于良性肿瘤。

有时切除一个癫痫灶后，皮质电图检查显示仍有癫痫出现，或原有的其他癫痫灶更趋活跃，需一一彻底切除，往往能发现一些隐蔽在深部的脑损害，如脑钙化灶等。

在病灶切除完毕后，再做皮质电图检查。如癫痫灶已全部切除，则检查所见必有显著改善或接近正常；如仍有病灶活动，再做适当的切除，直至全部清除为止。

5. 术后处理

同一般开颅手术。需注意的是，抗癫痫药物仍可继续服用，如情况良好，2 年后可完全停用。

6.疗效

局限性癫痫手术治疗的效果有以下几种：①术后不再有癫痫发作或偶有发作者占40%～50%；②癫痫仍有发作，但程度有改善者占30%～40%；③无改善者占10%～30%。

为何改善不明显或无改善主要取决于：①术前诊断与癫痫定位不准；②手术时癫痫灶的定位不清；③病灶切除不完全；④保留脑组织有损伤或血供不良。

病灶切除不完整主要是：①癫痫灶弥漫；②癫痫灶位于不可切除的脑组织中；③癫痫灶位于皮质下结构内。

第二节 扭转痉挛

一、概述

本病又称变形性肌张力障碍、扭转性肌张力障碍、豆状核性肌张力障碍，是一种少见的基底核疾病，在临床上表现为肌张力障碍及四肢和躯干扭转的缓慢而剧烈的不随意运动。

二、病因及病理

本病的病因不明。少数病例有家族史。症状性的扭转痉挛可能由感染或中毒引起，其次是胆汁色素沉着于基底核，少数由血管畸形或肿瘤诱发。作为一个综合征，扭转性不随意运动可见于流行性甲型脑炎后、帕金森综合征、肝豆状核变性以及其他基底核疾病。

基本病理变化为神经细胞变性和萎缩，主要见于基底核，尤其是尾状核和壳核，在生物化学上则认为中枢神经系统多巴胺能活性增加或减少都可引起发病。

三、临床表现

发病常在儿童或少年时期（6～12岁）。初起时由于一脚或两脚有痉挛性跖屈，患者行走时脚跟不能着地，随后躯干和四肢发生非常奇异的扭转运动，运动或精神紧张时扭转痉挛加重，在睡眠中完全消失。常出现脊柱前凸和脊柱侧弯。

患儿并无真正的麻痹，一般情况下神经系统检查大致正常，无肌肉萎缩。反射正常，深、浅感觉亦均不受损害。精神方面一般并无改变。

四、诊断及鉴别诊断

扭转痉挛是以颈部、躯干、四肢、骨盆呈奇特的扭转为特征，诊断不难，但需与以下疾病进行鉴别。

1.肝豆状核变性

年龄在20～30岁之间，可出现肢体震颤（多为意向性震颤，有时为粗大扑翼状），肌张力增高（呈渐进性加剧），构音困难。其常伴有精神症状，角膜上有 K–F 环。

2. 手足徐动症

症状性手足徐动症常由脑炎后、肝豆状核变性或核黄疸引起。先天性的多伴有脑性瘫痪，表现为手足发生缓慢和不规律的扭转动作，四肢的远端较近端显著，其肌张力时高时低，变化无常。

五、治疗

内科治疗可用镇静剂或抗帕金森病的药物（左旋多巴等），但效果不佳，可使用肌肉松弛药物也只能获得暂时性的改善。外科治疗可采用脑立体定向毁损手术，主要破坏苍白球内侧部或丘脑腹外侧核头部或中央中核外 1/3，躯干症状严重者要做双侧手术，复发者可再次定向毁损，但是要扩大毁损灶。近年来，有人采用慢性脊髓刺激的方法治疗本病，电极放在上颈段脊膜外腔刺激频率在 500 Hz 左右，有的有效。但对本病的进行性病程并无影响。

六、预后

总的讲来，本病是一种缓慢进行的疾患，大多数的患者在起病若干年后死亡。仅有少数病侧在发展过程中停顿下来，甚至自行缓解。

第三节 小儿脑性瘫痪

一、概述

脑性瘫痪简称脑瘫，这种疾病虽然以运动障碍为主要表现，其发病原因、机制、临床表现、康复治疗及预后都十分复杂。脑瘫患儿往往还有许多其他障碍重复发生，如智能障碍、视力障碍、语言障碍、听力障碍及癫痫等中枢损害表现，将严重影响他们的发育、健康、学习和谋生能力，并能导致严重残疾。脑瘫是小儿最常见的先天性及出生后发生的脑功能障碍综合征，其发病率世界各地报告不一，国际卫生组织统计 CP 发病率为 1‰ ~ 5‰，近 20 年来，由于未成熟儿、低体重儿成活率增高，在这部分小儿中 CP 的患病比例显著增加，日本报告占 3.75%，在我国 CP 患病率约占人口 4‰，全国脑瘫患者约 500 万。这个病之所以复杂，一是因为这些患儿不只有运动障碍，常并发癫痫、语言障碍、智能和感觉障碍等各种各样的中枢性疾病；二是因为除运动方面，在日常生活动作、学校教育、社会成熟等广泛的学习方面存在问题，在发育成长方面也有困难。脑性瘫痪患儿为儿科康复的主要对象之一。痉挛性脑性瘫痪是大脑性瘫痪的几种临床类型之一，占大脑性瘫痪的 30% ~ 50%。痉挛性瘫痪并不是肌肉的真正"瘫痪"，而只是肌肉正常的牵扯反射表现增强。受累部位的肌肉无论主动收缩或被动收缩时，均引起对抗组肌肉同时收缩。这样就严重地阻碍某一动作的完成。这说明为什么患者在肌肉放松时症状表现常不明显，但每当用力想完成某一主动动作时，就会引起肢体僵硬及动作笨拙。另外，由于肢体各组肌肉原来的肌力就不相等，一旦各自收缩时，就会产生常见畸形，例如足下垂（尖足）、膝屈曲、腕屈曲、拇指内收、手指屈曲等畸形。外科手术并不是脑性瘫痪的主要治疗手段，它是为康复训练创造环境。

二、定义

小儿脑性瘫痪（cerebral palsy，CP）简称脑瘫，是指出生前、出生时或出生后一个月内，因妊娠高血压综合征、感染、脐带循环障碍、早产儿、窒息、产伤、代谢性及遗传性因素等原因，损伤大脑运动中枢而致的非进行性中枢性运动障碍及姿势异常。在传染病和脊髓灰质炎得到控制后，脑瘫成为当今世界上儿童致残的主要疾病之一，即使医学发达的西方社会亦不能降低其发病率，近年来反而有增高趋势，这是因为上述疾病能得到及时的抢救治疗而生存者增多，但损伤大脑组织不能修复。据有关资料统计，我国脑性瘫痪的发病率为4‰，其中2/3为痉挛性瘫痪。痉挛是神经系统疾患临床治疗中最具有挑战性的课题之一，它是脑性瘫痪、脑外伤、脊髓损伤、脑卒中等病人的常见症状，当痉挛不能通过药物、理疗等保守方法得到控制时，可以通过手术方法使得过度增高的肌张力得到下降而不损害残余的运动、感觉功能。

三、病因

1. 产前因素

遗传因素：人类基因突变数据库宣布已发现突变基因632种，与小儿脑性瘫痪相关的遗传疾病有痉挛 – 舞蹈症、共济失调症等；母体因素：母体智力低下、癫痫、重度贫血、营养不良、吸烟、吸毒、饮酒等；母体泌尿系感染及其他感染、孕期用药以及其他物理或化学因素造成的胎儿发育期的缺血、缺氧。

2. 围生期因素

妊娠中毒、高血压、外伤、早产或过期产儿、低或者超体重儿、新生儿窒息、黄疸、溶血病、颅内出血、产伤等。

3. 出生后因素

中枢神经系统感染、脑外伤、药物及 CO 中毒等。

四、病理

脑性瘫痪不是一种独立的疾病，而是由多种原因引起的脑损伤所遗留的残留病变。其病理变化没有固定的表现，而且不同病例的病理表现不完全一样。常见病理变化有中枢神经系统发育畸形、胎儿期或出生后脑组织缺血、缺氧及感染，而在病理检查示瘢痕、软化、硬化、脑萎缩和脑组织缺损等。

五、临床类型

1. 痉挛型（spasticity）

发病率最高，占全部病人的 60% ~ 70%。病变波及锥体束系统，肌张力增高，肢体活动受限。自主活动范围受限，被动活动关节有抵抗，有异常姿势，锥体束病理反射阳性是其重要表现。

2. 手足徐动型（athetosis）

约占脑瘫 20%，主要病变在锥体外系统，表现为难以用意志控制的不自主运动，当进行有意识运动时，不自主、不协调及无效的运动增多。患者表现出非对称异样姿势，动作不灵活，腱反射亢进，肌张力多增高，有时也正常，无病理反射引出。

3. 强直型（rigidity）

此型很少见到，四肢呈僵硬状态，肌张力在四级以上，自主运动很难或不能完成，被动活动也难达正常范围，常伴有智能、情绪、语言障碍。

4. 肌张力低下型（atonia）

患儿四肢及躯干处于松软状态，随意运动与不随意运动都比较缺少，肌张力低下、肌力不足以运动肢体。此型属于脑性瘫痪的重症，多见于婴儿期，幸存者逐渐演变为痉挛型或手足徐动型或混合型脑性瘫痪。

5. 共济失调型（starla）

表现为小脑症状，步态不稳，走路时两足间距加宽。四肢动作不协调，上肢常有意向性震颤，肌张力低下。此型不多见。

6. 震颤型（trevor）

此型很少见，表现为四肢震颤，多为静止震颤。

7. 混合型

指前几类型脑性瘫痪的表现出现于一个脑瘫病人身上，最多见的表现为痉挛型 + 手足徐动型，也见于与运动失调型混合出现。

六、临床表现

脑瘫临床表现多种多样，虽然临床表现比较复杂，但脑瘫患儿一般都有以下表现。

1. 锥体束损害类脑性瘫痪的临床表现

脑瘫以锥体束损害发病率为最高，占脑瘫全部病人 70% 以上，临床表现也基本定型。不论四肢瘫还是三肢瘫、偏瘫或是双下肢瘫，表现都以痉挛性瘫痪为主。

2. 肌张力增高

肌张力增高是锥体束损害的典型表现，按 Ashworth 评分，肌张力在二级或三级以上。肌肉有痉挛，屈肌张力大于伸肌；被动活动检查时，开始阻力较大，终了时会明显减弱，被动活动越急、越强劲，阻力也越大，称肌张力折刀样增高。严重时肢体呈挛缩状态。

3. 姿势异常

锥体束损害的病人姿势多以双下肢痉挛、内收、内旋及两足交叉、足跟不着地为典型。同时可有屈髋、屈膝、足踝跖屈的畸形；如伴有上肢瘫时，较重侧上肢呈抬肩、屈肘、前臂旋前、拇指内收及屈指、屈腕畸形；有的伴有脊柱侧弯或髋关节脱位畸形。由于肌张力不平衡，有的病人因腓骨长短肌肌力低下而形成内翻足；因胫后肌力低下而出现外翻足；因足底肌力不足而出现扁平足；如伸膝肌张力高于膝屈肌的肌张力可出现膝反屈曲的畸形。

4. 步态异常

步态显得非常特殊，行走时双膝互相摩擦，甚至两腿完全交叉，形成所谓"剪刀步态"。下肢的腱反射显著亢进，并出现病理反射，而感觉大都无障碍。

5. 锥体外系损害的临床表现

锥体外系统病损时所产生的症状有两类，其一表现是肌张力变化表现为增强或减弱；其二是运动障碍，表现为：①运动减少（帕金森病）；②运动过多（如舞蹈症、手足徐动症、扭转痉挛等）；③混合性运动障碍（如共济失调、步态障碍、一侧面肌痉挛、僵人综合征等）。

6. 运动平衡系统损害

临床表现共济失调可分为三类：①小脑性共济失调；②感觉性共济失调；③前庭迷路性共济失调。

总之，小儿脑性瘫痪均有以下表现：运动发育落后，主动运动减少，肌张力异常，姿势异常，反射异常。脑瘫小儿除运动障碍外，常合并其他功能异常，如智力低下、语言障碍、视力障碍、小头畸形、癫痫、关节脱位、听力障碍和脑积水等。

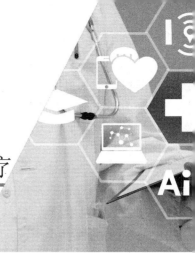

第十三章　康复治疗

第一节　物理治疗

一、概述

1. 定义

小儿物理治疗学是运用物理治疗的理论、知识与技术来帮助儿童促进其健康与发展。

物理治疗（physical therapy，PT）包括物理因子治疗和运动治疗两部分。物理因子治疗是运用力、电、光、声、水及温度等物理因子（physical agents）来促进人体健康，预防和治疗疾病，改善功能的一门专业学科；运动治疗（therapeutic exercise）是指以运动学、生物力学和神经发育学为基本原理，可采用主动和（或）被动的运动，通过改善、代偿和替代的途径，来纠正人体躯体、生理、心理和精神功能障碍，以此提高健康水平的一类康复治疗技术。

2. 服务对象

小儿神经系统疾病物理治疗服务对象有脑性瘫痪儿童、发育迟缓儿童、小脑共济失调、小儿颅脑外伤和脊髓损伤、臂丛神经受损等神经系统疾病。

3. 特点

（1）物理因子对人体作用的特点

①生理学作用：引起体内某些物质分子结构变化，影响各种酶的活性，调节物质代谢，促进血液和淋巴循环等；②治疗作用：提高机体某些系统、器官的功能水平，促进损伤组织的修复与再生等；③特异性：因不同的物理因子可以选择性作用于不同细胞、组织和器官，引起特异性效应。

（2）运动治疗特点

①是一种主动积极的治疗方法：要求患者积极主动参与治疗的全过程，以此来促进患儿正常运动的发育，抑制或减弱患儿异常运动和姿势的发生；②局部和全身治疗相结合：肌肉关节的活动可以锻炼局部器官功能，也可通过神经反射和体液调节来促进全身功能的恢复；③防病和治病相结合：能够促进疾病的临床治愈和功能恢复，能防止并发症或不良后果，也能强身健体-锻炼意志品质。

4. 小儿物理治疗的作用和功能

（1）改善和维持关节活动范围，以利于患者完成功能性活动；（2）通过肌肉的收缩来改善或增强肌肉的力量；（3）改善或重新获得关节周围软组织的伸展性，降低肌张力，增加或恢复关节的活动范围，防止发生不可逆的组织挛缩；（4）提高平衡能力和协调能力；（5）促进代偿功能的形成与发展，可通过训练代偿能力，以达到最大限度的生活自理；（6）具有镇痛、消炎、消肿、缓解痉挛，脱敏或致敏作用，增强机体的适应能力。

二、脑性瘫痪的物理治疗

（一）运动功能训练的原则

运动功能训练是脑瘫患儿康复训练的核心，训练的目的是建立和恢复脑瘫患儿基本的运动功能。为了改善脑性瘫痪患儿的运动功能，不必要对每一个姿势都进行训练，只要从正常的姿势、运动中抽出基本的运动功能来诱发强化即可。这些基本的运动功能的诱发和强化，应考虑结合粗大运动动作和精细的运动动作获得而进行。

1. 身体的正中位背向运动

从头部正中位开始，做手 – 手、手 – 口、足 – 足、手 – 足、在手 – 足 – 口终了正中位背向运动。在俯卧位头的正中位时用身体前方位置的手来支持身体，或在身体前放置的物品，经眼、耳确认的同时，一边用手抓握。

2. 头和躯干的翻正运动功能

这是使头部、躯干保持垂直 – 正中位立起的运动，也是一种自动反应。不管运动中身体的姿势如何，头、躯干都会恢复到直立、正中位。这种功能和下述的四肢支持运动共同保证完成由卧位到坐位，再到立位的抗重力姿势及运动的发展。

3. 四肢的支持运动功能

小儿四肢的支持功能和玩具娃娃手足不一样，不仅要求静止时支持身体，而且要求翻正运动协同保持抗重力姿势，身体失衡时，能调整上、下肢力量而未倒下。必要时会做迈步动作防止摔倒。

（二）运动功能训练时注意事项

脑性瘫痪患儿的运动功能训练中，要注意以下几方面。

1. 训练应按从头向尾方向及从中枢向末梢方向顺序进行，即首先从控制头开始训练，接着训练控制躯干以及上肢的支持性，最后训练下肢支持性。

2. 抑制异常姿势、运动，同时进行正常运动姿势的发育诱导。异常运动随年龄的增长而发展形成脑性瘫痪的病型特点，在治疗时采取抑制手法控制异常模式时，还必须纠正成正常模式诱导其发育。

一般来讲，徐动型患儿因运动性好但缺乏固定性，表现出徐动的特征；痉挛型患儿因关节异常固定性而缺乏运动性。所以应针对不同类型应采取相应的治疗方法，如对弛缓型肌无力的婴儿采用刺激的叩打、拍击、压迫等方法。

3. 保持姿势训练是必要的。在脑性瘫痪患儿训练中，首先要力图获得保持姿势的能力，然后用其姿势促进相应动作的发展。因为运动和姿势是相关联的，有了保持姿势的能力，才能不断地向正常发展，完成训练的要求。

4.诱发、强化固定的运动反应方法是功能训练的步骤，最后向泛化的方向发展。在训练的过程中，开始诱发出希望达到的基本动作，再进行反复的强化训练，力图尽快达到稳定并保持。最终，使这些训练获得的动作，向日常各种动作泛化，完成协调的运动功能。

在训练时特别要注意诱发、强化方法，应仔细研究不同儿童的特点，当诱发出希望的反应时，为了强化，应尽可能地使之持续，进行"时间的增加"。以肌肉的收缩而言，即加以"等尺性收缩"。如刺激部位的数目增加会产生"空间的增加"，使应答运动更强化。获得到姿势的固定后，泛化于生活动作达到康复目的。

5.促进左右对称的姿势和运动，在所有正常运动和姿势中都是左右对称的，这是正常运动的基础。书写、体操和各种比赛活动等都是必须从对称姿势出发，进一步获得非对称的"技巧"运动。脑性瘫痪患儿呈现非对称姿势，所以其运动是异常的。

6.训练前缓解肌肉的紧张。在做任何训练动作时，必须注意缓解肌肉的紧张，否则训练难以进行。对痉挛型患儿，使之仰卧位时，其屈曲紧张非常强烈，反之使其俯卧位时，身体呈硬性曲翘状态。遇到这种情况时，可使患儿身体侧卧，轻轻将手放在患儿肩和腰部，先用一手固定腰部，然后另一手前后摇动肩，使之松软，除了紧张后再进行训练。还可先固定肩后摆晃腰部，这样交替进行。为使患儿自身体验这种弛缓的感觉，要反复来做。

对于下肢呈硬性伸展的患儿，可采侧卧位来缓慢地屈曲，伸展散、膝关节，如果能够缓解的话，仰卧时就容易缓解紧张。

对于一个上肢或下肢关节僵硬的患儿，则应从上肢开始，按肩、肘、腕关节的顺序使其屈曲或伸展，此时切记不要操之过急或用力过强。而下肢则按髓、膝关节、踝关节顺序来做。

以上这些运动对预防关节僵硬、挛缩有重大作用，应该每日坚持。肌紧张缓解后才能进行功能训练。

（三）头部控制训练

头部控制发育是人体所有运动发育的基础，头部控制不良，必然导致发育迟缓。头部控制首先是从眼球的追视运动开始的，新生儿一出生就有向左右方向的追视运动能力，1～2个月后出现上下方向的追视运动。眼球的追视是否充分对今后头部的屈伸，左右旋转及头部的翻正反应起着非常大的作用。

1.眼球的追视训练

进行眼球的追视训练时，治疗师用颜色鲜艳且能发出声音的玩具在离患儿眼睛30 cm的水平位置缓慢的左右移动，观察其眼球是否跟随玩具而左右运动；同样的位置将玩具做上下移动观察患儿的上下追视运动，进行训练时移动的速度要缓慢均匀。如果上下方向追视可以完成，说明视觉的发育不会有很大的问题，为今后头部在垂直位的保持以及前后左右的运动打下了良好的基础。

2. 仰卧位头部的旋转

仰卧位时头部上下左右的旋转性运动实际上是追视的最佳效果，头部的旋转运动是追视运动的延伸。应当注意，头部的枕侧和侧方的扁平及变形会影响仰卧位头部的旋转。

3. 拉起训练头直立

把患儿抱起放在父母身上，父母背靠垫躺卧下，双腿屈曲。患儿斜躺在父母腿上，头放在父母膝部，父母用双手将患儿双手拉起时，要保持双肘伸直，使头、躯干抬起来坐起，促使抬头立直，锻炼颈部；也可以让患儿再仰头贴膝，再反复拉起。

4. 肘支撑头部上抬

正常儿大约在出生后两个月可用双肘支撑完成俯卧位头抬 60° 的动作，脑瘫患儿由于迷路性的翻正反应不充分，紧张性迷路反射残留，在做此动作时常会出现面部及双膝同时支撑体重的屈肌位的姿势。这时治疗师做训练应在患儿后侧，使其散关节膝关节取屈曲位；随后治疗师双膝分别跪在患儿两侧，利用自身力量防止患儿臀部上抬；随后治疗师使自己的重心后移，用两手借助患儿肩胛带和肘关节，完成肘和手的支撑动作。为了诱发患儿头部上抬及旋转，可以在距患儿头部约 30 cm 处放置患儿感兴趣的玩具或食物。但是，当患儿屈肌紧张时，髋关节屈肌内收肌短缩明显，应减轻对患儿臀部的压迫，以免造成患儿哭闹及肌肉拉伤。

为了抑制迷路性反射姿势及屈肌张力的亢进，同时为了在保持头部上抬的同时利用肘关节支撑体重进行感觉输入和再教育，治疗师可以借助自己的双手使患儿头部上抬保持竖直位。这样既抑制了异常的反射姿势又提高了患儿双眼追视的范围和对外界的兴趣。

5. 仰卧位头部上抬

这个动作在正常人日常生活中常见，属于早期实用性系列动作，脑瘫患儿常会有仰卧位时屈肌控制能力低下，受外界刺激时伸肌过度紧张的现象，这种情况下进行仰卧位头部控制能力训练就非常必要了。进行训练时治疗师用双腿夹住患儿的骨盆及双下肢，双手握住患儿两肩，让患儿双手交叉抱肩，然后治疗师诱导患儿头部上抬，紧接着让患儿慢慢坐起至 45°，在这一位置停止片刻。对双侧肩部周围肌群张力低下的患儿必须注意不要牵拉其双手做这一动作，避免肩部脱位。

6. 俯卧位头部上抬与双上肢的支撑

这一动作的主要目的是提高头部的抗重力伸展能力和双手支撑负重的能力，并且促进手掌负重感觉的强化。许多脑瘫患儿习惯于双肘支撑动作使头部抬至竖直位，利用手掌支撑体重较困难，重心后移不能完成。治疗师应在训练时应跪在患儿的后侧，患儿俯卧并使髋关节屈曲位，治疗师用双腿夹住患儿骨盆两侧，双手握住患儿两侧肘关节令其伸展。在保持其肘关节伸展的同时，治疗师可以诱导患儿适当前移重心，尽可能地使患儿上肢与地面垂直。训练过程中要注意患儿抬头。这一动作是以前面的训练动作为基础的，头部上抬双上肢支撑能力获得后可进一步进行以这些姿势为基础的重心移动训练。治疗师用一只手护持患儿手掌，另一只手将患儿上肢上抬，这样反复交替地使重心在双上肢之间左右移动。

7. 纠正不良姿势

脑瘫患儿常会出现各种不良姿势，可通过一些手法治疗可以纠正这些不良姿势。

（1）角弓反张

表现为头向后仰，双肩旋前上抬。纠正时用手压着患儿的双肩，扶持其头部向前倾，但不要将手放在患儿的枕后部向上抬，以免加重痉挛。

（2）头后仰

表现为坐位或直立位时，头部无法与身体保持一致，而是向后仰。纠正时双手稍用力握住患儿双肩，大拇指压住胸部，使双肩旋内，肩胛带前伸。或者将其双上肢放在身体前，按住其胸部，使头向前倾。如果头向后仰，肩部和手臂外展，或有时双臂屈曲，有时一臂屈曲、一臂伸展，纠正时双手握住患儿两上臂，再将双臂放到身前，双肩关节旋内，双臂朝下，再慢慢上抬。

8. 控制头和身体

如果患儿不能学会抬头，则其他活动将很难学会。仰卧位由于紧张性迷路反射的影响，使背部肌张力增高，身体僵硬，而正坐位有助于患儿抬头和注视四周。训练时应从支撑坐位开始，先将患儿扶坐在治疗师的双膝上，治疗师轻压其双肩并逐渐抬高其胸背部，使患儿头向正前方。当其头部支撑改善时，治疗师也可以仰卧位，屈曲双膝，让患儿靠在治疗师的大腿上，治疗师双手扶住双肩，将其身体缓慢向前倾。也可在患儿身体向前倾时，慢慢将其向两边移动，以训练其抬头。或让患儿俯卧在治疗师的胸部，并缓慢向两边活动其身体。

有条件时可以让患儿俯卧在楔形木块上或治疗球上玩玩具，也可同时训练头和躯干的控制能力。

（四）躯干控制训练

躯干控制的基础是头部获得充分的控制，因此在躯干控制训练之前，应使头部有很好的控制与调整能力。

1. 俯卧位屈伸的统合调整

俯卧位时正常儿一般是用肘支撑体重的，这时其肘位于肩关节稍前的位置上，肩关节处于轻度的外展外旋，这样可以更容易获得重心的移动。

脑瘫患儿由于异常姿势反射的影响，俯卧位时屈伸统合能力的调整困难，多见于这些患儿双侧肩胛带上提，肩关节内收，治疗师为了控制患儿这个姿势，用自己的手抓握住患儿的两肩，通过肩部轻轻地向胸部方向施加压力来获得腹肌的收缩，如果沿对角线的方向施加压力可以获得体重的侧方转移。

2. 仰卧位屈伸的统合调整

正常儿通过屈伸统合调整，双上肢可以向前方伸展，还可抓住膝部和脚，并可以把脚放到口边，使髋关节处于屈曲位、膝关节处于伸展位，伸肌运动优势开始被打破，分离运动开始出现。这时是副侧肌肉发育的高峰，这会为今后平衡的获得与坐位的保持打下良好的基础。脑瘫患儿在这一方面会有很明显的缺陷，使患儿的活动缺乏运动性与分离性。治疗师对这类患儿进行训练时首先使其处于仰卧位，让患儿骨盆上抬放在治疗师的双膝上，使患儿头部在屈曲位，后颈部在伸展位。维持这一姿势可以使患儿得到正确的头部的对线与感觉的反馈，有效抑制肩胛骨的前突与肩部的上抬，同时可诱导患儿双手向中线方向伸出。

3. 骨盆的控制

骨盆的控制是维持坐位及立位的重要因素。正常儿在立位步行开始之前骨盆的控制已相当充分。正常儿在仰卧位、双下肢屈曲中立位上抬臀部时，可使躯干中线与大腿中线通过骨盆保持在一条直线上，这时的腹肌与臀部肌肉处于平衡状态，骨盆为中立位。脑瘫患儿常因臀部肌肉发育不良、腹肌与臀部肌肉的运动不协调、肌腱短缩等原因使骨盆的控制完成不了，进一步影响了坐位和立位姿势的保持与对线，同时也影响了中立位，双手从患儿双侧髂前上脊上向下方均匀地施加适当阻力让患儿上抬臀部。还可快速拍打臀大肌肌腹给以深感觉刺激使其上抬。

（五）上肢支撑与重心转移训练

正常儿4个月左右大时基本上完成双上肢及双手掌支撑体重的动作，并且髋关节处于伸展位，可左右移动重心维持平衡。脑瘫患儿俯卧位支撑常常会出现髋关节屈曲、用胸部支撑体重的姿势，双上肢抗重力伸展困难，重心移动不能完成等。这时首先要对患儿骨盆部位的负重、重心的移动进行强化训练。

1. 骨盆部位的负重及重心的移动

骨盆部位的支撑体重训练，是为让上肢充分伸展和重心后移，以提高肩、肘、手的抗重力伸展能力。开始时可以借助楔形板进行部分免负荷的训练。然后可以减低楔形板的高度直至上肢充分负重后，可让患儿进行单纯性的上肢手掌支撑骨盆负重姿势的训练。这一动作的要点主要是防止患儿肘关节突然屈曲，注意使患儿肩关节轻度外展及手指伸展以防止肩胛骨前突出与上提。

为了诱发患儿重心的左右移动，可在患儿的左前方或右前方用其感兴趣的玩具诱发其出现一侧上肢伸出抓取的姿势，这样很自然地诱发出向一侧的重心移动。翼状肩的患儿肩关节的稳定性差，颈部与躯干间的分离运动不充分，对这类患儿及非对称性紧张性颈反射的患儿，治疗师可以采取跪位，患儿双下肢外展放置在治疗师身体两侧，治疗师手指伸展，大拇指放在患儿外侧缘，其他四指支撑胸部，使患儿完成手支撑体重的姿势，同时可以使其重心左右移动。手掌支撑体重可以促进颈部的伸展能力、头颈肩的对线及重心侧方移动时的翻正反应。

2. 侧方、后方支撑体重

侧方支撑在正常儿6个月左右就开始出现，侧卧位翻身起坐利用一侧上肢及骨盆支撑体重，另一侧骨盆向前方回旋，这样另一侧上肢可以前伸以达到抓物的目的，这一动作也诱发出了躯干纵轴的旋转能力。治疗师在对脑瘫患儿进行这一动作的促进时，首先做躯干的侧屈与回旋的促通训练。治疗师利用一侧上肢与手掌支撑患儿胸部，另一手在患儿一侧躯干加以保护。治疗师利用自己的上肢使患儿的体重向一侧移动变成单侧的上肢与臀部和大腿支撑体重。反复缓慢进行这一动作可以诱发躯干的屈曲、侧屈及旋转运动。

另外对于运动障碍较轻的脑瘫患儿应长期反复进行仰卧位翻身，上肢支撑后起坐成横坐位然后膝手立位姿势，再过度到爬行、立位这一系列的动作训练。这有助于患儿对自己肢体的了解，有助于头、颈、躯干、肢体的分离运动的出现。同时这些肢体姿势的转换性训练也有助于各方面的翻正反应的强化。

治疗师在完成前侧方的支撑强化后要注意对患儿后方支撑的促进。训练时治疗师位于患儿后方，通过对患儿肩关节和肘关节的辅助使患儿身体重心后移至腰部及手掌上形成后方支撑。注意患儿手指方向应当朝向后侧，使肩关节充分外旋。后方支撑多见于维持平衡和保护性的运动。正常儿后方支撑一般在 10 个月左右出现。

三、小儿颅脑损伤的物理治疗

颅脑损伤后常出现运动功能障碍，表现为单瘫、偏瘫、或双瘫等，因此改善和恢复肢体的运动功能便成为康复工作的一项重要任务。常用的物理治疗方法如下：

1. 拮抗肌痉挛训练

常采取放松训练的方法，在舒适稳定的体位下做肢体伸展、旋转或摆动。注意避免加重肌痉挛。

2. 肌肉牵张训练

通过对不同部位的关节和肌肉的缓慢或快速的牵拉来改善肌张力和关节活动度，但开始时幅度不要过大，以免产生意外损伤或加重痉挛后果。

3. 改善肌力训练

颅脑损伤患儿的肢体运动功能障碍都存在不同程度的肢体无力、肌力不足。因此，肌力训练在临床康复中必不可少。

肌力 0～1 级时，主要采取被动运动及低频电刺激，并指导患儿强化运动意念。

肌力 2～3 级时，采用助力运动，还可增加悬吊技术、肌电生物反馈电刺激疗法，刺激肌肉收缩，带动关节活动。

肌力 4 级时，主要依靠自身肌肉主动收缩来增强肌力，即可给予合适的阻力进行抗阻运动。

4. 平衡功能训练

平衡功能障碍会影响很多日常生活活动进行，因此平衡功能训练在颅脑损伤患儿的康复十分重要。平衡功能训练包括：

（1）坐位平衡训练

从有依靠到无依靠到学会改变重心，最后达到能在外推力下保持动态平衡。可借助 Bobath 球和平衡板进行训练。

（2）立位平衡训练

初期可利用起立床，之后可以从有依靠到无依靠，到最后到达能自主改变肢位和重心。

（3）坐 – 站训练

注意双脚踏实，从有依靠到无依靠，从高凳到矮凳，最后达到坐下时没有跌落姿势。

（4）步行平衡训练

方法很多，如平行杠内训练、室内行走训练、活动平板训练以及室外走坡道、上下台阶等训练，但必须具备如下条件方可进行步行训练：①站立平衡达到 3 级或接近 3 级；②患侧下肢能支撑身体 75% 的体重；③患侧下肢有屈伸髋、膝的能力。

5. 神经促通技术

通过中枢性反射、周围皮肤感觉和本体感觉易化等不同途径，遵循人体神经发育的自然规律，调整和改善脑部病变部位以及周围神经组织的兴奋性，以实现高级神经中枢对神经肌肉功能的重新支配，从而起到调整肌张力，抑制痉挛模式，建立正确的姿势和功能活动模式作用。如 Bobath 技术、PNF 技术、Rood 技术等。

第二节　作业治疗

一、概述

1. 定义

作业治疗（occupational therapy，OT）是应用有目的、有计划、有针对性地从患儿日常生活、学习、劳动、认知等活动，选择一些作业对患儿进行训练，以缓解症状和改善功能的一种方法。其目的是尽可能减轻障碍、提高功能，使患儿获得生活、学习及劳动能力，最终帮助其融入主流社会。

2. 服务范围

作业治疗在小儿神经病学康复工作中的主要应用范围：①脑性瘫痪、小儿脑血管意外、小儿颅脑外伤、脊髓损伤、肌营养不良、小脑共济失调及神经肌肉疾病等；②儿童孤独症、发育迟滞以及其他障碍。

3. 小儿神经系统作业治疗的作用和功能

（1）在克服功能障碍方面

①能增强患儿的肌力和关节活动度，尤其是对手精细活动功能的恢复，在获得独立生活能力方面具有重要意义；②能调节患儿的神经系统功能，改善机体代谢，增强体力和耐力；③可改善患儿的运动协调性，增强身体的平衡能力；④可以提高记忆力，注意力和思维能力。

（2）在精神方面

①可以克服涣散，集中精神，提高患儿的注意力，增强记忆力；②在作业活动中，不仅是付出精力和时间，而且首先能在心理上增强独立感，对生活建立信心；③文娱性作业活动，可以调节情绪、放松精神并发展患儿的兴趣爱好；④通过自己努力制出一件成品或获取成果，使患儿在心理上感到一种愉快和满足；⑤宣泄性作业活动，给患儿提供一种适当而安全的宣泄感情机会，使患儿在某些心理上得到平衡；⑥通过集体和社会性活动，能培养患儿参与社会和重返社会的意识。

（3）在提高生活自理能力方面

通过日常生活活动训练和使用自助具，能提高患儿翻身、起坐、穿衣、进食、洗浴、修饰、行走、用厕等日常生活能力。

二、作业治疗的计划与实施

（一）作业治疗处方

1. 治疗目标与项目

根据患者年龄、性别、诊断、身心功能评定结果、专长、兴趣及生活条件，明确作业治疗的目标，选择作业训练的项目和重点，如：改善手的精细功能、增强上肢肌力、床与轮椅间转移的训练等。

2. 治疗剂量

作业的强度与作业时体力劳动与脑力劳动的强度、体位和姿势、作业的材料与用具、技巧、是否加用辅助用具等多种因素有关。制定处方时应详细具体规定，并在疗程中根据患者的适应性与治疗反应予以调整。强度的安排与调整必须遵照循序渐进的原则。

3. 治疗时间和频率

根据患者的具体情况和循序渐进的原则进行安排，一般每次 30 ~ 40 min，每日 1 次。出现疲劳等不良反应时应缩短时间，减少频率。

4. 注意事项

①作业治疗的进行必须使患者主动参与。如患者主动性不足，应找出原因（如：病情、兴趣等），随时调整治疗处方；②作业治疗内容的选择必须参照患者的体力、病情、兴趣、生活与工作的需要，因人而异；③作业治疗的方式要参照医院、社区、家庭、环境的条件，因地制宜；④患者具有不同程度的身心障碍，有些作业的操作可能带来一些伤害，因此进行作业治疗时必须有医务人员或家人监护和指导，对老人、行动不便者和小儿尤需加以保护，防止发生意外；⑤治疗过程中要定期评定，根据病情的变化及时调整修订治疗处方；⑥作业治疗需与物理疗法、心理疗法、言语疗法、康复工程等密切结合，以此来提高疗效。

（二）婴幼儿期与学龄前儿童

运动障碍的儿童，完成日常生活活动常受限制，为了完成部分日常生活活动，应该挖掘患儿机体的潜力，提高协调性增强肌力和扩大活动范围；为患儿提供适当的代偿手段。

1. 维持和改善关节活动度

治疗开始前，为了判定治疗效果，必须先制定基准线和治疗方法，如何参加独立运动活动，力求达到运动最大的活动度，为预防痉挛、变形，健侧肢体应该保持关节的快速伸展活动，受限的关节应做被动的快速伸展。

作业治疗，尤其是维持活动，小儿一边利用活动一边诱发出功能状态，一边改善关节活动度。活动时的注意点：①应该选择最大活动度的运动；②要考虑患儿的坐位方式、活动的位置，诱发出最大限度的活动；③深入观察诱发出什么样的运动等。以后，定期测定关节活动度，及时修正治疗目标。

2. 改善运动功能措施

维持、改善患儿的肌力，首先需要评价小儿的肌力，即了解小儿肌为弱化的程度，进而决定治疗内容。在选择活动上，要选择增强肌群的运动或在抵抗度，活动时间，反复活动的次数方面予以考虑。例如：进行电视娱乐，前臂内收外展必要的交换，变换阶段要有抵抗。以娱乐所要时间、变换的抵抗程度可以测定身体的耐久力。定期测定观察肌力是否增加或无变化、弱化了，进而决定活动继续还是停止。

3. 改善协调性

运动的正确性和课题的完成速度，可以通过活动的不同阶段来考查和实现。同时也需要物理治疗师协作，应用于身边动作、游戏动作、职业活动等。

4. 获得代偿手段的措施

婴幼儿期在改善肌力、关节活动度、协调性的同时，应探讨独立进行日常生活活动的方法。重点是一边学习使用代偿手段、一边学习能减少帮助量的方法。同时要对活动进行分析，将技能分成若干部分理解哪一部分难度大；另一方面在改进器具、自助具和环境改善方面下功夫，研究活动成功的方法。

5. 促进社会交流能力的措施

智能发育较好的小儿，幼儿期对运动、活动的失败容易记忆，表现为不安和恐惧。为了得到更多的帮助常存在依赖家长的倾向，与同龄小朋友集体游戏的机会几乎没有。所以应该多创造和其他小朋友接触、交流、说话的机会，建立朋友伙伴关系，组织参加集体活动小组，通过游戏发展其社会性和人际交流关系，实施集体作业治疗。

（三）青春期和疾病晚期的作业治疗

1. 改善运动功能

全身整体肌力低下，关节变形和挛缩的危险性较高，上肢、下肢的屈曲挛缩及侧弯、前弯、后弯、扭转等复杂的变形。此期措施不只是运动功能改善，应从提高生活质量的角度全面的研究对策。

2. 提高生活质量

通过活动促进其意欲和成就感，保持良好的情绪，积极主动配合治疗，正确处理功能低下，以及与家人及周围人们人际关系中的种种心理状态。在把握其残存的运动功能同时，细致的进行活动分析，判断他应向那方面努力，使其有成功和满足感。并且在技术上、工艺上制造具有良好作用的道具，目的是使其收到理想效果。

不只对个人采取相应的措施，而且要通过集体，与作业治疗师和具有相同障碍的同伴间，进行语言和非语言的充分沟通、交流，由此得到关爱，增强其生存、战胜疾病的信心。

三、小儿脑性瘫痪的作业治疗

（一）保持正常姿势

1. 俯卧位正常姿势的保持

抬头，双手和双侧肘关节支持体重，利用三角垫、治疗师或者家长的身体等。

2. 仰卧位正常姿势保持

两侧上肢伸展向上并固定在中间位，促进正中功能位，双下肢也可上举，促进平衡功能。

3. 坐位正常姿势保持

促进头部直立调节；促进侧、后方平衡反射的发育。诱导动作，坐位保护性伸展姿势；坐位游戏训练。

（二）促进上肢粗大运动功能

上肢粗大运动功能的训练原则：①先训练患儿获得良好的坐位平衡与良好保持坐位姿势的能力，或在训练时，提供患儿适当的座椅和桌子。②从事单侧手活动时，要将另一侧手摆放在恰当的位置上，以帮助患儿维持正常的姿势与肌张力。③考虑操作物件的大小、质地、重量与形状，因为手运动的控制开始于感觉输入，不同的感觉输入有利于手功能的发育。④鼓励采用双手性活动。⑤动作难度应设置在患儿通过努力就能完成的范围。

1. 促进手臂与肩胛带的动作分离

让脑瘫患儿俯卧于治疗师的膝上，治疗师手固定住脑瘫患儿肩胛带，鼓励其做伸手向前的动作。

2. 增加肩胛带的自主控制，提高上肢的稳定性

俯卧位，双肘撑起上身，做左右、前后的重心转移。俯卧在滚筒上，双手交替支撑，做向前向后爬行的动作。呈四点支撑位于摇板上，治疗师控制摇板并做缓慢晃动。俯卧于滚筒上，一手支撑于地面上，并在支撑部的肩部施以适当的压力，另一手从事某作业活动。坐位／立位，脑瘫患儿双手与治疗师的双手共持一根木棒，作对抗性推的动作。

3. 诱发肘关节伸直

肩胛带前伸，伸肘够物，或手握一硬的圆锥状物体去碰前方某一目标；手握一端带有磁铁的柱状物，去吸放在桌面上的金属物，动作过程中要求涉及肘关节的伸直。

4. 训练坐位平衡，诱发保护性伸展反应

坐于半圆形晃板上，治疗师位于其身后保护安全，鼓励患儿当身体向左侧晃动时伸手向左够物，向右晃动时伸手向右够物；骑坐于半圆形晃板上，治疗师可于一侧保护安全，鼓励患儿身体向前晃动时伸手向前够物。

5. 诱发手到口的动作

双手交叉互握，让患儿做双手能摸口部的动作；鼓励患儿手抓食物，将一些食物涂在手指上，做手到口的动作。

6. 诱发双手在中线上的活动

侧卧位，肩前伸、用手玩物。

（三）促进手的精细运动功能

1. 手的把握

拇指内收 – 尺侧握，手指过度屈曲时，锻炼握持小球。

2. 使整个上肢有更好控制的感觉性活动

手、膝爬；双手走路；拍手、拍大腿等。

3. 使手和手指有更好控制的感觉性活动

用油、布、刷子刷手、手指及手臂；双手插入黏土；并用手指将黏土撑开；挤压黏土；豆 / 沙子；吹风机；用手指撑开橡皮筋；捏衣夹；热水，冰水杯。

4. 拿起东西的训练

将其大拇指外展，其余四指就很容易伸展了；用一只手通过患儿掌心握住，然后将腕关节背屈并施加一定压力，保持数秒钟。待患儿手伸展后，治疗师可把小玩具放到他手中，并稍用力握患儿的手，这样可促进其拿住玩具。

5. 放下东西的训练

轻轻敲击其手臂伸指肌腱，由腕部向手指方向轻擦，同时配合手打开的语言提示；将患儿的手抬高至头上，并使肘关节伸展，腕关节掌屈，也可使手伸展，语言提示。

6. 促进手抓放物体及手 – 眼协调的活动

捏皮球、堆积木、插球、插棍、插方块 / 圆盘、圈套 / 投掷沙包、小布鱼 / 串珠子 / 走迷宫。

7. 用于手指分离性运动控制的活动

捡拾小物件，放入容器内；镊子、小块海绵；手指印；弹弹子；手指上套上指环等；游戏机、计算机；剪纸、橡皮泥；拧螺丝、瓶盖等。

（四）促进感知觉认知功能的发育

1. 对身体、方向、距离、位置关系的认识

①通过叩击、敲打及触摸、轻按关节等可用刷子刷磨患处、玩黏土做泥人、玩布娃娃玩具、画人脸和身体等游戏，改善障碍部位的功能；②通过钢琴、打字机、电子琴、电脑、游戏机来增强浅感觉及深感觉的输入；③可训练使用平衡棒，做体操、各种移动性训练，坐三轮车等。也可以做钻木箱、爬障碍和向各方向投球等游戏。或以自己身体和其他物体比大小、高低。可做手工、制作玩具、折纸等进行手功能的训练；④促进深感觉输入：做手操、托沙袋、玩哑铃，也可以按压关节和敲打刺激。

2. 视觉、听觉、触觉等刺激

①视觉刺激：可以使用不同颜色标记左右袖口，做照镜子训练，让其模仿动作，如拉动睡床等。可用玩具诱导患儿用双眼注视并跟随。在透明塑料管中装入水及彩球，来回移动，训练患儿用双眼跟踪塑料管中的小球。认颜色：配对、分类、挑选、说出名称、与其他概念配合。②听觉刺激：听各种声响，让患儿寻找声源等。反复更换声音的方向、

远近和强度，以不断提高患儿对声响的敏感性，以及寻找声源的反应速度。③触觉刺激：可以使患儿身体接触物体、床面。取不同质地的物品，如毛巾、较硬的木块等让患儿触摸，让患儿分辨软硬、轻重、大小。使用冰袋、水浴等让患儿分辨冷热。魔袋游戏：准备几个患儿熟悉的物品装到一只布袋中，让患儿把手伸进布袋抓住一件，然后反复抚摸，通过物品的开关和质地，猜猜抓到的是什么。

3. 记忆力训练

通过视觉、听觉反复练习，形成暂时联系，由此提高记忆速度。训练短时记忆能力，要求患儿根据训练者的口头指令立即执行；训练长时记忆能力，多采用反复再认和回忆的方式，让患儿牢记。视觉：认物认图、取物品、快速看图说物品名称、识字等。听觉：背儿歌、传话游戏等。

4. 注意力训练

可用视跟踪、形状辨别、删除字母、听认字母、重复数字、词辨认、听跟踪等方法进行注意力的训练。

5. 其他提高智力水平的训练

模仿画线、搭积木、拼图、橡皮泥、珠子画、大小识别、形状识别等。

（五）日常生活活动训练

脑性瘫痪的作业治疗最终目的是达到患儿的生活动作自理。日常生活动作训练实际上从家长抚育小儿时即已开始，如抱持方法、协助进食、衣服的穿脱等，因此作业治疗重要内容为指导家长对脑性瘫痪患儿进行家庭疗育。家长是孩子最好的老师，作业治疗师就具体内容给予指导。

1. 进食训练

在给脑瘫患儿喂养时，最重要的是应该保持患儿正确的姿势，即头和肩向前，髋关节屈曲，食物来自身体的前方。

（1）用奶瓶喂食时，要鼓励患儿自己拿奶瓶，家长可在患儿吸吮时用手控制其嘴部，并在胸前用力压。

（2）喂食时，若患儿的下肢过度伸展，可把下肢垫高，膝屈曲，使患儿的髋关节屈曲角度加大。

（3）口部控制法（下颌控制技术）：利用大拇指压在患儿耳前下颌关节，食指压在下嘴唇与下颊之间，中指放在下颊后面（改善患儿吸吮一吞咽反射，吃手中或勺中的食物或从杯中饮水的能力）。位于患儿的右侧，可用右手大拇指放在耳前下颌关节处，食指在下唇及下颌之间，中指置于下颌后面，给予稳定持续的压力；或者面对患儿控制下颌。

（4）增加口唇的力量（以能控制伸舌为前提）：上下唇处放上甜的食物，伸舌舐食；门牙内侧和腭后部放上黏东西，舐食。

（5）增加咀嚼力：可放一小块硬性食物于患儿一侧牙齿之间，借助下颌控制技术帮助口部闭合。

（6）控制伸舌：下颌控制技术有效但有时不够；作业治疗师可以用一头部浅平、边缘圆钝的勺子对舌施以一定的压力，阻止舌外伸。

（7）饮用：当患儿握持杯子困难时，可以改进杯子或使用固定吸管。

2. 更衣动作

指导更衣动作时，要使之认识身体的部位，辨别颜色、形状、大小、顺序及前后、上下的认识。可以利用布娃娃教导，然后进行实际训练。

正常小儿要 3 岁半至 4 岁，才能达到一只手抓拽，脱拉的功能，其次至少要训练一只手够到脑后、腰后。并且能自己坐，保持稳定，及能理解指示，服从指示去做。指导的顺序应先从脱开始，以后练习穿，应从容易穿脱的宽大衣服开始，尽量考虑患儿的不便，多利用胶带、拉锁或按扣来代替扣子、带子。尽量鼓励自己动手实践，完成好时予以表扬。

3. 沐浴训练

保持身体坐位平衡及对头和躯干的控制。脑瘫患儿障碍情况不同，洗澡时所采取的体位也不尽相同。必须选择一个舒适、稳定安全的体位，患儿才能顺利完成沐浴动作。

（1）辅助患儿洗澡的训练

对于年龄较小、不能维持坐位、手功能极度低下的患儿，在完成沐浴动作的过程中需要他人辅助。

弛缓型：此型患儿在洗澡时应采取半坐位，可选择使用"沐浴床"进行训练，这样可给予头部、颈部、躯干足够的支持，有助于沐浴动作的完成。将"沐浴床"安装在配套使用的长圆形浴盆上，让患儿坐上后浴盆中的水浸泡到患儿胸部为宜。

痉挛型：此型患儿在洗澡时应采取俯卧位，这样可抑制伸肌高度紧张，易化屈肌，有效抑制异常反射的出现，针对这类患儿最好选择盆浴，水温要适度，避免淋浴和水温不适给患儿带来的不良刺激。

手足徐动型：此型患儿在洗澡时应采取坐位，并采取躯干加固定带的方法，这样有利于沐浴动作的顺利完成。

（2）独自沐浴训练

对于平衡能力和手功能尚可的患儿，可让他自己练习洗浴。从安全和方便的角度考虑，可在浴盆周围安装扶手及特殊装置。

4. 排泄动作

自己完成排泄是社会生活的必要。虽然可由家属协助完成，但对患者来讲心理的负担极大。故应努力训练其早日自己进行。其内容包括：①向便器移动；②衣服的穿脱；③便器的移动；④排泄；⑤手纸的使用；⑥用水冲洗、洗手等。其中携带式便器可以省去移动。手纸应放在患儿可以取到的地方。可以改换水箱按阀位置来简化放水过程。

5. 修饰动作

修饰动作是指洗脸、刷牙、整发、剪指甲等日常生活动作。例如洗脸时动作不准确，易洒水，可在地上铺设塑料布或给其带上围裙。关节受限、手够不到脸时可以使用长柄的海绵。如手不能握牙刷时，可以用贴膏或特制固定物来刷牙。可改进梳子来梳头。选用大的指甲剪，培养日常生活整容的习惯，不仅可充实其生活内容，且有利于心身健康。

6. 书写动作

脑性瘫痪患儿学习时应注意铅笔要粗大易握，以使用轻圆珠笔为好。也可以在笔上套胶皮套便于持握，设法固定笔记本。训练中必须同时改善患儿的认知、识别功能。写从画纵线、横线、方块、四边形着手，根据其情况先写大字，再写小字，再注意速度，最好配合图片、实物教学；对手足徐动型脑性瘫痪上肢功能明显障碍者，有条件者可用电动打字机为交际手段。因手指变形、无力者也可以将棒固定在头上、足趾间来叩击键盘。对使用电话有困难者，应设法改变听筒位置，采取一些容易把握的办法。

7. 学习与交流

使用交流辅助具（电脑）表达自己的愿望、要求，完成书写作业，与他人进行交流。

（六）促进情绪的稳定和社会适应性

身体功能的障碍越重，患儿行动范围越受限，致经验不足；或过于被照顾，参加社会活动则十分消极，日常交往朋友少、对社会的理解不够，缺少社会性。这样脑性瘫痪患儿多以自我为中心生活，常不适应工作和社会环境。所以应注意自幼儿期起调整其社会环境，争取进入托幼机构，多接触社会，增进协调性和人际关系。作业治疗中不仅侧重于个别指导，而且还要通过游戏、集体活动来发展其社会性和情绪的稳定。

1. 在与亲人的交往中训练社区适应能力

（1）在家中训练患儿坚持坐得住

看电视、听别人谈话等活动都要训练患儿坚持看下去、听下去。必要时应陪患儿玩并给予鼓励，坚持下来就是进步。

（2）平常与家人保持互动

与亲人说话时，训练患儿用目光注视对方，这样做表现出有礼貌，而且容易听懂对方说话的意思，还要随之作出回应。

（3）注意日常生活中的各种行为表现

有时需要成年人示范简单的动作，有时需要家人指导患儿模仿动作，设法让患儿参与活动，并且有正常表现。

2. 社区生活的适应性训练

（1）关心患儿以得到其信任

患儿在丰富的社区生活中会遇到很多挑战，求助为交流的基础能力。只有关心、体贴，才能得到患儿的信任，当患儿遇到困难时，才会向关心他、体贴他的人求助。

（2）自己动手

家长带患儿到商店购物、去医院就诊、乘车、看电影时，都要注意训练患儿自己做事，训练他懂得各种规矩，训练他学习各类必要的技能，使他逐步适应社会。

（3）遵守规章制度

患儿入学后，要训练他听从指令、守规矩、适应学校的环境和各项规章制度。

（4）参加社区集体活动

在集体活动中大家共同参与，每个人的能力都可展示出来。患儿可在集体活动中表现自己，能遵守集体活动的规则以及在表扬后保持良好行为。

四、孤独症的作业治疗

（一）概述

典型的孤独症主要表现为社会交往障碍（社会交往能力缺陷）、语言交流障碍、不寻常的局限的兴趣和行为方式三大主要症状，可伴有感知觉障碍及认知障碍。

1. 目的

改善孤独症患儿对感觉刺激的反应；改善孤独症患儿的运动协调能力；培养孤独症患儿的兴趣，促进孤独症患儿的社会交往；改善孤独症患儿的认知障碍，提高其智能水平。

2. 训练时间

一周至少 2 次，每次 40 ~ 60 min，训练时间需 2 ~ 4 年。每 3 个月为一个短期，4 个短期为一个中期，3 ~ 4 个中期为一个长期。每期都设定训练目标，并事先做好进阶的目标设定。

（二）感知觉训练

1. 了解患儿的感知觉特点

对感官刺激的反应或是过强或是过弱。具体表现为以下症状：①听觉方面：对别人的话充耳不闻，却喜欢自己制造声音，如拍桌子、晃椅子，有的对耳语或某些其他声音过分敏感；②视觉方面：害怕与人目光接触，却过分留意窗帘、灯、手电筒及其光线转移等；③嗅觉方面：反复用鼻嗅周围的人，嗅某种食物或物体，对气味敏感，拒食；④触觉方面：对痛觉、寒冷、烫、凉等表现，或者敏感或者迟钝，有时还会出现严重自伤，如咬手指（甚至咬破）、吃手指等；⑤感知现实能力差：一般正常的孩子可由一般的生活及游戏经验中学会一些技能，而孤独症患者往往难从同样的经验中学会其中蕴含的规律，他们的生活是按机械的学习和固定的程序进行的。

2. 增加感官刺激利于感知觉发展

在训练中刺激各感官，可间接促进感知觉发展。也可采用音乐刺激、光刺激、声刺激等刺激感知觉发展。如有的患儿只喜欢（接受）轻柔的音乐，则可通过在音量上由小到大的适应让其逐步接受激烈一些的快节奏音乐；有的患儿喜欢亮，有的喜欢黑，这两种情况都是极端的，可提供一定的环境和情境，让患儿逐步适应具有各种不同亮度的环境。

3. 设计利于感知觉发展的训练内容

针对孤独症患儿各感官上的感知觉异常，可设计不同的训练内容，促进其感知觉的发展，如：①听觉训练：辨别声音、找出声源、可以跟着节拍训练等；②视觉训练：分辨颜色、找出物体长短等；③触觉训练：袋中寻宝，分出冷、温、热物体等。

注意在训练中要尽可能多的运用直观教具，补偿孤独症患儿抽象思维差的不足。

4. 排除心理作用在对事物感知中的不良影响

孤独症患儿的某些感知觉异常易被心理作用所加强。如有的患儿怕进电影院，一是怕黑，二是怕屏幕太亮，而且越怕越不去，越不去越怕。但经过家长和训练者对其进行正确的心理引导后，患儿再次进入电影院时，就表现得稳定多了，看过电影之后，就不再怕亮或黑了。

（三）自理能力训练

1.训练重点

（1）实境实物训练：在实际环境中应用实物进行训练，用图片、电视、录像带等进行辅助训练，使患儿逐渐对实物有一个正确的概念；

（2）物品功能、关系概念：训练患儿了解物品的功能及如何使用，如吃饭要拿什么（碗、筷子、汤匙等）等；

（3）分类命名、一对一的概念：语言是抽象符号，入耳即消失，要使患儿先有一个概念即物品都有一个名字与之对应，然后才能进行一对一配对；

（4）注意力集中、听指令行事：家长可以在日常生活中养成让患儿听指令行事的习惯，不要让患儿养成衣来伸手、饭来张口的习惯；

（5）半结构式的生活作息及空间安排：考虑患儿家庭结构不同于教室结构，加上顺应患儿的个别调整，建议家庭采用半结构式的生活作息及空间安排，让患儿清楚家庭里的空间安排，让其较快理解及反应每天要做哪些事情，要在哪个地方做这些事情，如此可建立起规律作息表及协助其养成规划自己时间的能力；

（6）增加生活经验：有些患儿不敢搭电梯、扶梯，上外面的厕所等，这样会造成社会适应困难，需要许多生活经验来增加生活适应能力。

2.训练方法

（1）衣着盥洗训练：衣物、盥洗用具命名训练，穿脱衣物、扣扣子、开关水龙头、拧毛巾、擦身体等操作能力训练，操作顺序连接训练；

（2）饮食训练：餐具命名及操作训练，进食动作命名训练，手眼协调训练（喝汤或吃东西时能保持平衡、不掉下来等），食物咀嚼（咬、卷、吹、舔等）训练，饮食控制训练（限量、预防偏食）；

（3）环境—家庭半结构式安排：客厅家具、厨房用具等命名训练，空间使用概念训练，即在适当的地方放适当的工具；

（4）如厕训练、用具命名训练、操作能力训练等。

（四）感觉统合训练

感觉统合（sensory integration）是指个体能有效接收自己身体和周围环境接触的信息，通过感觉系统如视觉、听觉、触觉、味觉、嗅觉、前庭平衡觉、本体感觉等，输入大脑进行综合分析、处理，继而做出与环境相适应一连串生理反应过程。

孤独症患儿的人际关系障碍、语言发育迟缓、环境适应不佳等问题，有触觉敏感、本体感觉不良等现象，但对输入感觉的问题似乎更为复杂，由此感觉统合训练也需更为多样化，以协助其形成环境适应能力。

1.前庭系统训练

孤独症患儿前庭方面的问题较严重。吊缆是处理前庭信息最好的设备。吊缆种类很多，最好是可以做前后左右摇动或360°回转的，例如圆木的骑马游戏、圆筒、游泳圈吊缆及轮胎吊缆。此外，网缆也是非常好的前庭刺激设备，只是网缆的触觉压力较大，孤独症患儿的适应比较困难。

（1）圆筒吊缆

患儿可以屈曲身体，用手紧抱圆筒，双脚紧夹住筒底部，以保持身体平衡，再作前后、左右或360°大回转；可改变姿势，用站立方式双手握住绳索上部，两脚夹住圆筒子，踏在边缘上，作摇晃动作。也可让患儿在游戏时与训练者相互注视，训练眼球控制能力，或相互投接球，强化身体控制能力。作用是促进前庭—固有感觉系统活化，并强化触觉系统。

（2）圆木吊缆

患儿俯卧于木马上，双手双脚夹紧木马，由治疗师进行左右、前后摇晃；患儿坐在木马的一端，双脚夹住木马，手抓绳索自己摇。摇晃3 min后，可暂时中断，停下来观察，再继续摇晃。注意患儿由静到动、由动到静的肌肉反应情况。患儿俯卧时也可在地面堆小球或积木，指示患儿在摇晃中拿取。以坐姿摇晃时，可进行与治疗师握手、打手或拿接东西的游戏。

摇晃动作，约2 s一次即可。吃过饭后避免做此游戏，以免呕吐。同时要注意患儿的脸色、表情和姿态，晕眩或害怕时应立刻停止，刺激过度会有不适现象，指导者要随时保持警觉，以免发生意外。若患儿玩得非常愉快，而且没有任何不适应时，可以尽量做久一点，这种强烈的刺激，对前庭体系功能的复苏和强化帮助很大。训练时最好能做些变化，时而左右，时而前后，时而360°大回转，可做数秒钟的终止，可以促使前庭体系保持清醒，强化它对感官信息过滤及选择的能力；速度的快慢也可以变化，增强趣味性和前庭感觉系统的自我调整能力。

2. 触觉训练

（1）球池训练

球池训练不但可强化触觉功能，对前庭、身体协调、固有的前庭平衡能力也有很大帮助。指导重点包括指导患儿用力跳入或轻轻跨入均可；将身体全部藏入球池中，接受球的挤压；可以在球中间翻动或摆手脚、身体、头颈，在浮力状态中，调整身体的重力感信息；也可以坐或站在球池中，跃动身体或双脚踏步，承受不同重心及身体运动的感觉；注意观察患儿各种感觉的喜爱和排斥，以了解患儿存在的触觉和重力感问题。也可以在球池中作飞机起飞、火车开动、太空人漫步、泰山跃水等游戏，强化患儿的运动控制能力。也可改用泡绵粒或旧报纸团代替塑料球，发挥相似功效，又可给患儿一些不同的触觉刺激和重力感。

（2）洗澡游戏

触觉敏感的患儿一般有怕水倾向，但水的温度、强弱力量变化最大，若运动恰当，最容易突破患儿的心理障碍；可用莲蓬头喷射患儿身体各部位，也可让患儿浸泡在浴池中；水的温度可用冷、温、热三种，让患儿分别去试，一般称之为桑拿游戏。

（3）泥土游戏

将泥土或沙土放在大盆中或大塑料布上，空间大小的原则是患儿必须能整个身体进入其中，并且全身各部分能接触泥土和沙土，特别是手。例如用手做成泥球和各种东西；

如患儿还可以接受,不妨增加泥土及沙土的数量,使接触面更广;可改用其他接触物,如纸、树叶、涂料、米、豆等,强化患儿触觉识别能力。

（4）吹风机游戏

先告诉患儿身体各部位的名称,再用凉风吹这些部位,问问患儿的感觉;换成热风(但注意不可以灼痛患儿),让患儿讲讲各部位的感受;敏感的患儿通常在脸部和头颈肌肉上会有强烈的反应,不要勉强吹在上述部位;可用半游戏的方式来化解患儿紧张的感觉。热风、凉风可随时切换,并观察患儿的感觉,也可在皮肤上加上张薄纸,以减轻风的强度,并做较复杂的皮肤接触。

（5）小豆子或水放入小池中游戏

在一个小盆中间放小豆子、小石子或水,让孩子的手指潜入其中,手心、手指、手背接受触摸,可以强化手的感应力,对触觉敏感的消除也有帮助。

每项训练可进行 20 ～ 30 min,每周 2 ～ 3 次,并可视患儿症状轻重程度调整。

绝对不可以强迫患儿进行训练,必须有耐心协助他们主动适应。孤独症患儿容易沉迷于某种特定的行为,游戏应富于变化,其有助于改善对刺激信息选择和处理的方式,也可以促进运动的成熟。

第三节 言语治疗

一、言语治疗的原则

（1）最大程度地降低导致障碍的原因;（2）确定目标,制定系统训练方案;（3）采用多种训练方法;（4）采用简洁方法进行训练;（5）强调正确发音,使用规范语言;（6）个别训练与集体训练相结合;（7）语言训练结合实际,具有实用性;（8）家庭成员参与;（9）早期治疗;（10）辅助或替代语言交流工具的使用。

二、言语治疗的主要内容

（1）进食训练;（2）日常生活交流能力的训练;（3）构音障碍训练,包括抑制异常姿势反射训练,构音器官运动训练,构音训练;（4）语言发育迟缓训练;（5）利用语言交流辅助器具进行交流的能力训练等。

三、训练方法

小儿在学会说话以前,就已学会了理解语言,可以先按着别人所说的做出反应,因此应尽早开始语言训练,最好在婴儿期即开始接受各种刺激。不论小儿对你所说的话能不能做出反应,都要和他交谈。开始小儿发出声音不管有没有意义,都要向他表示高兴,这样反复多次交谈,小儿就会逐渐懂得其所发出声音的意义。

1. 姿势

语言训练的姿势特别重要,所以语言训练要建立在头、颈、躯干能控制的基础上。

另外，口颜面功能的加强与进食训练等也很重要。训练时患儿要坐稳，保持头部正中位，眼睛与训练者口同高。

2. 感觉器官刺激

训练患儿的听力、视力等感觉器官，使之接受来自各方的刺激。

3. 发音

语言训练首先是发音训练，教会患儿下颌控制法与呼吸控制法，学会用口和鼻子呼吸。

4 其他

要训练患儿模仿能力，与之谈话时训练者的声音要准确，音量要大，语调要有高低，速度要放慢，要带有表情和动作，要使患儿感兴趣；要有耐心，使患儿感到亲切、无恐惧害怕等心理。当患儿有进步时，应给以鼓励和奖赏。

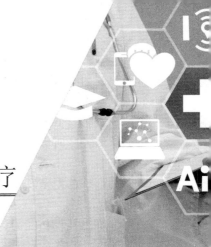

第十四章　心理治疗

第一节　儿童心理治疗概述

　　儿童青少年心理治疗起源于 20 世纪初，开始以治疗青春期心理问题的儿童指导活动形式出现，以后逐渐发展起来。因对儿童进行心理治疗所基于的病因理论尚不健全，加上不同的治疗学派都是运用本学派理论和技巧去培训和指导实践者，进行个别化的治疗，很少有统一的方法，也少有直接的实验证据，故很难得出某种方法有效的研究结果。直到有了明确的诊断标准，对心理治疗效果的系统研究才见于最近 20 来年的文献中。研究显示，对儿童的行为问题进行心理治疗是有积极意义的。

　　心理治疗的学派主要包括精神分析心理治疗、行为治疗、认知治疗等学派，每种治疗方法都有其独特的治疗理论和技巧，对儿童进行心理治疗时，应充分考虑每一种治疗方法的优缺点，选择最适合儿童发育年龄和有利于解决问题的方法，必要时可以综合运用多种方法矫治儿童的行为问题。不论哪种心理治疗都以医患间良好的信任关系为基础的，这种信任关系将使治疗顺利进行并取得满意的效果。对儿童进行心理治疗尤其要注意使用与儿童发展阶段接近的语言和交往方式，年幼儿童的认知和语言表达能力有限，应善于观察他们的行为表现，通过外在的行为表现结合病史来了解儿童的发展状况和行为问题。儿童的成长过程中，家长和老师的作用不容忽视，儿童行为问题的解决很大程度上要依靠他们的努力，因此，家长和老师的配合程度将直接影响儿童心理治疗的效果。

　　尽管每种心理治疗方法所基于的理论有所不同，但在心理治疗的程序上都可划分为四步：

　　1. 了解儿童存在的行为问题

　　通过医生的观察、医生与儿童的直接对话及家长对儿童病情的介绍可以初步了解所要解决的主要问题。

　　2. 进行诊断性评估

　　在初步了解儿童存在的问题之后，医生可以进一步询问与问题有关的各种因素，比如儿童的出生史、生长发育史、疾病史、家族史，个性特点、情绪稳定性、应对能力、对养育者的依恋、同伴交往的情况、在学校的表现、同老师的关系、家庭文化背景、经济状况、父母的个性特征等，获得一个初步的印象。在此基础上，根据疾病的诊断标准进行详细的诊断性评估，明确儿童的问题，作为制定和执行治疗计划的指导。

3. 制定详细的治疗计划并实施干预

比如对注意缺陷多动障碍伴有抑郁情绪的儿童制定长期而详细的行为矫正计划，同时提出改善家庭和学校教育环境的建议，使家长和教师充分合作，共同帮助儿童提高自尊心和自信心。对于家长有长期情绪困扰的家庭，治疗计划还可包括对家长的帮助，如父母停止在孩子问题上的争论、建立良好的亲子关系、充分的沟通等。医生在制定治疗计划时，必须确定家长对计划的接受程度和执行计划的难度，争取制定一个家长能够理解并容易执行的治疗计划，否则会大大影响心理治疗的进程和最终的效果。

4. 监测治疗进展，必要时修订治疗计划

根据治疗目的和计划监控治疗进展是心理治疗的事要环节，若能及时发现问题，则能对治疗方法和计划进行必要的修改。

第二节 精神分析性心理治疗

精神分析心理治疗基于西格蒙德·弗洛依德所创立的精神分析理论。精神分析心理治疗认为病态心理和行为源于早年的创伤性经历，这一理论相信每个人在愿望未能满足或产生不愉快、不可接受的情感时，会产生内在的心理冲突和紧张，个体往往通过保护性的防御机制，把这些冲突压抑在潜意识里，由此暂时缓解心理冲突和紧张。通常，个体在意识领域里注意不到这些心理冲突和压抑的过程。如果心理冲突过于激烈或防御机制无效了，就会产生病态的心理和行为。因此实施精神分析治疗时主要运用自由联想、梦的分析、移情、阻抗等技术，让病人回忆早年的经历，分析潜意识里的矛盾冲突与症状的关系。一旦这些被压抑的心理冲突被病人识别和接受，他们就能尝试以更成熟的防御机制去适应。但是，对于部分心理发展尚不成熟的儿童来说，不习惯于内省，无法探讨潜意识里的精神活动，因此不能直接运用自由联想等技术进行治疗。儿童精神分析家通过实践发现通过游戏、讲故事、说愿望等治疗技巧可以帮助儿童将潜意识里的欲望和困扰"投射"出来。

精神分析心理治疗最常见的形式是对话，对于年幼的儿童病人则是通过游戏的形式展开对话。治疗者与儿童一起或让儿童独自进行类似"过家家"的游戏，儿童在游戏的过程会不知不觉地展现出自己家里或伙伴之间的人际关系或生活实况，表达出内心的不满和愿望，相当于对成人进行的"自由联想"和"梦的分析"等治疗技术，是儿童精神分析的技巧之一。治疗者应在游戏中引导儿童正确处理人际关系，宣泄不良情绪，学习以成熟的方式处理问题，增加适应性。这种通过游戏治疗儿童的方法也称"游戏治疗"。在发现儿童存在的问题之后，除引导儿童正确处理困境外，治疗医师应向家长解释儿童病症的缘由，使他们积极配合治疗，及时纠正不良的教育方法，建立良好的亲子关系，有利于解决儿童的病症。

第三节 认知治疗

认知治疗（cognitive therapy）从 20 世纪 60 年代开始逐渐受到重视，至今为止已经形成了系统的理论，并具有可操作性。认知治疗适于治疗抑郁症、焦虑障碍、惊恐障碍、恐怖症、强迫症、神经性厌食、性倒错、人格障碍及躯体形式障碍的病人，在成人的治疗过程中取得了较好的疗效，目前也逐步用于儿童多种情绪和行为问题的治疗。

个体对外界事物的认知过程是其心理状态和外在行为的决定因素，适应不良的情绪和行为往往缘于不正确的评价，纠正产生这些歪曲评价的认知过程就可改变个体的情绪和行为。认知治疗旨在纠正个体错误或歪曲的认识，改变他们对事物的看法与态度，从而改善和消除存在的心理问题。对外界事物的认知失败集中在两种认知要素：认知的扭曲和认知的缺乏。认知的扭曲是最初的认知过程的失败，包括经验的扭曲、对他人意图认知的扭曲和对自我感知的扭曲。认知的缺乏与计划失误有关，当结果出乎意料时引起情绪和行为紊乱。认知治疗根据信息加工原理，使用多种方法对抗认知扭曲或修补认知缺乏。认知治疗综合言语性干预或行为矫正技术，帮助病人认识他们的错误认知，检验他们的错误认知是否建立在逻辑和现实的基础上，当病人认识到自身认知过程中的错误，并以现实的态度来看待外界事物，采取理智的行动时，其症状和行为便开始改善了。

认知治疗的具体操作方法建立在行为主义、认知行为模式及社会学习理论等基础上。Mohoney 和 Aruhoff 将认知行为疗法分为认知重建、心理应付技术、问题解决技术三大类方法，其中认知重建影响最大，其由 Eills 的合理情绪疗法、Meichenbaum 的自我指令训练以及 Beck 的认知治疗构成。

Eills 的合理情绪疗法强调个体对事物的不同看法会产生不同情绪反应，不合理的信念引发不良情绪和异常行为。合理情绪疗法就是通过咨询医生对病人进行教育和疏导，以改变病人的不合理信念为核心，最终实现调整适应不良的情绪和行为之目的。

Meichenbaum 的自我指令训练建立在语言发音过程的一系列研究基础上，他发现语言与人的思维和行为有复杂的关系，通过语言为中介可以调节个体的思维和行为，由此建立了自我指令训练方法。这种方法是通过重复的自我对话建立适应性的认知中介，将积极的信念融入自身原有的信念系统，成为行为的准则，从而提高个体通过自我陈述性语言调节认知的能力，以此达到改善不良情绪和行为之目的。适用于儿童青少年、有冲动行为和适应不良的病人。

Beck 的认知治疗的基本观点认为：人的心理状态和外在行为由其认知过程所决定，不良情绪和异常行为是因歪曲的认知引起，改变不良思维就能纠正不良情绪和异常行为。Beck 总结了常见的五种认知歪曲形式：任意推断、选择性概括、过度引申、夸大或缩小及全对或全错思维，比如有的儿童认为"小朋友不和我说话就是不喜欢我""心跳快就是得了心脏病""我必须保持第一名，否则就会落后"等都是扭曲的观念。人们通常不能辨认产生错误观念的认知过程，因为这一过程是自动化的过程。认知治疗的关键是通过内省把这一认知过程识别出来，并认清其错误所在，必要时在现实生活中对错误认知进行验证，发现其不合理性，并建立正确的认知代替歪曲认知，并加以强化，通过实践巩固疗效，逐渐对事物形成良好的情绪反应和适应性行为。

认知治疗要掌握一定的原则，心理治疗医师努力与病儿及其家长建立良好的医患关系，详细地了解病儿的思维方式、情绪和行为问题，治疗医师提供良好的建议，争取让病儿主动地参与，熟悉认知治疗的整个过程，积极地配合治疗。

认知治疗的程序包括收集病儿资料、确定主要问题、制定治疗计划、实施具体治疗、巩固疗效及防止复发。对于抑郁症的治疗大约需要 15 ～ 20 次，每周 1 ～ 2 次，持续 12 周以上。一般单独使用认知疗法治疗抑郁症在 5 ～ 7 周后可明显见效，之后每月应进行 1 ～ 2 次的维持治疗，疗程为 6 ～ 12 月不等。

第四节 行为治疗

行为治疗的理论基于经典条件反射和操作性条件反射学说，依据奖励和惩罚的基本原理，改变行为出现的频率，矫正不良行为或塑造良好的行为。行为治疗主要关注儿童当前的问题，不考虑过去的经历或心理过程，在治疗抽动症、拔毛癖、睡眠和排泄障碍、恐怖、焦虑、重复行为、进食障碍等多种心理和行为问题过程中有较好的效果。行为治疗过程中建立良好的信任关系非常重要，对儿童的治疗需要家长的积极配合，学校和其他与家庭有重要联系者的积极参与有时也是必要的。

1. 系统脱敏法（systematic desensitizatiou）

一种逐步去除条件性不良情绪反应的技术，也是临床常用的行为治疗方法。精神医学专家 Wolpe 于 1958 年根据条件反射学说，通过动物实验研究发现，个体对外界事物的正常反应与不良反应不可能同时存在，正常反应的不断强化就会削弱某特定刺激与不良反应之间的联系，即"交互抑制"，据此提出了系统脱敏疗法。Wolpe 认为一种状态的出现对另一种状态起抑制或排斥的作用，恐惧或焦虑不可能与肌肉松弛同时存在，而克制焦虑（或恐惧）最有效的反应是肌肉松弛，故以肌肉松弛对抗焦虑（恐惧）情绪。适应于治疗儿童焦虑症、恐怖症、神经性厌食等。

具体操作方法分三个步骤：肌肉松弛训练、划分焦虑情绪等级和逐级脱敏训练。首先，教病儿学会由头部、颈肩、上肢、躯干至下肢的全身肌肉松弛法，同时将病儿的焦虑程度分成若干等级。经过 1 ～ 2 周放松训练，以此来达到几分钟内能全身自我放松之后，便可进入系统脱敏程序。治疗开始，让病儿躺在一张睡椅上放松肌肉，并想象第一个最小焦虑情境，如体验到焦虑，即刻举手作为信号，若为焦虑产生，7 ～ 10 s 后，让其放松，并停止想象此情境。每一焦虑层次经过两个程序的想象，不产生焦虑，便可进入下一层次。如此，使病儿逐渐经历最小焦虑到最大焦虑的各个层次，基本上能对实际的恐惧情境不再产生焦虑。在想象脱敏训练后，可以进行真实情景的逐级训练，达到彻底消除焦虑恐惧情绪的目的。

年幼儿童无法学会自我松弛，不可能对焦虑情境进行想象，便可采用真实情景的逐级脱敏训练。操作方法是将其不良情绪分为若干层级，逐级暴露于引起焦虑的实际情境或实物前，并在暴露同时，给予阳性刺激（如给吃喜爱的食物）使其放松，达到逐步脱敏。例如，某幼儿怕狗，治疗开始，让他吃糖果的同时，看狗的照片或录相，讲狗的故事，之后看远处关在笼子里的狗，然后再分次逐渐走近狗笼（或将狗笼移近），直至消除害怕狗的情绪反应。

2. 冲击疗法或暴露疗法（implosive therapy，flooding therapy）

是指让病儿直接接触引起恐怖或焦虑的情境，坚持到恐怖或焦虑消失的一种快速行为治疗方法。有学者认为，当病人体验到最强烈的恐惧时，看到自己仍安然无恙，恐惧便会降低或消退。因此他提倡反复重现刺激，让病人重新充分体验全部不愉快的情绪，从而使原来引起的症状逐渐减弱，直至消失。具体方法包括想象暴露、自我暴露、现实情境下暴露等。根据引起恐惧反应的等级，可逐级暴露，亦可直接暴露于最强烈的恐怖中。适用于治疗儿童恐怖症、焦虑症、强迫症等。冲击暴露疗法的次数不等，一般进行 1 ~ 4 次治疗，每次治疗时间 30 ~ 60 分钟。尽管这种方法简单，见效快，但痛苦大，实施困难，应慎重使用，一般在采用脱敏法治疗儿童焦虑症与恐怖症疗效不明显时，才考虑改用冲击疗法或暴露疗法，争得患儿监护人同意方可实施。

3. 厌恶疗法（aversion therapy）或称厌恶条件反射法又称回避学习法

是基于条件学习原理建立的一种治疗方法。这种方法是对不良行为或变态行为施加一个惩罚性的刺激引起不愉快的体验，如电击、药物或言语责备等，利用惩罚性条件刺激引起的痛苦与异常行为相结合，通过厌恶性条件作用，减少或消除异常行为。适于治疗青少年酗酒、贪食症、强迫症、性心理异常等。

操作方法：如采用电击，低压电刺激电极一般安置在手指、脚或腿上。当酗酒青少年喝酒时，立即施以电击，一旦他将酒吐出，电击停止。疗程一般为 5 日。如果采用药物，则给病儿服用引起呕吐的药物如阿朴吗啡，并在他即将出现呕吐时，让其饮酒而呕吐。如此通过多次配合，直至不使用药物，单纯饮酒也出现恶心，对酒产生厌恶情绪，停止酗酒。如果儿童吸吮手指，可在其手指上涂抹黄连水、奎宁水等苦味剂，使之吮吸苦味成为一种厌恶刺激，如此多次结合，可以减少吮指行为。

4. 正性强化法（positive reinforcement procedures）或称阳性强化法

是应用操作性条件反射原理，强调个体行为的后果影响之后该行为发生的频率，如果行为的结果导致奖赏，该行为在以后还会发生。如每当儿童出现所期望目标行为后，采取奖励办法，立刻强化，以增强此种行为出现的频率。可通过正性强化手段，既可增加适应性行为，也可矫正不良行为。适于治疗多种行为问题，若儿童注意缺陷多动障碍、孤独症、神经性厌食等，以及新行为的塑造。

5. 负性强化法（negative reinforcement procedures）

其理论基础是将行为的出现与摆脱厌恶刺激相结合，使该行为增多。因此负性强化是通过减少厌恶刺激来抑制不良行为的，从而建立良好行为。适于多种行为障碍和情绪障碍。例如，精神发育迟滞的病儿经常自己用手打头，如果采用正性强化法，不能消除其打头的行为，便可以运用负性强化法，即打头不给玩具，不打头立即给玩具。换言之，他若不打自己的头，就取消不给他玩具的厌恶刺激。

6. 惩罚法（punishment procedures）

是对病儿某种不合适的行为，附加一个令他嫌恶的刺激或减弱、消除其正在享用的增强物，从而减少该行为的发生频率。所谓惩罚，范围甚广，如治疗者的摇头反对、终止增强物、暂时隔离及矫枉过正等，均是试图在病儿出现不良行为后，让其经受不愉快的体验，从而消除此种不良行为的发生。适于治疗多种行为障碍和情绪障碍，如攻击性行为、违纪、脾气暴发、伤人自伤等。

7. 消退法（extinction procedures）

是通过削弱或撤除某不良行为的强化因素来减少该项不良行为的发生率。一般常用减少对不良行为的注意，采取漠视、不理睬等方式，以此达到减少和消除不良行为的目的。适于治疗多种行为障碍、情绪障碍、神经性呕吐等。

第五节 集体心理治疗

儿童少年的集体心理治疗是指通过选择具有类似性质或共同问题的儿童，把他们组织在一起，定期进行心理治疗的方法。集体心理治疗必须考虑选择发展水平、问题类型、防御机制类似的个体集中进行治疗，可以帮助儿童发展与同伴交往的技巧，提供心理支持，利用患儿间的相互影响，产生暗示效果，疏导郁结的不良情绪，分享治疗成功的体验，增加治愈疾病的信心，最终达到消除不良情绪和行为、提高社会适应能力的目的。

由于人类的社会属性，在彼此交往中，相互之间能产生极大影响作用，这是集体心理治疗的理论基础和实践条件。集体心理治疗的先驱工作始于 Slavson 和 Schiffer，他们在儿童少年的集体治疗中，融精神分析、集体社交活动和知识的传授于一体，取得了很好的疗效。20 世纪后期，随着行为主义、人本主义、认知心理学的发展，人们对社会环境、人际交往对个体心身的影响有了更深刻的认识，促使集体心理治疗快速向前发展。

集体心理治疗过程中，可运用精神分析、认知疗法、行为治疗等多种方法，培养积极的人际关系，学习他人成功的经验，宣泄内心的情感，改善错误的认知，减轻孤独无助感，树立治愈的信心，培养适应性行为。

集体心理治疗可采用教学式治疗方式，请有专业经验的治疗师讲授疾病相关知识和克服心理行为障碍的技巧，帮助患儿正确认识疾病的病因、表现、好转和恶化的原因以及治疗过程和关键环节；也可在治疗师指导下，并进行小组讨论，角色扮演，自我暴露，倾吐内心情感体验，达到相互影响、增强信心、促进恢复的目的；亦可采取治疗性俱乐部的形式，在专业治疗师指导下，由伙伴、邻里或志愿者帮助患儿参加社会公益活动，积累成功的经验，获得信心，促进患儿心理功能和社会功能的康复。

集体心理治疗前，应详细了解参与治疗的每个儿童的情况，针对儿童生理、心理和社会功能进行全面评估。治疗过程中应努力与患儿建立良好的医患关系，从患儿实际情况出发，制定治疗的总目标和子目标，根据患儿的反应不断调整治疗程序，鼓励患儿总结成功的经验和失败的教训，积极面对挫折，寻求问题解决的方法，克服困难，主动、顽强地与疾病作斗争。治疗者应有良好的专业素质和心理素质，有一定的经验，不应过分强调权威作用，避免患儿依赖于治疗师。治疗师应提供自由讨论的机会，且营造彼此尊重的气氛，合理安排患儿的活动内容。儿童少年的集体心理治疗一般以 5 ~ 7 人一组为宜，每周 1 次，每次 1 ~ 2 小时，持续半年左右。患有焦虑障碍、社交技巧差、自尊心降低、孤僻的儿童少年适合集体心理治疗，而有严重行为障碍或自杀倾向者不适合集体心理治疗。

第六节 家庭治疗

家庭治疗（family therapy）指当家庭功能失调时，将家庭作为一个动态的系统，对家庭的心理问题进行治疗，以改进家庭心理功能的方法。

家庭治疗自 20 世纪 60 年代在英美开展以来，时间虽短，重要性却早已得到公认，研究报道家庭治疗对各种儿童情绪和行为障碍均有较好的疗效。在儿童成长的过程中，家庭对儿童情绪的发展、个性的形成及行为模式的建立发挥着重要的作用。从整个家庭的角度矫治儿童的心理和行为问题是十分必要的。

家庭治疗有别于个人心理治疗，不太注重个人的内在心理活动，而注重家庭成员之间的相互作用和整体的心理状况，以建立应有的家庭结构、促进良好的人际沟通、树立适当的家庭界限、形成必要的家庭规范、辅助家庭渡过各个发展阶段、正确发挥家庭功能为目的。家庭治疗学派几乎都是建立在系统论的基础上，即家庭是个系统，这一系统并不是所有家庭成员的简单组合，系统中的任何改变将使其他部分发生变化，进而整个系统也随之改变。这种系统论的理论框架将家庭成员间的相互作用看成是连续或循环的过程。

家庭治疗的方法包括结构性、策略性、分析性、支持性、认知行为等家庭治疗模式。这是因为不同的家庭治疗学派对行为问题起因的解释不同，由此分别建立了自己的治疗理论框架。

结构性家庭治疗的重点在于分析和改善家庭内部的组织和结构。家庭的组织和结构可以反映家庭内部成员的角色与关系，权利的分配与执行。结构性家庭治疗旨在纠正家庭成员的角色混乱、责权模糊、界限不清、认同不良和沟通障碍。

策略性家庭治疗的特点是从家庭的全局出发，针对家庭功能紊乱的根源，帮助家庭制定治疗策略，决定最先解决哪个问题，依序处理各种困难。实践者经常为家庭确立任务，打破旧的问题解决模式，建立新的更为有效的模式或行为，恢复正常的家庭功能。

分析性家庭治疗认为家庭功能失调源于个体过去未解决的冲突或失败的经验，并在家庭内部体现出来。精神分析心理治疗原本是分析个人的精神病理与内在的精神状态，用于家庭治疗时，可帮助治疗者较有深度地体会家庭成员的个人心理以及个人的心理如何影响到其他家庭成员。适度地运用精神分析理论有助于了解家庭的行为，但目前应用过程中已较少使用纯粹的精神分析治疗技巧，避免忽视家庭治疗的整体观念与原则。

支持性心理治疗是给予陷于困境的家庭以心理支持，帮助他们渡过难关。如家庭成员之一身患绝症或父母决定要离婚，会对其他成员构成很大打击，这时需要外人给予情感的支持、提供良好的建议、促进有效的沟通，帮助家庭解决困难和改善家庭功能。

认知行为家庭治疗重点放在可观察到的行为上，以认知行为治疗理论为指导，通过认知重建、心理应付技术、规定任务、家庭作业、角色互换、阳性强化等方法，旨在改变家庭成员的认知，提高问题解决的技巧。

　　家庭治疗的程序：第一步，咨询医师通过与所有或主要家庭成员进行晤谈，了解和观察家庭的有关情况，评价家庭的组织结构、经济文化背景、家庭成员间关系、沟通方式、权力分配、家长的育儿方法、家庭问题的解决策略等。第二步，医生分析收集到的资料，确定家庭功能失调的根源和当前存在的主要问题。第三步，对主要问题进行针对性的治疗，包括确定治疗目标、拟订治疗计划、提供改善家庭功能的建议、安排家庭作业等步骤，帮助家庭恢复正常的功能。家庭治疗的晤谈次数在 6 ~ 12 次，两次晤谈的间隔从一周左右逐渐延长至数月。当家庭成员间沟通良好，角色和权力分配合理，问题解决策略形成之后即可结束家庭治疗。

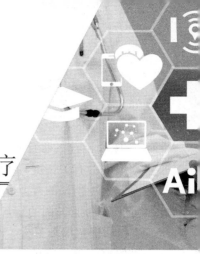

第十五章 高压氧治疗

第一节 概述

一、高压氧概念（Hyperbaric Oxygen, HBO）

机体处于高气压（大于1个标准大气压）环境中呼吸与环境等压的高压纯氧或高压混合氧称为高压氧。

二、高压氧医学（Hyperbaric Oxygen Medicine, HBOM）

（一）定义

高压氧医学是高气压医学的一个分支，侧重研究高压氧环境下机体功能结构变化的规律、特征、相互协调、良性作用与毒性反应机理，以及对创伤和疾病治疗效用的基本原理和实施方案的一门新兴的边缘性学科。当前已广泛用于临床各科疾病的治疗，主要包括潜水医学和临床高压氧医学。

（二）对象及范围

高压氧医学的对象是运用基础医学和临床医学，以及其他相关学科如物理学、工程学等，不断研究和掌握高压氧治疗的原理，研究并提出以及高气压或高压氧治疗的各种适应证、禁忌证，以促使高压氧医学的迅速发展。

高压氧医学涉及的范围广泛，研究与解决和高压氧有关的各种临床疾病以及病理生理学、生物化学、军事医学、运动医学、康复医学等问题。内容包括：高压氧生理学、高压氧病理学、高压氧卫生学、高压氧临床医学、高压氧护理学、高压氧急救医学、高压氧康复医学、高压氧治疗的适应证、禁忌证、高压氧的毒副作用、高压氧的安全管理和使用、高压氧医学的实验研究及高压氧的工程技术等。

三、高压氧治疗（Hyperbaric Oxygen therapeutics, HBOT）

（一）定义

在高气压（大于一个标准大气压）环境下呼吸纯氧或混合氧以达到治疗各种疾病的方法就是高压氧治疗，亦称高压氧疗法。然不同地区的大气压并不一致，所以这一范围要区别对待。因此，准确地说应该是高压氧治疗以各地区的标准大气压为准。

（二）对象及范围

凡是机体全身性或局部性缺氧、急性或慢性缺氧引起的各种缺氧性疾病都属于高压氧治疗的对象。近年来，随着高压氧临床医学的迅速发展，人们对高压氧治疗某些疾病独特疗效的认识不断提高，高压氧治疗的病种和疾病的范围也不断扩大。目前国内文献报道应用高压氧治疗的疾病达130余种，其治疗的范围涉及急救医学、内科、外科、骨科、神经科、传染科、妇产科、儿科、耳鼻喉科、皮肤科、整形科、肿瘤科、职业病以及老年病学等多种学科，并已经向康复医学、潜水医学、航空医学、保健医学、高原医学、运动医学及军事医学等方面发展。

（三）高压氧治疗的内容

由于高压氧治疗是在特殊的环境下进行的，其治疗的内容包括加压前的检查准备、加压、稳压（高压下停留）、减压及治疗方案的选择等。

（四）高压氧治疗原理

1. 高压氧的生理学作用

（1）增加溶解氧。氧气在血液中以氧合血红蛋白和溶解氧两种途径运输。血红蛋白与氧气的结合有一定限度，正常动脉血氧的氧分压（Pao2）约为 13.3 KPa（100 mg），血红蛋白结合氧饱和度为97%，氧气主要以这种方式运输。每100 ml 血液中的溶解氧只有 0.3 ml，但是首先被组织所利用，因此，物理溶解氧非常重要。正常状态下，动脉氧分压十分接近肺泡氧分压的平均值。根据气体溶解定律（Henry 定律），高压氧下，由于肺泡内氧分压大大地提高，进入血液中的氧气量也大大地增加，血氧分压也随之提高，当动脉血氧分压超过 100 mg 时，血氧饱和度已经达到100%，不可再结合氧了。在 3ATA 下溶解氧可达 6.6 ml/100 ml 血液，仅物理溶解氧就可完全向细胞提供氧供。（2）加大氧的有效弥散半径、弥散深度和广度增加：根据气体物理定律，气体弥散的速度与气体的压力差大小成正比。压力差越大，弥散速度快，弥散量大，弥散距离远。在高压氧治疗时，肺泡氧分压明显增加，肺泡内氧气向动脉血液中弥散的量比常压下增加，动脉血液中的氧含量也明显升高。由动脉毛细血管中向组织细胞的弥散量也增加，弥散距离增大，各组织的氧储备量也大大增加。（3）促进纤维母细胞增生和胶原的生成，改善微循环和血液流变性：高压氧下，血氧分压和细胞外液的氧分压增加。在 2.5 ATA 氧下，组织的氧分压可达 100 ~ 250 mmHg，刺激血管纤维母细胞分裂活动和胶原纤维的形成，促进新血管的生成，加速了侧支循环的建立，可有效地纠正和改善组织地缺氧状态。

2. 高压氧的物理学作用

利用高压氧的压力机械效应，即依据亨利定律和波义尔－马略特定律，根据波义尔－马略特（Boyle-Mariotte）定律，一定质量气体的压强与其体积成反比。高压氧下，气泡被压缩，在 2 ATA 时，气泡缩小 1/2；3 ATA 氧下，气泡缩至 1/3，随着压力升高，气泡不断缩小，同时，血液中的氧气置换气泡内的氮气，并加以利用，气泡很快消失。可治疗减压病、空气栓塞症、麻痹性肠梗阻和嵌顿疝，促进侧支循环的建立。

3. 高压氧的"毒性作用"和抗菌作用

高压氧可以抑制某些酶的活力，干扰恶性肿瘤的代谢，提高肿瘤细胞对放疗或化疗的敏感。另外，高压氧可抑制厌氧菌的生长和繁殖。厌氧菌只有在无氧或氧分压较低地环境下才可以生长，当氧分压在 250 mmHg 时，产气梭状芽弛杆菌地外毒素生长也能受到抑制，故在 2.5 ~ 3.0 ATA 氧下，由此所有厌氧菌都不能在体内生长繁殖。

4. 血管的收缩与舒张作用

高压氧下，血氧张力增高，血管自动调节，致使血管平滑肌收缩。在脑组织中，脑血管收缩时，脑血流量减少。但由于血氧含量增加，此时脑组织、脑脊液的氧分压反而增加。由于脑血管收缩、脑血流量下降，提高血氧分压，改善脑组织缺氧状态，减轻脑水肿，打断了脑缺氧－脑水肿－颅内压升高的恶性循环。特别指出，高压氧下，颈内动脉系统血流量减少，而椎动脉血流量反而增加。因而，网状激活系统脑干部位的氧分压相对增加，有利于昏迷病人的觉醒和生命功能活动的维持。

第二节 高压氧治疗的常见毒副作用及并发症

人类长期生活在地球上，已适应了在一个大气压的环境下呼吸空气（含氧气21%），一个大气压和空气已成为人类最佳的生活条件。环境气压过低或过高，氧的浓度过低或过高，都可能对人体有不良的作用。在进行高压氧治疗时，由于高气压、高浓度氧的本身或操作不当等原因，可使人体遭受损伤，出现高压氧的副作用及其并发症。迄今为止，目前对气压伤、减压病、氧中毒等高压氧毒副作用的认识比较一致也比较全面。

一、气压伤

通常情况下，人在一定范围的高气压环境中，由于受压均匀、体内空腔脏器与外界相通、人体组织及实质性脏器具有不可压缩性，使得人体不会被气压压伤。人体不同部位或体内外受压不均匀，出现压力差，压差大于 6.3 KPa（1/16 个大气压、47.5 mmHg），即可引起组织充血、水肿、变形等改变，造成疼痛和损伤。临床上把这种损伤称为气压伤或机械损伤，它多见于体内空腔脏器与外界相通的管道狭窄或闭塞，潜水、沉箱作业或高压氧治疗中体内不同部位之间产生压差。

（一）中耳气压伤（Barotraumatic Otitis Media）

中耳鼓室为含气腔室，当其内压与外界气压不平衡，在超过一定限度时，引起中耳的损伤称为中耳气压伤。中耳气压伤是高压氧治疗过程中最常见的副作用。

1. 临床表现

当鼓室为相对负压时，发生充血、渗出甚至出血，鼓膜向鼓室内陷。压差较小时，鼓膜轻度受压，仅有耳胀闷感和堵塞感，有时耳鸣。压差达到 8 KPa 时，出现耳痛；达 10.67 KPa 时，耳痛剧烈难忍，并向同侧颞部或面颊部放射，有时伴有恶心、眩晕，听力明显减退。压差继续增大，达 14.67 KPa 时，可引起鼓膜穿孔或破裂，此时耳痛即刻缓解并感到耳内有温热感（出血流入鼓室）。耳痛持续 12 ~ 18 h，甚至 24 h。检查可见鼓膜内陷，锤骨柄充血，光锥变形，严重病例可隐约见到鼓室内血性渗出物或血性泡沫，听力减退，呈传导性耳聋，若有鼓膜破裂，多见于紧张部前下方。

2. 诊断

本病诊断不难，有上呼吸道感染等病史，在进行高压氧治疗或潜水、沉箱作业时，有耳痛等表现，耳镜检查见鼓膜充血、破裂、渗出等，即可确诊。对鼓膜和鼻咽腔检查，能够发现不同程度的病变。

（1）检查可见鼓膜内陷、充血，鼓室积液或积血，鼓膜如破裂则可在紧张部前下方见有线形或针尖状裂口。Teed 把鼓膜损伤按程度分为五级。

0 级：正常鼓膜。

Ⅰ级：鼓膜内陷，松弛部及沿锤骨柄部轻度充血。

Ⅱ级：全鼓膜充血及内陷。

Ⅲ级：全鼓膜充血、内陷，并有中耳腔积液。

Ⅳ级：血鼓室或鼓膜穿孔。

（2）鼻咽腔检查可见急性或慢性炎症、肿胀，或有鼻息肉、下鼻甲肥大、腭肌麻痹、腭裂畸形等不同的病变。

3. 治疗

轻症患者一般不必治疗，3 ~ 5 d 可自行恢复。例如有耳痛及听力减退，鼓膜充血者可以暂停高压氧治疗，用 1% 麻黄碱溶液滴鼻，待症状改善，鼓膜充血消失，再酌情恢复高压氧治疗。

对鼓膜充血明显等较重的患者应给以适当治疗：（1）局部热疗，可行局部热敷、超短波及热透疗法等；（2）使用局部应用血管收缩剂，如麻黄碱类药物滴鼻，使鼻黏膜血管收缩，利于咽鼓管口开放引流；（3）止痛，对耳痛、头痛较重的患者，适当给予镇静剂；（4）鼓膜破裂者首先停止高压氧治疗，避免耳部局部用药及冲洗，禁止游泳及潜水，保持局部干燥，清除外耳道分泌物、血痂，可以适当选用抗生素以预防感染。

（二）鼻旁窦气压伤

鼻旁窦（又称副鼻窦），系含气腔室，分布于鼻周围与鼻骨之间，是颅骨前部不规则的空腔，窦的四壁的骨膜上均被覆有黏膜，每个鼻旁窦均有狭小的通道与鼻腔相通，以便引流鼻旁窦内的分泌物。人体共有四对，左右对称，即上颌窦、额窦、筛窦、蝶窦。

1. 临床表现

鼻旁窦气压伤以加压时发生率高，一般在加压期间或加压结束时出现症状。主要表现为受累部位疼痛，额窦最常见，故出现前额部疼痛居多，其次是上颌窦，表现为眶下部区域的疼痛。疼痛一般呈针刺样或刀割样，有时伴头痛、面颊部疼痛或上颌牙痛，剧烈时可出现流泪或视物模糊，患者自身可听到鼻内有通气不畅的"哦哦"声。鼻出血是第二个最常见的症状，在减压后从鼻孔流出或进入咽部随痰咳出，鼻咽部分泌物中可带有血丝。

2. 诊断

依据以下几点做出诊断：（1）有呼吸道感染等诱因，在进行高压氧治疗时诱发鼻旁窦区疼痛或鼻出血等；（2）鼻旁窦区有压痛，鼻黏膜肿胀，鼻孔流血或鼻咽部分泌物中含有血丝；（3）X线、CT、MRI等影像学检查显示窦影模糊，窦腔变小，窦内有液平面，血肿形成时可见半圆形致密影。

3. 治疗

（1）用麻黄素等血管收缩剂滴鼻，使黏膜血管收缩，恢复鼻旁窦与鼻腔通气，促局部引流；（2）局部热敷理疗，以改善血液循环、促进炎性分泌物的吸收；（3）如有变态反应，可口服抗组胺类药物，如扑尔敏、赛庚啶、开瑞坦、信敏丁等，或选用鼻炎康等中成药。局部也可使用氯苯那敏麻黄素液或苯海拉明麻黄素液等；（4）情较重者可选用抗生素以防治感染；（5）对疼痛剧烈难忍者，并适当给予镇痛剂；（6）对有鼻息肉、囊肿、鼻甲肥大等疾病患者应请专科诊治。

（三）内耳气压伤

在加、减压过程中，由于压力变化速度过快，鼓室内外压力不能平衡造成的内耳损伤，称为内耳气压伤。

1. 临床表现

内耳气压伤的症状往往在出舱后数小时甚至数日才出现，主要是耳蜗或前庭功能损害表现。患者可出现耳鸣、听力减退，重者听力丧失。单纯前庭损害则有眩晕、恶心、呕吐。耳镜检查可透过鼓室见到液体，有时可见到气泡，检查中耳时会发现圆窗膜或环状韧带破裂致外淋巴流至鼓室。眼震图显示自发性眼震，听力检查为传导性耳聋，检查前庭功能减退，CT片显示迷路积气。

2. 诊断

依据以下三点不难做出诊断：（1）加压时有中耳受压或强行张开咽鼓管的病史；（2）出舱数小时或数日后有耳鸣、听力减退或全聋、眩晕、恶心、呕吐等不适；（3）检查可见圆窗膜或环状韧带破裂，外淋巴流至鼓室，眼震图显示自发性眼球震颤，听力检查为感音性耳聋，CT片显示迷路积气。

3. 治疗

内耳气压伤若能早期诊断，及时治疗，预后较好。治疗措施包括抬高头部、卧床休息，避免大弯腰、咳嗽及其他增大腹压和胸内压的动作，以免脑脊液压力增高加重内耳损伤，症状加重。适当应用654-Ⅱ等药物改善微循环，必要时选用抗生素以防治感染。在上述治疗4~5d后不见好转者，或有明确圆窗膜、前庭膜破裂者，应请专科手术探查，早做修补。

（四）肺气压伤

肺内压比外界气压过高或过低，超过一定限度，使肺组织和肺血管撕裂，气体沿撕裂孔进入血管和肺相邻近的部位，产生气泡栓塞和气肿压迫造成的疾病，称为肺气压伤。

1. 临床表现

肺气压伤发病较急，症状体征明显而且严重，有的患者虽然开始症状不甚明显，但当体力活动时即迅速表现出来，以血性泡沫痰、皮下气肿并可伴有神经循环系统症状为特征。

（1）呼吸系统表现

患者常诉胸部刺痛，深吸气时痛感加重。呼吸常浅而急促，因肺出血及分泌物的刺激而咳嗽、咳痰、痰中带血，严重者口鼻流出泡沫状血液，这是肺气压伤最多见且具特征性的症状之一，咳血量可达 200 ~ 300 ml，一般持续 2 ~ 3 d，轻者也可只有少许血痰，甚或没有出血征象。检查肺部，扣诊呈浊音，听诊可闻及散在啰音，呼吸音减弱等。

（2）神经系统表现

昏迷是最常见的症状，可在出舱后立即或数秒钟出现，这是由于脑血管和冠状血管气体栓塞和循环障碍引起的严重表现；轻者也可仅表现为意识模糊或烦躁不安，由于气泡栓塞的部位和程度不同，可出现眩晕、耳鸣、失语、肢体瘫痪（单瘫、偏瘫、截瘫等）、抽搐等不同症状和体征。

（3）循环功能障碍

表现为脉搏细弱，皮肤、黏膜紫绀，心音低弱，心律不齐，心界向左扩大，心尖区可闻及"水车样"血流气泡音。循环系统的障碍，且随着气泡在血管中流动位置的改变，具有时好时坏的多变特点。

（4）皮下及纵隔气肿

肺根部胸膜破裂时，大量气体进入皮下和纵隔，形成皮下和纵隔气肿。皮下气肿主要在颈胸部，可见局部肿胀，触诊有握雪感和捻发音。纵隔气肿时症状较重，与积气量、压力高低以及发生速度有关。积气量多时常感胸闷、咽部梗阻、胸骨后疼痛并向双肩部放射，上腔静脉受压时则更为严重，出现呼吸困难，颈静脉怒张，心尖搏动不能触及，心浊音界缩小或消失，心音遥远。X 线透视时可见纵隔两旁有索条状阴影为界的透亮带。如有气胸发生，呼吸更加困难，气急紫绀明显。

2. 诊断

根据病史及临床表现不难确诊。例如患者在舱内有癫痫大发作、强直惊厥、屏气或窒息时快速减压出舱史，出舱后有意识障碍甚至昏迷，口鼻流泡沫状血液，有颈胸皮下气肿即可明确诊断，症状较轻者应与减压病鉴别。

3. 治疗

气体栓塞是肺气压伤循环系统病症的主要直接原因，因此应迅速有效地消除循环系统的气泡，而再加压治疗是最重要的根本办法，其原则和方法与减压病治疗相似，但要注意以下几点：

（1）正确选用方案

根据患者及设备情况选用加压治疗方案，最好选用既能治疗减压病又能治疗肺气压伤的潜水减压病加压治疗方案。如我国研制的空气潜水减压病加压治疗表，可先加压至600 KPa，停留 5 ~ 10 min；如停留 10 min 症状消失较慢，则停满 30 min 后再按方案减压。如停满 10 min 症状不消失，则应升压至 800 KPa。依此类推选择方案。如用 800 KPa 及其以上方案要注意氮麻醉，有条件时应改用氮氧混合气体。

（2）及时发现并处理症状复发

减压过程中细心观察，及时了解病情变化，如症状复发，则应升压至症状消失，然后逐站减压，如需升至原来的压力，停留 30 min 后，再按下一级方案减压。在减压过程中如果发生气胸，可将舱内压力升高 30 ~ 50 KPa，并用针穿刺排气，然后逐站减压。医务人员进舱陪同与舱旁观察相结合肺气压伤病情往往较重，呼吸循环功能障碍明显，在舱内必须同时进行有关的急救处置，如维持患者血压，保持呼吸道通畅，止咳镇静等。因此，应有医护人员陪同患者进舱观察，舱外与舱内人员密切配合，协同处理。减压结束，患者出舱后应在舱旁继续观察，一般经 2 ~ 4 h，确认无复发征象时，转入病房继续对症治疗。经过加压治疗，虽然气栓症状可以好转或消失，但肺组织损伤的症状仍会存在，必须继续对症治疗，包括止咳、吸痰、止血、镇静、呼吸困难时使用呼吸兴奋剂等，其中以维持呼吸循环功能最重要。皮下气肿不需特殊处理，可自然吸收。纵隔气肿积气量较大、压力较高，致纵隔内气管和脉管受压，出现呼吸困难和明显循环障碍表现时，可作胸骨上切口。为了防止呼吸道和肺部感染，常规应用抗生素是必要的，同时应给予营养支持治疗。

二、氧中毒（Oxygen Toxicity）

机体对氧的毒性作用易感部位为肺、脑及眼等。因此人们按照氧中毒的发生部位将其分作肺型、脑型及眼型等主要类型。

（一）肺型氧中毒

早年发现长时间呼吸纯氧的患者会发生肺部的损害，在潜水、沉箱作业以及进行高压氧治疗时就更容易发生肺的损害。

1. 临床表现

临床上肺型氧中毒的临床症状和体征与支气管肺炎类似，主要表现为胸骨后不适或刺激感或烧灼感，深吸气时疼痛；也有干咳，咽部不适和呼吸困难等。氧压愈高，这些症状和体征的发作潜伏期愈短。在暴露结束一段时间之后，疼痛和咳嗽等症状迅速减轻。但是上述表现在不同个体之间有很大的差异。

体征方面，在症状的初起阶段，肺部可无阳性发现。但随后肺部听诊可闻散在性啰音或支气管呼吸音，X 线检查可发现肺纹理增加，或出现肺部斑片状阴影。

肺氧中毒最灵敏的指标是肺活量的减少。肺活量的减少出现较早，几乎立即开始，而发生明显的刺激和炎症反应却需若干小时。

（二）脑氧中毒 - 惊厥型氧中毒

在氧压明显地高于 220 KPa，暴露相应时程，氧中毒最显著表现是惊厥发作，即高压氧性惊厥，简称"氧惊厥"。

1. 临床表现

脑型氧中毒临床特点为类似癫痫大发作阵挛性或强直性抽搐，一般分 3 个时期（阶段）：

（1）前驱期

在惊厥发作之前，大多数个体首先有前驱（先兆）症状：最初出现口唇或面部肌肉颤动及面色苍白；继而可有恶心、出汗、眩晕、流涎、头向后仰；也可出现视力障碍，如视野缩小或幻视等；也可有听觉异常，如幻听等；还可出现心悸、指（趾）发麻、情绪反常如忧虑或心烦意乱或欣快感，前驱期之末可出现极度疲劳、呼吸困难等症状，这预示中毒已深。少数情况下可能有虚脱发生。

（2）惊厥期

继前驱期之后，出现全身强直或阵挛发作。发作前有时可能发生一阵短促的尖叫，神志丧失，有时大、小便失禁。严重患者在离开高压氧环境后的初期还会出现惊厥。

（3）昏迷期

如果在发生惊厥后仍处于高压氧环境，即会进入昏迷期。动物昏迷不醒，呼吸极度困难，最后死亡。在人体，如在惊厥发作后，并及时离开高压氧环境，患者意识模糊或精神和行为错乱，嗜睡、记忆力丧失，动作不协调等，一般在 2 h 左右之后可恢复，有的可熟睡若干小时。

2. 辅助检查

脑电图可出现慢波、棘波或棘慢波。

（三）眼型氧中毒

1. 临床表现

（1）视觉的生理变化和病理变化

视觉变化是氧中毒早期指标中的一部分，生理的和病理的变化都可以看到，生理变化并非是不可逆的，在吸氧开始时即可发生，在回到常氧时迅速恢复。病理性变化则甚至回到常氧后长时间仍存在。广义而言，这些都是眼型氧中毒的表现。

生理性变化高压氧引起视网膜血管收缩，在吸高压氧初期，视网膜电图即会出现电压降低等变化，并且在肺活量减少之前发生。在 0.1 MPa 下吸氧 24 h 视敏度、视野、视网膜电图以及立体视觉未测得变化。当氧压增至 0.3 mPa 3 h 后，发生双侧对称的周边视野缩小。在高龄、合并糖尿病及高血压等疾病情况下，视网膜血管对氧的反应减弱；但在有球后视神经炎的情况下，则反应增强，甚至视觉模糊和盲区形成。长时间暴露于高压氧下，由于视野缩小，患者可出现管状视野。上述生理性的变化在回到正常环境后 1 h 至数周后可逐渐恢复。

病理变化如果氧压过高，且暴露时间过长，不可逆损伤就可能发生。综合在动物体进行的研究所获结果，病理变化包括视觉细胞死亡、视网膜剥离（由于视网膜下过度水肿）等。随着时间的延长，有害的效应可以累积。

（2）早产婴儿晶体后纤维增生

高压氧可以引起未成熟婴儿眼球后纤维组织增生，视网膜表现成纤维细胞增生浸润和大量血管新生，甚至造成永久性失明。因此，晚期妊娠和早产儿进行高压氧治疗要慎重。

此外，在治疗眼底疾病时，最好同时使用血管扩张剂，减轻视网膜血管痉挛。如发现视力有明显减退应及时停止高压氧治疗，一般停止治疗后，视力很快就会恢复。

（四）其他方面的氧中毒

1. 造血系统

在吸入高分压氧的情况下，骨髓造血机能加强，血红蛋白的合成不受氧过多所压抑，而溶血过程（红细胞的变性和破坏）则可加速，从而导致循环红细胞量的减少。同时，循环中的血小板数目减少，凝血机能下降。在高压氧条件下，即使是在静脉血中，血红蛋白都保持于完全氧合状态，而氧合血红蛋白对氢离子的缓冲作用比氧离血红蛋白小，以致二氧化碳的运输将在高于正常的二氧化碳张力和氢离子浓度水平上进行。同时，氧不与血红蛋白解离，借血红蛋白的碳氨基（氨基甲酸）化合物方式运输二氧化碳的量减少，会导致二氧化碳潴留，二氧化碳使血管舒张，血管舒张使供氧增加，促进氧中毒的发生。

2. 骨骼肌

从动物实验中可以观察到惊厥的大白鼠的腓肠肌，部分结构松弛，线粒体不紧密，肌细胞膜模糊。惊厥时间较长的大白鼠，肌浆网质肿胀，肌原纤维特别缩短。严重惊厥的大白鼠去出现空泡化。这可能与高压氧下肌组织中过多的氧使肌膜的通透性增加而导致细胞内外离子平衡紊乱有关。

3. 心脏

高压氧可以使窦房结冲动减少，传导时间延长，房室结被抑制，房室传导阻滞；由于心肌酶的抑制，心肌的收缩张力下降，左心的机械功率可明显下降；病理上可以见到心内膜下多发性坏死病灶，乳头肌根部更为明显。

4. 胃、肠、肝、肾

在动物实验中可以观察到胃、十二指肠因氧中毒而发生的急性溃疡；肝脏充血，谷草、谷丙转氨酶显著升高等表现；肾曾观察到急性肾小管坏死。

5. 胚胎

报道不足 3 个月的人体胚胎，如母体因妊娠以外的需要而在高压氧下暴露甚至过度暴露，易发生畸形。若胚胎本身缺氧，则是孕妇高压氧治疗的适应证。

（五）氧中毒的诱发因素

1. 个体差异

不同个体对高压氧的耐受能力相差甚远。即使是同一个体在不同情况和条件下的耐受能力也不相同。

2. 精神因素

情绪紧张、波动、睡眠不足、过度疲劳等都会降低机体对高压氧的耐受能力。

3. 作业强度

潜水时工作负荷大、作业时间长；或高压氧时抽搐、躁动等发生氧中毒的几率增加，并且中毒的程度也重。

4. 环境温度

低温可以延长机体对氧中毒的耐受时限，高温则相反，这与温度的变化直接影响机体的代谢有关。但环境温度太低反而会降低耐受能力，这是因为低温时肌肉可能出现寒颤、抽搐，使得能耗增加。

5. 营养与代谢状况

在禁食以及低代谢情况下机体对氧中毒的耐受能力增强。报道中认为微量元素硒缺乏导致谷胱甘肽氧化酶活性下降，则机体的耐受能力下降。

6. 药物影响

应用抗自由基的药物如维生素 E、维生素 C、维生素 B_6、GABA、谷胱甘肽等可以预防或减轻氧中毒。增加机体代谢率的药物如肾上腺素、甲状腺素、肾上腺皮质激素、ACTH、拟交感兴奋剂、副交感神经阻滞剂等均可加剧氧中毒，而镇静剂、安眠药可降低氧的毒性作用。中药中的三七和银杏叶提取物等可明显延长氧惊厥发生的潜伏期，从而起到预防氧中毒的作用。

（六）氧中毒的治疗

1. 一般处理措施

不同脏器、系统所表现的氧中毒现象虽然有共同的根本机制，但不同脏器各有其特异的功能变化。因而在治疗和预防时，既有共同的一般措施，也有特异的针对性措施。要针对不同的吸氧条件如是潜水条件下还是高压舱内条件制定相应的措施。这里指处理措施特指临床高压氧舱治疗患者时发生氧中毒时的一些处理措施。

对氧中毒患者的救治，根本性的处理在于及时发现其症状或体征，并尽快地脱离高压氧环境。具体措施为立即改吸空气，加强通风，在以空气加压，通过面罩吸氧的舱内，迅速摘除面罩，改吸舱内压缩空气。如果舱内气压为 0.25 mPa，则吸入气中的氧分压为 50 KPa，属于不中毒的富氧水平，氧中毒的程度不再增加，并向正常恢复。在这种情况下从容减压出舱。如果所用的纯氧加压，则可立即用压缩空气进行通风，先降低氧压，后逐渐减压出舱。如果立即排气减压，则应密切观察患者的呼吸状况，避免因呼吸不畅（如喉头痉挛、屏气）导致肺的气压伤而加重病情。出舱后根据密切观察病情变化，必要时进一步处理，包括各项对症支持治疗、抗炎、抗自由基、预防感染以及眼型氧中毒的扩血管治疗等。

2. 肺型氧中毒的处理

症状轻微者出舱回到正常环境后数小时可以恢复，重症患者需要给予胸部照片以及对症支持、预防肺部感染等处理，如需要吸氧则应以低浓度氧为主，必要时高低浓度氧交替进行，并配合加压呼吸机辅助呼吸。一般需数日才能恢复。

3.脑型氧中毒的处理

对于未发生惊厥者，回到正常环境后数小时即可恢复。已经发生惊厥者，注意预防自伤（摔伤或舌咬伤），可以给予水合氯醛灌肠、苯巴比妥钠肌注等对症处理。注意在惊厥期间禁止减压以防止肺气压伤。

三、减压病（Decompression Sickness）

减压病是指机体从较高压力气体的环境向较低压力气体环境转移（减压）过程中，因外界压力下降过快、幅度过大而造成原先溶解的气体游离出来形成气泡，由此引起的系列病理生理变化所引起的疾病。

（一）临床表现

减压病临床症状的轻重与气泡的数量、直径及所在部位有密切关联。少量直径较小的气泡并不一定引起减压病，常可在减压后的动物和人体中探测到。但当气泡形成达到一定体积大小时即产生系列病理影响，由此出现临床症状。

根据减压病的症状，可以将其分为表现为脑病症状的脑型，表现为脊髓症状的脊髓型，表现似Meniere病的Meniere型（内耳型），表现为呼吸和循环系统症状的Chokes型（类似心绞痛发作）以及以四肢为主的关节和肌肉疼痛的Bends型。目前欧美国家把减压病分为两大类：型和型减压病。

1.Ⅰ型减压病

临床表现以肌肉、关节疼痛为主，有时也可表现为剧烈的皮肤发痒，大面积的淋巴水肿和皮肤大理石样斑纹等。疼痛症状约占Ⅰ型减压病的70%。由于疼痛，肢体常被迫采取保护性姿势，呈极度屈膝状，故又称为"屈肢症（Bends）"。减压病的疼痛性质可有不同程度的表现，重的可出现剧烈钻痛、刀割样痛等，轻者仅为不适感。疼痛常累及一个以上的关节，但无双侧对称的规律。

2.Ⅱ型减压病

所有Ⅰ型以外的减压病都归入Ⅱ型减压病。Ⅱ型减压病的症状和预后，一般比Ⅰ型严重，症状常非常复杂。在Ⅱ型减压病的病例中，有30%的人同时存在关节疼痛。

Ⅱ型减压病的主要表现：

（1）呼吸系统障碍

患者常感深吸气受限、吸气后胸骨后不适、阵发性咳嗽、呼吸浅快、呼吸窘迫或有泡沫样血痰。症状出现时间较早，常有减压后乏力和疲劳等预兆。严重者缺氧窒息，甚至休克死亡。

（2）神经功能障碍

神经组织对气栓非常敏感，被栓塞部位可以发生不可逆性损害，则可造成严重后遗症。大多表现为脊髓损伤症状，尤其是胸段脊髓。开始时有末梢感觉异常和运动异常，接着很快扩展为瘫痪，表现为横贯性截瘫，损害部位以下出现运动、感觉以及大小便功能障碍。约有10%的患者表现为脑损伤症状，如头痛、眩晕、脑瘫、共济失调及视、听觉和前庭功能障碍。

（3）循环系统障碍

表现为心前区紧迫、手足发凉、脉搏细速、血压下降等低血容量休克的征象，并有可能出现弥漫性血管内凝血，最终可导致死亡。

（4）其他系统功能障碍

气泡可以在胃、网膜、肠系膜等腹腔脏器内形成栓塞，可引起恶心、呕吐、上腹部绞痛、腹泻等症状。而肝脏、肾脏、脾由于血流丰富，较少气泡一般不会出现明显症状。

（二）诊断

诊断减压病的主要依据近期明确的减压病史，包括高气压环境下作业、潜水、高空减压、高压氧治疗病史等，在回到常压环境后出现典型症状、体征，无其他可以解释的疾病。至于多普勒超声以及X线等辅助检查可以有一定的帮助。

（三）治疗

再加压治疗是减压病的根治性疗法。其原理为利用高压作用，使体内气泡体积缩小，并重新溶解，便于从体内排出。一般Ⅰ型减压病无须太高的压力和太长的时间，而Ⅱ型减压病常用压力较高、时程较长的方案。再加压治疗的疗效在很大程度上取决于治疗的及时性。治疗中要注意遵从尽快加压、严格稳压和减压、及早吸氧等原则。加压结束后要严格观察病情，症状较重或者复发者可以再次加压治疗，给予积极的辅助治疗。

第三节 儿科神经系统疾病的高压氧治疗

一、空气加压舱（多人舱）操作规程

多人舱一般均以压缩空气加压，可同时治疗多个病人。

1. 开舱前的准备

（1）每次开舱前要反复检查氧舱各个部件及电器控制系统是否处于完好状态，氧舱必须在保证无故障的情况下，才能开舱使用。

（2）检查压缩气源是否足够治疗必须的供气量，并打开供气阀。

（3）检查氧气气源，表压不少于 0.4 ~ 0.6 mPa。

（4）检查操作台上各加减压和供排氧阀门是否关闭。

（5）打开操作台上的总电源开关，接通所需使用的各种仪器、仪表电源（监视器、测氧仪、对讲机、音箱等）。

（6）检查病人的吸氧面罩和三通阀是否接通，同时交待正确的吸氧方法。

（7）检查并关闭递物筒内外盖，关闭内外盖上的放气阀。

（8）将配置有雾化吸氧装置阀调试到合适部位，安装好雾化药物瓶。

（9）配有微机控制系统的氧舱，检查其通电之后的工作情况，并输入治疗方案程序准备运行。

（10）宣教进舱须知（见进高压氧舱须知）。

（11）凡多人舱要求必须 2 人同时操舱。

（12）工作期间严禁做一切与工作无关的事情。

2. 氧舱加压阶段

（1）应严格掌握加压速度，并观察和询问舱内人员情况。加压初始阶段应缓慢加压，在治疗压力为 0.1 ~ 0.15 mPa 时，总加压时间不得少于 15 分钟。

（2）加压过程中，根据舱内环境温度的高低，开启制冷或制热空调。

（3）加压过程中，如舱内人员出现不适等情况，应立即停止加压并通知医生做好对症处理。

3. 氧舱稳压阶段

（1）舱内压力加至治疗压力时，停止加压，打开操作台上的供氧阀和雾化吸氧控制阀，通知患者戴好吸氧面罩开始吸氧。供氧压力应保持在 0.4 ~ 0.6 mPa 范围内，同时打开操作台上的排气阀。

（2）检测舱内氧浓度，严格控制在 23% 以内，例如氧浓度增高过快应及时查明原因并及时排除，同时应通风换气。

（3）吸氧结束时，应及时关闭氧气气源。

4. 氧舱减压阶段

（1）通知舱内人员准备减压，按规定减压方案进行减压，治疗压力超过 0.12 mPa，总减压时间不少于 30 分钟。

（2）严格掌握减压方案，保持舱内适当的温度。

（3）减压过程中，如出现雾气，应放慢减压速度或暂停减压，使雾气消失再减压。

5. 空气加压舱紧急情况处理应急预案

当舱内发生火灾、人为破坏等情况时，操作人员应积极果断作出如下处理：

（1）迅速关闭供氧、供气阀门，切断总电源并打开应急电源。

（2）指导舱内人员使用舱内灭火器或舱内水喷淋系统灭火。

（3）迅速打开紧急减压阀等减压装置，并力争尽快减压。

（4）立即通知火警、单位领导，做好抢救工作。

（5）保护现场，以便查清事故原因。

二、单人纯氧舱操作规程

单人纯氧舱加压介质为氧气，安全操作及安全性能极为重要，工作人员应坚守岗位。

1. 进舱前准备

（1）检查氧舱设备及电器控制系统是否处于完好状态，氧舱必须保证在无故障的情况下，才能开舱使用。

（2）检查氧气气源是否充足。

（3）检查操作台上各加减压和供排氧阀门是否关闭。

（4）检查测氧仪是否准确。

（5）检查舱内床单被褥是否干净，打开舱门推出滑动床，准备迎接患者。

（6）协助并检查患者（儿）将自己的衣物全部脱掉，穿戴医院统一制作的纯棉衣裤，将头发加湿并全部塞入纯棉帽内，严禁使用发胶类物品，化妆品全部洗净。

（7）固定好静电装置。

（8）向患者交代注意事项及鼓气调压方法。

（9）核对患者的姓名、诊断、高压氧治疗方案，填写好记录。

2. 操作过程

（1）通知患者做好准备，开始加压。

（2）打开微量输入阀门进行加压，初始阶段应缓慢，并随时询问舱内患者情况，严格按治疗方案进行加压。

（3）当表压升到 0.02 mPa，应进行舱内换气（洗舱）。

（4）随时注意患者反应，如有耳痛等不适，应减慢或暂停加压，待不适消除后再加压。

（5）控制舱内温度，压力升至预定值时，关闭输入阀同时记录好时间。

（6）舱内氧浓度应保持在 70% 以上。

（7）掌握好通风换气，一般每隔 15 ~ 20 分钟换气一次，每次 3 ~ 5 分钟。

（8）稳压结束时，通知患者做好减压准备，并开始减压。

（9）病人出舱后，整理舱内各物品，并进行消毒。

（10）做好病人治疗登记。

3. 单人纯氧舱治疗患者进舱注意事项

（1）患者须经高压氧专科医生检查同意后，方可进舱进行治疗。

（2）进舱前一天应洗头，严禁使用发胶及面部油脂类化妆品。

（3）全部换用医院特制的全棉衣裤及被褥，并自带内衣裤、袜子、胸罩、尿布及被褥等一律不准入舱。

（4）将头发加湿并全部塞入纯棉帽内。

（5）进舱前应排空大小便。

（6）严禁带入火种及其他易燃易爆物品，如火柴、打火机、爆竹、雷管、汽油、电动玩具、钢笔、手表、手机、小灵通、BP 机等与治疗无关的一切东西。

（7）在舱内尽量保持安静，严禁剧烈运动，尤其是头部不要乱动，以防静电起火。

（8）治疗时出现任何不适，应及时报告医务人员。

4. 单人纯氧舱紧急情况处理应急预案

单人纯氧舱如发生紧急情况，基本为火灾，患者为严重烧伤、窒息及减压病。

（1）立即切断总电源。

（2）立即关闭供氧阀门。

（3）立即打开所有减压阀，尽快打开舱门。

（4）迅速将火扑灭。

（5）立即通知科室主任及院领导，并准备好一切抢救物品进行抢救。

（6）保护好现场，以便查明事故原因。

三、婴儿氧舱操作规程

1. 操作规程

（1）治疗前常规检查氧舱所有仪表、检测系统、供排氧系统等部件。

（2）打开舱门，用纯棉被服包裹婴儿后放置在托盘上，侧卧固定，关紧舱门。

（3）缓慢开启氧气瓶调节器进行加压，舱内输出压力不得大于 0.15 mPa。

（4）医务人员根据婴幼儿年龄及病情制定治疗方案。

（5）舱内氧浓度一般须达到 60% 以上。

（6）严密观察并记录患儿治疗情况，做好操舱记录。

（7）治疗结束后，整理物品，并进行消毒。

2. 婴幼儿氧舱治疗患儿家属进舱注意事项

（1）严禁携带玩具及易燃易爆品进舱。

（2）患儿入舱前需换纯棉衣被及尿布等，经检查无误后可进舱。

（3）新生儿入舱前 1 小时喂半量奶。

（4）入舱前应解好大小便。

（5）婴幼儿在治疗中由医务人员全程监护，家属不得远离治疗室。

四、氧舱消毒隔离制度

1. 压缩空气和氧气必须符合卫生学标准。

2. 每人专用一次性吸氧面罩，及时进行舱内的清扫、消毒工作。

3. 确诊为气性坏疽、破伤风、芽孢杆菌感染患者，严禁与带有伤口的其他人员同时进舱。患者出舱后必须进行严格终末消毒处理。

4. 每月进行舱内空气培养。

5. 传染病患者应单独开舱治疗，严禁与其他患者同舱治疗。

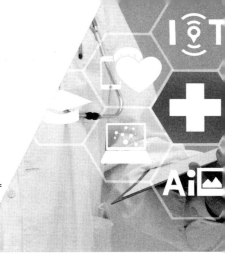

第十六章　生物治疗

第一节　神经干细胞治疗

神经干细胞研究开始于20世纪90年代，1992年，Reynolds等在成年脑纹状体分离出能够在体外不断分裂增殖、具有多种分化潜能的细胞群，由此提出了"神经干细胞（neural stem cells）"的概念，神经干细胞是干细胞的一种，它可进一步分化成为神经组织的各种细胞类型。神经干细胞的发现，打破了人们长期以来形成的成年哺乳动物神经系统为非再生性组织、脑内成熟的神经元无再生能力的传统概念，为神经干细胞移植在临床上的应用提供了理论依据。

近十余年来，人们围绕神经干细胞来源、诱导分化与调控、鉴定及移植治疗修复神经功能损害等方面进行了较为深入和广泛的探讨。经过十余年的探索与研究，在神经干细胞基础研究领域取得了可喜成绩，但是在临床应用方面还处于初步探索阶段，有关神经干细胞移植治疗的安全性，有效性，疗效评价等系列问题，仍需大规模临床试验观察与证实。

一、干细胞定义及分类

干细胞概念：干细胞是一类具有自我更新与增殖分化能力的细胞，能产生表现型与基因型自身完全一致的子细胞。

干细胞有以下特征：（1）干细胞本身并非为终末分化细胞，也并未处于分化的终端状态；（2）干细胞可无限增殖分裂，即可以连续分裂几代，也可以长时间处于静止状态；（3）干细胞分裂产生的子细胞仅能在两种途径中选择其一，即：或者保持亲代特征仍作为干细胞，或者不可逆的向终端分化成为功能专一的终末细胞。这是由于细胞质中的调节分化蛋白不均匀分配所致。所以说，干细胞通过两种方式生长：一种是对称分裂——形成两个相同的干细胞；另一种是非对称分裂——因细胞质中的调节分化蛋白不均匀的分配，使得一个子细胞不可逆的走向分化的终端，成为功能专一的细胞。所以说，干细胞是具有潜能和自我更新特点的增殖速度较缓慢的细胞。

干细胞分类有两种方法，即按干细胞分化潜能和来源进行分类。

（一）根据分化潜能分类

按照分化潜能的大小，干细胞基本可分为三种类型：全能干细胞、多能干细胞和专能干细胞。

1. 全能干细胞

是指具成完整个体的分化潜能，可以分化出人体的各种组织细胞，构成人体的各种组织和器官，最终发育成一个完整的个体。如胚胎干细胞等。

2. 多能干细胞

是由全能干细胞进一步分化所形成，这种干细胞也具有分化出多种细胞组织的潜能，但失去了发育成完整个体的能力，发育潜能受到一定的限制。如骨髓间充质干细胞或骨髓基质细胞等。

3. 专能干细胞

是多能干细胞进一步分化的结果，这类干细胞只能想一种类型或密切相关的几种类型的细胞分化，如神经干细胞，造血干细胞，上皮组织基底层的干洗白，成肌细胞等。

（二）根据干细胞来源不同，将干细胞分为胚胎干细胞和成体干细胞两大类

胚胎干细胞是指来源于胚泡内细胞群、受精卵发育至桑甚胚之前的早期胚胎细胞、或生殖山脊性源生殖细胞等，则无限地进行增殖分裂并保持高度未分化状态和发育潜能的多能干细胞，具有向外胚层、中胚层和内胚层三个胚层来源的所有细胞分化的能力。成体干细胞是指存在于各种组织中，具有自我更新和分化能力的专能或多能干细胞。它们是未分化的细胞，分布于已分化的特定组织中。其功能是在一定程度上维持细胞功能的稳定状态即动态平衡，代替由于损伤或疾病而死亡的细胞，成体干细胞具有两个特征：它们能够在很长的一段时间内准确的复制自己；另一个则是它们能生长成为成体的细胞类型，具有一定的形态特征和特定功能。

二、神经干细胞概述

概念：神经干细胞就是来源于神经组织及神经组织发源地，其具有干细胞特征，终身保持自我更新能力并能分化成为各种神经组织细胞（包括神经元，神经胶质细胞，少突胶质细胞等）的一类细胞。神经干细胞具有以下特征：（1）有增殖能力；（2）在整个生命过程中能自我维持或自我更新；（3）能通过扩增祖细胞而产生大量的后代；（4）具有向神经组织多细胞系分化的能力；（5）损伤或疾病能刺激神经干细胞的分化。

尽管在体外可以分离和培养神经干细胞，但目前对神经干细胞的生物学特性知之甚少。由于对神经干细胞的研究还属刚刚起步，许多关键性问题尚未解决。因此，多数研究者都认为，未来对神经干细胞的研究将集中在以下几个方面：（1）进一步研究神经干细胞生物学特征及精确分离、纯化和扩增的条件；（2）确定人类神经干细胞在脑内的定位以及怎样在原位诱导神经干细胞增殖分化以直接补充因疾病和损伤所丢失的神经细胞；（3）探讨人类神经干细胞移植修复中枢神经系统功能障碍的长期疗效以及安全性。

中枢神经系统疾病中有很多是因为某种特定的神经组织细胞发生退行性变性死亡，

导致一些重要的神经递质、蛋白质因子或某些重要神经信号分子的匮乏所致。因此，在成功地培养了神经干细胞之后，应考虑利用它直接进行移植治疗，或将目的基因导入神经干细胞，并将筛选得到的体外高效表达目的基因的细胞克隆进行移植。

神经干细胞移植治疗方法具备以下优点：（1）安全性，神经干细胞在脑内能根据其周围微环境的诱导而分裂、分化成为相应的细胞类型，其形态和功能与附近的宿主细胞非常类似，对宿主无害，没有明显的干扰基因信息转移至宿主组织的证据。（2）中枢神经系统具备特殊结构–血脑屏障，这使得淋巴细胞难以进入，因此即便在不同个体之间，甚至于不同物种之间的神经干细胞移植，都未曾发生严重的免疫排斥反应。（3）可调节性：神经干细胞可以在体外根据不同需要导入相应的外源基因。（4）稳定性及长期的高效率：永生化神经干细胞介导的基因转移可长期、稳定、高效的表达。

三、神经干细胞移植在中枢神经系统疾病中的应用

（一）神经干细胞移植与癫痫

癫痫是由多种病因引起的慢性脑功能障碍综合征，是大脑神经细胞群反复超同步放电引起的发作性、突然性、短暂性脑功能紊乱，其属于一种慢性反复发作性的脑功能失常性疾病是一种常见病和多发病，患病率约 0.5%，据报道世界各国发病率约为每年 35/10 万。全世界总的癫痫人数估计达 3000 万，我国约有 650 万。对癫痫的治疗最主要是控制痫性发作。目前主要治疗方式包括药物治疗和外科手术治疗，而神经干细胞移植治疗癫痫是新近开始尝试的一种新方法，国内外做了大量相关工作，并取得了部分令人鼓舞的结果。

研究表明神经干细胞移植可控制或减轻癫痫发作。汪朝阳等将神经干细胞移植应用在癫痫外科治疗中，对 2 例难治性癫痫患者行致痫灶切除并同时行神经干细胞移植，术后随访，发现 1 例未见癫痫再次发作，另 1 例偶有癫痫发作，但药物可控制。Chu 等应用匹罗卡品癫痫鼠模型，进行神经干细胞移植后发现，移植组大鼠癫痫的发作频率和程度均低于未移植组；Ruschenschmidt 等在癫痫鼠模型中进行神经干细胞移植发现，在移植后 13 ~ 34 d，利用脑膜片钳技术证明移植的神经干细胞不仅能够产生动作电位，而且能够接受兴奋性或抑制性的突触前神经元发出的信号。Vicario 等在体外研究中已成功诱导增殖海马干细胞分化为谷氨酸能和 GABA 能细胞，且神经元之间可建立起功能性突触联系，这为干细胞移植治疗癫痫提供了实验基础。

在癫痫模型中进行神经干细胞移植治疗后的主要病理生理改变包括：（1）形态学和电生理的改变。研究发现，胚胎海马 CA3 细胞移植到损伤动物模型变性的海马 CA3 区，移植细胞所生长的轴突可以较好地沿宿主变性的 CA3 细胞轴突路径生长，在宿主脑内神经支配区建立适当的神经联系，宿主的苔藓纤维发出神经支配移植的 CA3 细胞，并抑制异常的苔藓纤维发芽到颗粒上层，有利于正常突触联系的建立从而防止海马变性，并且胚胎海马细胞也向宿主 CA1 区和齿状回发出致密的短纤维。在神经干细胞移植后，可记录到抑制性突触后电位，导致海马 CA1 区的快兴奋性突触后电位幅度降低，达到抑制癫

痫发作的目的。Kim 等研究发现，来自胚胎的神经干细胞在体外培养成多巴胺神经前体细胞移植入 6- 羟基多巴胺受损鼠的纹状体可以提高局部多巴胺神经元，这些细胞表现出与内源性细胞相似的电生理，表明胚胎移植物可以和宿主建立一定的传入 / 传出神经联系，移植细胞的突起能够识别宿主发出的轴突并沿着其行径迁移 / 整合，从而在组织形态学和电生理方面提出了利用神经干细胞移植治疗癫痫的可行性。（2）细胞构成的改变。Wernig 等发现移植的神经干细胞迁移到不同部位显示出不同的细胞形态，如在新皮质区出现单极、多极细胞，在海马 CA1 锥体细胞层出现类似锥体神经元形态的细胞，许多细胞还可分化成为谷氨酸、γ– 氨基丁酸（GABA）、儿茶酚胺中间神经元，可以和宿主细胞建立良好的突触联系，通过电生理和形态分析表明这些突触联系有表现兴奋性的也有抑制性的。Shetty 等研究发现，在 KA 致大鼠颞叶癫痫模型中，海马损伤区接受胚胎海马混合细胞和 CA3 区细胞移植的，AD267 中间神经元密度高于对照组和 CA1 区细胞移植。因此细胞移植需考虑移植的微环境及移植物的特异性。（3）神经干细胞移植可调节神经细胞递质。癫痫主要的发病机制之一是由于脑组织中的 GABA 能神经元不同程度数量的减少，导致脑部神经抑制功能退化，通过人为的方法将这种兴奋和抑制之间的失衡状态重新调整过来，便可在一定程度上缓解临床发作。神经干细胞移植能向脑内移植一种符合抑制性神经递质的细胞，使其与宿主发生突触联系，并分泌这样的递质而发挥抗癫痫作用，这种重建性手段可能是最佳选择。

（二）神经干细胞移植与多发性硬化

多发性硬化（Multiple Sclerosis，MS）做为一种中枢神经系统炎性脱髓鞘病，它是以中枢神经系统白质脱髓鞘病变为特点的自身免疫病，病毒感染后体内 T 细胞激活和抗病毒抗体产生与神经髓鞘的多肽片段发生交叉反应，从而引起脱髓鞘病理改变。一般起病于儿童，发病于青壮年甚至老年时期，亦有婴幼儿期即发病者。

传统的多发性硬化治疗方法包括给予非特异性的免疫抑制剂（皮质激素、硫唑嘌呤、环磷酰胺、环孢素 A 等）全面下调机体的免疫反应，或给予免疫调节剂下调淋巴细胞活性，这些方法在一定程度上能够使病情缓解，但都无法修复受损的轴突和诱导产生神经生长因子，从而导致长期累加的病变表征与不可逆转的轴突损伤。有多个研究组，将神经干细胞移植到 EAE 模型动物体内，观察到移植的干细胞不仅具有炎性抑制、免疫调节作用，而且能够成为髓鞘恢复和轴突再生的潜在来源，为多发性硬化的治疗提供了新方法。研究表明向多发性硬化模型移植神经前体细胞，多发病灶形成髓鞘增加，成功实现了髓鞘再生及功能恢复，并且显著改善临床进程及神经病理性损害。神经干细胞移植治疗 EAE 的主要证据及机制有：（1）神经修复和保护作用。将神经干细胞移植到 EAE 小鼠体内，其发病情况和病理状况都显示明显改善：EAE 临床最大评分和累加评分降低，淋巴细胞浸润数量减少，脱髓鞘和轴突损伤面积缩小，动作电位传递时间缩短。在中枢神经系统发现神经干细胞迁移到脱髓鞘区域，分化为成熟的神经元、少突胶质细胞和星形胶质细胞，由此可见神经干细胞在中枢神经系统炎症区域发挥神经保护和髓鞘修复功能。（2）释放生物活性物质：研究发现移植的神经干细胞可以分泌神经营养因子，挽救 MS 中受损的神经元、少突触细胞等；神经干细胞亦可作为生产生物活性物质的载体，持续性地在局部产生神经营养因子，由此发挥神经保护功能。此外神经营养因子、细胞信号亦有可能激活内源性神经干细胞，促进移植的神经细胞存活、定向分化为神经元、少突触细胞、胶质细胞等。（3）免疫调节作用。研究表明在移植了神经干细胞的 EAE 小鼠体内，浸润中枢神经系统的 CD3$^+$ 炎性淋巴细胞数量减少，细胞表面黏附分子如淋巴细胞功能相关抗原，同时，CD4$^+$CD25，调节性 T 细胞和自然杀伤性 T 细胞两种调节性淋巴细胞增多，这些导致炎性反应的因素的降低和免疫微环境的调节不仅使得脱髓鞘、轴突损伤等神经退行性病变的症状在发病的急性期有所缓解，且在 EAE 慢性期（一般为 EAE 诱导后第 80 天左右）也获得改善。将神经干细胞移植治疗后的 EAE 小鼠的淋巴细胞移植给其他小鼠，其致病性下降。体外实验发现神经干细胞能够通过细胞间的直接作用诱导 CD3$^+$ 淋巴细胞以 T 细胞受体特异的或非特异的两种信号途径进入凋亡程序，以此促进淋巴细胞凋亡。

（三）神经干细胞移植与小儿脑瘫

小儿脑瘫是指出生前到生后 1 个月内各种原因所引起的脑损伤或发育缺陷所致的运动障碍及姿势异常，是儿童肢体残疾的主要疾病之一。研究发现，脑瘫的发病是一种多因素作用的结果，其发病过程复杂，其确切机制尚未完全阐明。小儿脑瘫包括：缺血缺氧性脑瘫、产伤造成的脑瘫、外伤性脑瘫、医源性脑瘫以及一些不明原因的脑瘫。脑性瘫痪是目前小儿时期最主要的运动功能伤残疾病，而且多数伴发有智力低下及语言功能障碍。目前小儿脑瘫的治疗手段包括高压氧、神经营养药物、细胞因子、中药、针灸治疗及手术治疗。这些治疗手段对于损伤程度相对较轻的神经细胞有一定的效果，但对于已经完全损伤的神经细胞，治疗效果有限。神经干细胞移植研究为小儿脑瘫的治疗提供了新的方法。

小儿脑瘫的根本原因是各种原因引起的脑缺血缺氧导致了脑内的神经干细胞和少突胶质祖细胞破坏而数量不足。神经干细胞具备的能够再生并分化成神经细胞的特性使其具备治疗儿童脑瘫的能力。因此，通过早期有效地补充神经干细胞治疗脑瘫，将具有重要的临床实用价值。有研究表明，给缺血性脑梗死大鼠注射外源性神经干细胞，能够表现出行为功能的明显改善，并在组织学检查时观察到梗死区体积减小，半暗区有外源性干细胞分化的神经元和少突胶质细胞增多，研究证实神经干细胞移植后，缺血区神经营养因子的增加、凋亡下降、细胞增生以及新生血管形成可能是缺血鼠神经功能恢复的主要原因。有学者发现人类神经干细胞在急性脑损伤大鼠的顶叶皮质中可生存，而且具有分化成神经元和胶质细胞的多型分化潜能。有研究显示，将神经干细胞移植到受损的脑组织后，可以良好生长、分化并嵌合于宿主的脑组织中，与其他神经元建立通路，从而使修复受损的脑组织。此外，神经干细胞移植能产生新的神经元，神经干细胞治疗通过提供营养因子而促进缺血半暗带区内源性神经祖细胞的存活、转移和分化，由神经细胞分化来的神经元祖细胞通过取代坏死的神经元或许能够重建神经环路，而达到功能恢复的目的。

四、神经干细胞移植治疗存在问题

尽管干细胞移植治疗神经系统疾病已显现出诱人前景，但应用于临床还有很长的路要走。如何提高移植后细胞的存活率及存活时间，移植后的临床疗效如何，移植后的安全性、成活性，移植后线粒体的异质性、遗传性及后生效应均不是很清楚。如何促进神经干细胞的快速增殖？如何实现神经干细胞的定向诱导分化？如何评价神经干细胞移植以后患儿的改善情况？移植时机、移植量、移植部位、移植方式等一系列问题均有待于基础及临床学科的共同研究和探讨。

总之，神经干细胞的研究才刚刚开始，许多问题亟待解决，有关神经干细胞移植治疗中枢神经系统疾病还只是研究探索初步阶段，临床应用还为时尚早，但前景广阔。

第二节 免疫球蛋白治疗

免疫球蛋白是机体免疫系统受到抗原刺激后产生的一种免疫物质。免疫球蛋白可分为 IgA、IgG、IgM 等多种亚类。人免疫球蛋白含有广谱抗病毒、细菌或其他病原体的 IgG 抗体，另外免疫球蛋白还具有免疫替代和免疫调节的双重治疗作用，能迅速提高受者血液中的 IgG 水平，增强机体的抗感染能力和免疫调节功能。近年来，静脉用免疫球蛋白（IVIG）被广泛用于原发性或继发性免疫缺陷性疾病、且自身免疫性疾病和一些感染性疾病的治疗，具有较好的疗效。

一、IVIG 在神经系统疾病中的应用

1. 吉兰 – 巴雷综合征

是一种以运动损害为主的单相性自身免疫性周围神经病，临床上主要累及脊神经、神经根、颅神经。

血浆置换（PE）是治疗 GBS 的有效方法，近 10 年来的临床对照试验证实 IVIG 对 GBS 有显著疗效。系统分析近年的临床试验，其结果显示对病情严重、失去行动能力、病程少于 2 周的 GBS 患者，恢复独立行走所需时间、病死率、1 年后仍无法独立行走患者比例等指标，IVIG 与 PE 的疗效无显著差异。IVIG 治疗 GBS 的最佳时机为疾病进展的早期即发病 2 周内，尤其是伴有后组颅神经损伤和呼吸肌麻痹的患儿应尽早应用。IVIG 对 GBS 的各种亚型（轴索型、单纯运动障碍型、Miller-Fisher 综合征等）具有相似疗效。最佳的治疗剂量尚有争议，大多使用 0.4 g/（kg·d），于 2 ~ 3 h 内静滴，连用 5 d。对 IVIG 治疗有效的 GBS 患儿在病情稳定一段时间后可有复发，重复给予 IVIG 治疗同样有效。尽管约有 10% 的 GBS 患者在首次使用 IVIG 有效后出现复发，其复发率与 PE 治疗后复发率相近，但因 IVIG 更安全且方便易行，故目前其作为 GBS 的首选治疗方案，对于儿童患者及伴植物神经功能紊乱的 GBS 患者尤其适用。

2. 慢性感染性脱髓鞘性多发性神经根神经炎

慢性感染性脱髓鞘性多发性神经根神经炎是一种慢性进展的自身免疫性神经病，是

由免疫介导的主要损害周围神经髓鞘的疾病，以进行性或复发性对称性肢体运动或感觉障碍为特点。传统上采用皮质激素、PE 或免疫抑制剂治疗。近年来，多项随机对照试验证实 IVIG 是 CIDP 的有效治疗方法，与 PE 疗效相似。VanDroon 等研究认为，针对具备活动性脱髓鞘病变特征的 CIDP 患者，包括：①治疗前病程少于 1 年；②进行性瘫痪；③上、下肢肢体麻痹无显著差异；④上肢腱反射消失；⑤正中神经运动神经传导速度（MCV）显著减慢（低于正常值 80%）等，IVIG 有较好疗效。以上几个条件均满足的 CIDP 患者 IVIG 治疗有效率＞90%。常用剂量为 0.3 ~ 0.4 g/（kg·d），连续使用 5 d，复发患者常需 IVIG 间断脉冲治疗。

3. 多灶性运动神经病

MMN 是由免疫介导的慢性多灶性周围神经病，以对称性、缓慢进展的肢体无力为主要特点，电生理表现为持续性、节段性运动神经传导阻滞。MMN 使用环磷酰胺有效，皮质激素和 PE 无效。目前认为大剂量静脉注射免疫球蛋白是治疗 MMN 的重要手段之一。方法：0.4 g/（kg·d），连用 3 ~ 5 d 为一疗程，每月 1 次，至少应用 6 ~ 12 个月。大多数病人在大量静注免疫球蛋白 1 周内出现肢体肌力改善，新近受累肢体改善更明显，但需反复间断用药。

4. 重症肌无力

重症肌无力（Myasthenia gravis，MG）是一种神经 – 肌肉接头传递障碍的自身免疫性疾病。主要临床特征为受累骨骼肌极易疲劳，短期收缩后肌力减退明显，休息和使用抗胆碱酯酶药物后肌无力可部分和暂时恢复。临床上 IVIG 多用于 MG 危象或其他治疗无效的患者，也可作为激素或免疫抑制剂显效前的治疗。IVIG 治疗 MG 有以下特点：①有效率高。无论急性或复发病例，有效率均在 75% ~ 100% 之间；②显效快。绝大多数在用药 3 ~ 10 d 内见效，最快者次日即显效；③维持时间长，缓解后可维持 20 ~ 120 d，大多 40 ~ 60 d，且间断重复用药可延长缓解期；④副作用小且重复使用不会降低疗效。常用剂量为 0.4 g/（kg·d），5 d 为一疗程。多数患者在用药 10 ~ 50 d 病情有明显好转，且有抗乙酰胆碱受体的抗体滴度降低。

二、IVIG 治疗神经系统疾病的主要机制

IVIG 治疗免疫介导神经系统疾病的机制尚不完全清楚，其可能的机制包括：（1）IVIG 的免疫调节作用：抑制抗体产生及中和抗体；减少细胞因子的产生及抑制其功能；中和补体、细菌毒素和病毒 IVIG 可与激活的补体 C 3b 和 C 4b 共价结合，阻断 C3 对 C5 的激活作用，干扰免疫复合物的形成、沉淀以及对靶细胞膜所产生的溶解破坏作用，阻断补体复合物与巨噬细胞的结合，抑制巨噬细胞对自身组织的侵袭。降低单核巨噬细胞生物学活性。（2）IVIG 促进髓鞘再生的作用。

总之，IVIG 治疗神经系统疾病具有良好的疗效，然仍有许多问题需要解决，寻找达到最佳疗效和维持疗效的剂量、疗程和治疗频率，有些疾病缺乏大规模多中心随机临床对照研究；其治疗机制还不是十分清楚等。

第三节 细胞因子治疗

细胞因子的临床应用越来越受到人们的关注。神经生长因子（Nerve Growth Factor，NGF）是目前被阐明作用机制并确立化学结构的典型神经营养因子，也是外周感觉神经和交感神经系统分化和生存所必需的一种蛋白质。恩经复的主要成分是从小鼠颌下腺中提取的纯化神经生长因子（mNGF），通常以 7SNGF 大分子复合物形式存在。它在人体内主要分布于脑、神经节、胎盘等组织，是神经营养因子中最早被发现、研究最透的，具有神经元营养和促突起生长双重生物学功能的一种神经细胞生长调节因子。它对中枢和周围神经元的发育、分化、生长、再生和功能特性的表达均具有重要的调控作用，能促进合成代谢（如微管蛋白 –tubulin），促进神经递质合成关键酶的合成和修饰（如酪氨酸羟化酶），抑制细胞凋亡，影响轴突和胶质细胞的生长。

在胚胎发育的一定时期内，NGF 为效应神经元生存所必须的。NGF 及其受体也广泛分布于中枢神经系统，由海马和脑皮质产生的 NGF 可通过胆碱能神经逆行运输至前脑基底核，维持胆碱能神经元的存活和功能。在胚胎发育早期，中枢 NGF 的含量决定胆碱能神经的密度。在无胆碱能神经支配的小脑区和下丘脑，NGF 含量也较高，表明除胆碱能神经外，NGF 对其他类神经元也有营养作用。NGF 脑发育期生物效应有促进神经元的体积增大、分化发育，刺激胞体和树突的发育，诱导神经纤维生长，延长。脑成熟期神经对 NGF 的依赖性降低，只有部分交感神经元仍需依赖 NGF 存活。

当 NGF 得效应神经元受到缺血、缺氧等损伤（HIDs）时，神经元将发生死亡、细胞凋亡。NGF 抑制毒性氨基酸和超氧自由基的释放，抑制钙离子超载，从而抑制细胞凋亡，明显减轻或防止这些继发性病理损害的发生，发挥神经保护作用。神经损伤后 NGF 受体增加，损伤修复过程中对 NGF 的需求增加，靶区 NGF 的水平明显升高，NGF 有促进神经生长作用。

在切断轴突后给予 NGF 将减少某些神经元的变性与死亡，这将有助于提高轴突再生的可能性。同时他还影响轴突再生开始的时间和参与再生的神经元数目以及再生神经的质量和速度。NGF 促进创口组织的修复反应，以此来促进创口愈合。NGF 影响免疫细胞的活性，进而调节免疫系统功能。神经生长因子不但调节神经系统功能，而且也是一种免疫调节因子。外源性神经生长因子可通过血脑屏障（BBB），主要分布于基底、小脑、齿状核、额叶前部皮质、海马和嗅球以及脑室周围。CNS 存有旁路 BBB，是通过胞吞转运作用，经内皮细胞和脑室的脉络丛进行的。疾病和应激状态会增加对大分子的通透性。NGF 透过血脑屏障到达脑组织后可以使缺氧缺血的脑组织水肿减轻，脑组织突触素增加，凋亡细胞减少。

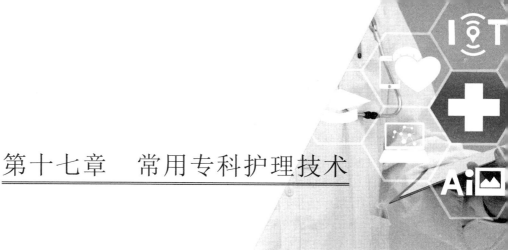

第十七章　常用专科护理技术

第一节　视频脑电图监测的护理

一、概述

24 h 同步录像脑电监测（24 h VEEG）又称视频脑电图，也是采用录像监测与脑电图同步描记法，对患儿各种状态下的脑电活动进行监测，可将患儿临床发作全过程以及发作时脑电图记录同时展示的一种先进检测方法。

二、VEEG 的临床意义

视频脑电图既可长时间同步记录脑电图与患儿的发作情况，又可以识别伪差，大大提高了癫痫的确诊率。其对癫痫诊断的阳性率可达到90%以上，明显高于普通脑电图，而且可信度及准确性较动态脑电图更高。视频脑电图为确定癫痫病灶、癫痫的发作类型，以及筛选药物和手术治疗提供可靠的客观依据，也是当今世界用于对癫痫诊断和鉴别诊断的重要手段之一。

三、主要护理问题

（1）电极松脱：与天热汗多、患儿油脂分泌旺盛、躁动不合作、抓扯、不适当的牵拉等有关。

（2）电极线被扯断：可能与电极线老化残损不结实，患儿躁动不安、精神症状者，儿童不合作者等有关。

（3）摄像镜头被遮挡：可能与患儿家属陪护行为或保护措施不当等有关。

（4）记录中断：与仪器故障、电源中断、电缆与放大器接触不良等有关。

（5）自理受限：与连接的检查装置以及患儿需限制在床上及床旁活动等有关。

（6）知识缺乏：缺乏检查相关的知识。

（7）焦虑：与患儿及其家属对监测情况了解不够有关。

四、护理目标

（1）电极固定妥当、与头皮接触良好，电极线放置适宜。

（2）电极线完好无损。

（3）摄像范围适当，镜头不被遮挡。

（4）记录连续完整。

（5）日常生活得到妥善解决。

（6）患儿及家属知道检查的注意事项，应积极配合检查，焦虑情绪减轻或消除。

五、护理措施

（一）VEEG 监测前准备的常规护理

1. 患儿的准备

（1）心理准备

向患儿及家属介绍住院环境，消除其对环境的陌生感，如条件许可，患儿可提前 1 ~ 2 d 入住脑电图室，适应环境。入院评估的重点是患儿平时的发作时间和特点，以便有针对性地加以观察；倾听患儿和家属主诉、向患儿和家属详细说明注意事项。运用语言及非语言的沟通技巧向患儿和家属讲解癫痫的发病病因、治疗及预后，使其配合，做好宣教工作，说明检查目的和方法；告知该检查无创伤无痛苦，监测期间医护人员就在旁边，癫痫发作时会采取应对及防护措施，消除紧张焦虑或恐惧心理。并鼓励患儿表达自身感受，针对个体情况进行针对性心理护理。

（2）是否停药

须由医生确定。检查前 3 d，停服对脑电图有影响的药物，如地西泮、氟哌啶醇；是否停服抗癫痫药物，则根据检查目的，为发作已控制数年的患儿减量或停药取得脑电图的证据者不能停药；根据医生医嘱对需要检查血液中药物浓度含量的患儿，应告知患儿及家属停止服用次日晨间抗癫痫药物，待抽取血液样本后，方可服用抗癫痫药物；或者在服药期间发作未能控制，考虑换药者需要停药。

（3）头皮准备

检查前 1 d 协助患儿洗头，禁用护发素和头油、发胶、定型剂；头发多而长者，可适当剪短剃薄；男性患儿头发短而硬、不合作的患儿、精神症状者，昏迷患儿最好剃光头；头皮有感染者应予以控制。清洁的头发和皮肤可使电极接触良好，且不易脱落，且可使感受器比较敏感，保证结果的准确性。

2. 环境准备

（1）温湿度适宜：温度在 22 ~ 26℃，湿度在 50% 左右，温度过高易烦闷不适，均可影响电极的粘附和患儿的舒适度；温度过低，极易出现皮肤收缩、寒战，产生肌电干扰，影响记录结果。

（2）监测病房保持安全、安静、整洁、温馨，床周围不要有硬、锐等物品，放置床栏，以保证患儿的安全。视频脑电图对环境要求较高，易受静电、抖动、声音刺激等干扰。

因此要求家长在房间内不宜来回走动，附近不能有手机等电子设备，以免干扰脑电信号的准确性。

3. 抢救准备

准备好压舌板、氧气、负压吸痰器、气管插管、气管切开、呼吸机、氯硝西泮、苯巴比妥、德巴金等确保患儿安全。

4. 睡眠的调整

做好睡眠部分剥夺，上午检查者早晨 5 时后禁睡，下午检查者中午不能睡觉，保证监测时自然入睡。

5. 仪器的准备

电脑开机后，先检查其内存空间，分析过的脑电图记录并及时刻盘并删除。

6. 其他

①告知患儿或家属应餐后检查，不可空腹检查，因空腹血糖低，会使脑电图出现慢波。②避免在监测中长时间吃零食而产生过多的肌电干扰而掩盖病理波。③年龄较小的患儿穿好纸尿裤。④向家属发放"视频脑电图监测事件单"，讲解特殊事件的记录方法，对患儿各种状态进行标记，为医生提供准确的诊断分析依据。

（二）VEEG 监测中的护理

（1）电极放置：放置电极部位的头皮要充分暴露，用 75% 酒精擦拭脱去油脂后，用镀银盘状的电极，涂以电极膏，外用 3 m 丝绸胶布粘贴，再用弹力帽固定（对于不合作的患儿使用双层弹力帽）。年龄较大不方便剃光头的女孩，可用火棉胶水粘贴电极盘，再用连裤袜固定。

（2）尽量保持患儿安静，避免电极脱落移位。患儿不能蒙头睡觉或抱头睡觉，不要搔抓头部、摩擦电极，牵扯、按压信号线。因电极线长度和摄像范围所限，患儿需要限制在床上及床旁活动，可让一位家属陪护。小婴儿尽量避免抱起次数，以免家属的心电对患儿的脑电波产生干扰。

（3）病房内勿使用手机、手提电脑、充电器、ipad 等。患儿及家属身上不要佩戴金属物件，因脑电图易受诸多因素的干扰，尤其是电源和电子设备。做好患儿的监测知识宣教。医护人员认真向患儿及家属告知注意事项，并监督患儿及家属认真履行。

（4）患儿应常规进食，但不能过量吃零食。因为太多咀嚼动作带来的干扰会影响对脑电图的分析，而且易与癫痫发作时的口咽自动症相混淆。

（5）观察临床表现和脑电图改变，调整好镜头，全身和局部摄像相结合，始终保证患儿从头至脚在摄像范围内。患儿在工作人员调动的摄像范围内活动，不要随意更换位置。告知家长患儿在改变体位时应轻抬头、慢转身、动作稳妥。医护人员的日常工作，如查房、治疗、护理等操作不能遮挡镜头。患儿部分性发作无危险征象时，陪伴者不要靠近患儿，以免遮挡摄像头；强直－阵挛发作或伴精神症状，抓扯电极线时，应从床头，或从患儿侧面给予适当保护，避免受伤及其他意外，勿因保护而影响观察和摄像。

（6）环境要安静，尽量少走动，不得有吵闹声、说话声，以免引起患儿思维活动异常兴奋而影响脑波。家长不应拍打患儿身体或者晃动患儿头部。研究表明，拍打患儿身体和晃动患儿头部，可造成伪波，影响脑电图结果。

（7）患儿衣着适量，出汗可影响导电。护士应主动协助患儿日常生活，如进食、大小便等。

（8）家属记录患儿发作时间要准确。

（9）患儿病情如有变化，应及时和当班医生、护士联系。为保证监测质量，护士应加强巡视。若有电极脱落及时粘上，保持脑电图基线平稳、保持机器正常运行，有故障及时排除。

（10）加强专业知识培训。视频脑电监测时间长，则容易遇到来自患儿及医院种种不利因素影响，应加强病房相关工作人员专业知识培训，了解处理流程，及时排除故障或弊端，通力协作、共同完成该项工作。

（三）VEEG 监测后护理

（1）取下导联电极，清洗患儿头部电极膏，整理维护导联电极，以备下一患儿监测时用。

（2）若使用火棉胶固定的患儿需用 95% 酒精溶解后再擦，注意动作要轻柔，避免损伤患儿皮肤，并嘱其闭上眼睛。

（3）监测期间停用药物的患儿，嘱其遵医嘱及时服药，特别强调合理服用抗癫痫药，不可擅自停药、换药、加量、减量，定期监测血药浓度，肝肾功能。避免一切诱发癫痫的因素，保持心情愉悦。如有异常，带齐资料，及时就诊。

（4）出院患儿给予出院指导，并告知领取报告的时间。

（5）床单位终末消毒处理，开窗通风。

六、监测中癫痫发作时的观察和护理

若癫痫小发作，能自行缓解，不影响正常记录，不需要处理。若大发作时，要重点防止受伤和窒息。①保持呼吸道通畅。予平卧位，头偏向一侧，松解衣扣，清理呼吸道分泌物，用裹有纱布的开口器或压舌板置于上下臼齿间，避免咬伤唇、舌，按医嘱给予持续低流量吸氧。②防止身体受伤。勿用力压迫抽搐肢体，避免因肢体和躯干肌肉剧烈抽动所致骨折或脱位，适当扶持或固定大关节。③保持患儿的镇静。遵医嘱立即使用镇静药，如 10% 水合氯醛 0.5 ml/kg 灌肠或氯硝西泮 0.02 ~ 0.06 mg/kg 静推。静推时勿过快，注意观察患儿的呼吸情况。④防止发生意外。避免拉扯电极线，拉起床边护栏防坠床。⑤仔细观察病情变化。观察发作形式、持续时间、抽搐开始部位及扩展情况、肢体有无瘫痪等，这对致痫灶的定位极有帮助。同时应注意患儿意识、瞳孔变化、有无大小便失禁等，及时记录并反馈这些信息给医生。

七、监测中癫痫发作者是否用药

医生根据检查目的决定：部分性发作可暂不用药，作术前评估的患儿，至少监测到 3 ~ 5 次典型的临床发作后才考虑用药，频繁发作、或缺氧性的全面性强直 – 阵挛发作、或癫痫持续状态按常规及时处置。

八、诱发试验的护理

（1）睁—闭眼试验：对年龄较小或不合作的婴幼儿，可由家长或检查者帮助遮盖其双眼。每间隔 10 s 左右令患儿睁眼 3 ~ 5 s，如此反复 2 ~ 3 次。

（2）过度换气：患儿在闭目状态下连续做 3 min 的深呼吸，可采用小儿风车吸引患儿的兴趣，操作人员对患儿加以引导。对表现出色的给予表扬，年龄较小的给予卡通或红花贴纸作为奖励。

（3）闪光刺激：掌握患儿好奇的心理特点，并引导患儿注视闪光灯。

第二节　脑循环治疗的护理

一、概述

脑循环功能治疗仪是采用数字频率合成仿生物电技术，产生安全有效的治疗刺激脉冲电流无创伤引入小脑顶核区，引起脑的局部血流量增加，神经递质释放及抑制诱导型一氧化氮合成酶（iNOS）基因表达，以此改善脑循环功能，促进神经功能的恢复。脑循环治疗属于物理治疗方法。

二、治疗方法

每天 1 ~ 2 次，每次 20 ~ 30 min，10 d 一个疗程。

三、操作流程

1. 操作目的
通过安全有效的脉冲电流促进脑的血液循环，促进神经功能的恢复。
2. 评估患儿
了解患儿病情，评估患儿。
3. 实施要点
（1）仪表：符合要求。
（2）操作用物：脑循环治疗仪、电极片。
（3）携用物至患儿床旁。
（4）接通电源、打开电源开关。
（5）选择治疗模式设置，比率设置，强度设置，频率设置，时间设置。
（6）粘贴电极片至患儿身体相应的部位上。
（7）电极与电极片相连接，按启动键开始工作。
（8）附件：按治疗模式可选择"1 ~ 3"的调节，按比率辅助电极输出对主电极输出电流强度的比例，如为 2.0，则辅电流输出是主电流输出的 2 倍，按强度设置可选择 1 ~ 125 之间变化，按频率设置可选择 1 ~ 200 之间变化，按时间设置可选择 20 ~ 30 min。选择设置时以患儿感觉舒适和可以耐受为原则。

四、适应证

病毒性脑炎（恢复期），缺血性脑血管病、颅内出血（恢复期），偏头痛，脑性瘫痪，精神发育迟滞等。

五、禁忌证

1. 脑出血急性期患儿。
2. 体内有金属植入患儿。
3. 佩戴心脏起搏器患儿。
4. 治疗部位皮肤外伤或皮肤溃烂者。
5. 恶性肿瘤者。
6. 癫痫患儿。

六、护理注意事项

1. 保持所在部位的皮肤清洁、干燥、无破损。
2. 治疗过程中观察患儿反应，如有不适需重新调节设置。

第三节 腰椎穿刺的护理

一、概述

腰椎穿刺（lumbarpuncture）检查是神经系统疾病检查的一项重要检查。通过检查可以了解脑脊液（cerebrospinalfluid, CSF）性状、测定颅内压、收集脑脊液进行实验室检查（常规和生化、细胞学、细菌培养等）、压颈试验可了解椎管内有无阻塞，并对颅内炎症、出血等诊断有重要价值。

脑脊液是存在于脑室和蛛网膜下腔内一种无色透明的液体，在侧脑室的脉络膜丛生成，经第三、四脑室流经小脑延髓池后分布于蛛网膜下腔。大部分 CSF 经蛛网膜颗粒吸收到上矢状窦，小部分经神经根间隙吸收。CSF 总量表现在 110 ~ 150 ml，平均 130 ml，每日约生成 500 ml。

二、适应证、禁忌证和并发症

1. 适应证

（1）中枢神经系统疾病的诊断与鉴别诊断

①各种原因引起的脑炎和脑膜炎。

②脱髓鞘疾病。

③蛛网膜下腔出血。

④脊髓病变：椎管内注入造影剂以诊断脊髓内外有无占位性病变。

⑤多发性神经根神经炎。

（2）鞘内注射治疗

①放出少量脑脊液，降低颅内压。

②向椎管内注射药物。

2. 禁忌证

①穿刺部位的皮肤或皮下组织感染或者脊柱结核。

②颅内高压合并视乳头明显水肿或疑有早期脑疝的患儿。

③颅后窝病变，例如怀疑肿瘤或出血。

④各种原因导致的出血倾向或血小板低于 50×10^9/L。

3. 并发症

低颅压头痛（post-lumbar puncture headache）。

4. 常规检查

①压力（pressure）80 ~ 180 mmH$_2$O。

②压颈试验（queckenstedt）通畅。

③白细胞（mononuclear leukocytes）0 ~ 5 个 /mm^3。

④红细胞 0（no erythrocytes）。

5. 生化检查

（1）蛋白质 0.15 ~ 0.45 g/L。

（2）糖 2.5 ~ 4.4 mmol/L。

（3）氯化物 120 ~ 130 mmol/L。

三、腰穿准备、方法与健康教育指导

1. 准备

穿刺前由医生向患儿及家属说明腰穿的目的和可能发生的不良反应，同时签署知情同意书。备好腰穿包全套(腰穿包、测压管、2% 的利多卡因、5 ml 注射器、0.5% 碘伏或 0.2% 安尔碘、棉签、口罩、帽子、两副手套）。

2. 方法

（1）指导患儿正确的腰穿体位，一般取左侧屈曲卧位，尽量低头双手抱膝屈颈并将头颈与腰部处于同一水平，躯干与床面垂直，以增宽椎间隙，它是穿刺成功的关键。为了患儿的协作配合，腰椎穿刺前酌情使用镇静剂。

（2）腰穿点通常是双侧髂嵴最高点连线之中点即 L3 ～ 4 椎间隙（不伤及脊髓）。常规消毒皮肤，戴无菌手套、铺有孔巾，用 5 ml 注射器抽取 2% 利多卡因 1 ～ 2 ml，先在穿刺点处注射 0.5cm 的皮丘，然后垂直进针，进行皮下浸润麻醉即回抽无血液后，注射麻醉药，边退针、边回抽、边注射麻醉药。

（3）左手拇指按紧穿刺部位，右手持穿刺针，针头斜面向上，垂直刺入，当有两次落空感后，缓慢拔出针芯，可见脑脊液流出。穿刺过程中，细心观察患儿一般情况。

（4）脑脊液流出后可重新插入针芯，令患儿伸直颈部和双腿，深呼吸并全身放松，将测压管与穿刺针连接，脑脊液进入测压管可见液面随呼吸轻微波动，测量初压（取 CSF 之前）。如果压力不高，可缓慢放出脑脊液送检，并测定终压（取 CSF 之前）；压力过高时应停止放液，以防脑疝。插入针芯，拔出穿刺针，可用 0.5% 碘伏溶液消毒穿刺部位的皮肤，局部用无菌纱布覆盖，胶布固定。

3. 健康教育指导

（1）告知患儿及家属做腰穿的意义，配合做好各种物品的准备。

（2）术前尽可能令患儿排空大小便，指导患儿作穿刺体位练习，训练患儿平卧位排尿。训练患儿排尿时，责任护士和患儿好像都是在做一些游戏活动，使患儿较快能学会和适应。

（3）手术结束后去枕平卧 4 ～ 6 h，也可以取去枕屈膝平卧与平头侧卧 2 h 交替更换体位，能减少术后不良反应。低颅压头痛是腰穿手术后最常见的并发症。因此告知患儿不要抬高头部，咳嗽、站立和喷嚏可使头痛加重；如果出现头痛应立即通知医护人员，观察疼痛的部位，一般在额部、枕部疼痛，有时伴有颈部、背部疼痛。平卧位缓解头痛，并应大量饮水，必要时遵医嘱输入生理盐水 500 ～ 1 000 ml。

（4）指导患儿保护局部，穿刺针眼敷料防止潮湿、污染，24 h 不宜洗澡，以免引起局部或椎管、颅内感染。伤口敷料 24 h 后即可取下。

（5）很多家长担心，抽了脑脊液会变傻吗？

正常人脑脊液总量为 110 ～ 150 ml，人体每日生成的脑脊液总量约 500 ml，也就是说人体内的脑脊液每天要循环更新 4 ～ 5 次。由此可见脑脊液更新迅速，抽取 5 ～ 10 ml 用于化验，而被抽取的部分很快会由新生的脑脊液补充。

四、并发症的防治

1. 脑疝形成

颅内压明显升高或后颅凹占位性病变时，其可在枕骨大孔处形成一个压力锥区，腰穿后脊髓蛛网膜下腔内压力降低，小脑扁桃体可能嵌入枕骨大孔内引起脑疝形成，造成意识障碍、呼吸骤停甚至死亡。因此，须严格掌握腰穿指征，怀疑颅后凹占位病变者应先做影像学检查明确，有颅内高压征兆者可先使用脱水药后再做腰穿。如腰穿证实压力升高，应不放或少放脑脊液，并立即给予脱水、利尿治疗以降低颅内压。

2. 腰穿后头痛

多系颅内压降低所致。坐、立位时头痛明显，平卧时症状缓解。严重者伴恶心、呕吐。为预防这一并发症，腰穿时尽量选用小号穿刺针，进行时针尖斜面应与脊柱轴线平行，以避免硬脊膜纤维受损造成脑脊液由穿孔处外漏。放液量不易过多，一般为 2 ~ 4 ml，不超过 10 ml。术后至少去枕平卧 4 ~ 6 h。若出现低颅压症状，宜多饮水和卧床休息，严重者可每日滴注生理盐水 1 000 ~ 1 500 ml。

3. 神经根痛

如针尖刺伤马尾神经，会引起暂时性神经根痛，一般不需要特殊处理。

第四节 脑血管病介入治疗的护理

一、概述

数字减影血管造影（DSA）是一种利用电子计算机辅助成像技术的血管检查方法，通过造影剂可以直接在屏幕上显示颅内血管的管径、行程、形态与侧支循环，是显示血管解剖形态结构的金标准，是神经介入治疗的基础。缺血性脑血管病是由于脑血管痉挛、狭窄或闭塞，使血流中断而致供血区域脑组织缺血坏死，产生的脑功能障碍，并出现一系列相应的神经系统定位体征，如惊厥、肢体瘫痪或失语等。对于缺血性脑血管病的诊断，已有多种影像学诊断方法，但 DSA 可以清晰显示脑血管各级分支的大小、位置、形态和病变异常，具有 MRI 和 MRA 无法比拟的优越性。对适合 DSA 介入治疗的患儿即可行溶栓治疗，DSA 介入治疗可通过改善脑循环，改变血液流变学，使闭塞的血管迅速再通，限制半暗区恶化，增强脑细胞代谢，使受损的神经细胞迅速恢复。近年来随着神经介入在脑血管疾病的治疗中不断深入，神经介入护理也备受关注，并介入手术治疗的护理将从以下几个方面展开。

二、护理诊断

（1）健康知识缺乏患儿家属对手术过程不了解，与缺乏相关知识有关。

（2）焦虑 / 恐惧与患儿家属担心手术是否顺利及诊断结果有关。

（3）自理受限与制动、肢体活动障碍有关。

（4）潜在的并发症出血、血管痉挛、血栓或栓塞、假性动脉瘤等。

（5）舒适的改变与头痛、头晕、制动等有关。

三、护理目标

（1）患儿家属及患儿焦虑 / 恐惧程度减轻，配合治疗及护理。

（2）患儿家属了解造影的相关知识。

（3）患儿舒适度提高。

（4）术后未发生相关并发症，或并发症发生后能得到及时治疗与处理。

四、护理措施

（一）术前护理

1. 心理干预

（1）向患儿及其家属解释脑血管造影及治疗的必要性，并交待介入治疗的目的、注意事项。

（2）针对个体情况进行针对性的心理护理。对于3岁以上患儿，责任护士通过阅读疗法来解除其对手术的恐惧心理，使其能镇定自如地去接受治疗。对于3岁以下的患儿，责任护士通过儿歌、玩游戏、拥抱、抚摸等方式，使其以最佳心理状态配合手术。

（3）责任护士单独与患儿家属进行交谈，主动了解其思想顾虑，给予精神安慰及心理疏导。通过手术过程照片、成功病例照片等，缓解家属心理压力。特别介绍术后可能发生的并发症及护理要点，指导家属学会控制负性情绪，可用积极的语言消除孩子不良情绪，以利于疾病早日康复。

（4）鼓励患儿家属和朋友给予患儿关心和支持。

2. 术前床上排尿行为训练

（1）患儿术后需卧床24 h，术后为促进造影剂排出，要求患儿日饮水量达到1 500 ～ 2 000 ml。如果不能适应床上排尿，可能发生尿潴留而哭闹不止，容易发生缺血性发作。因此术前床上排尿行为训练尤为重要。术前护士应训练患儿床上排尿，提前建立床上排尿意识。

（2）由于需卧床24 h，3岁以下的患儿穿纸尿裤，护理中注意纸尿裤勤更换，避免尿液污染伤口；学龄期男孩可将身体向患侧倾斜15 ～ 30°，用空水瓶接尿；学龄期女孩用便盆在床上排尿，注意尿液不要污染伤口。

3. 术前准备

（1）常规术前检查：包括血、尿常规、出凝血时间、肝肾功能、准备心电图及胸部X线片，以了解患儿全身情况。

（2）碘过敏试验：术前应做碘过敏试验，若碘过敏试验为阳性，应及时报告医生换用非离子造影剂。

（3）建立静脉留置针通道，以利于患儿治疗用药。

（4）指导患儿家属，术前6 h患儿应禁食、禁水。

（二）术后护理

1. 病情观察

（1）实施24 h监护，严密观察患儿神志、瞳孔、生命体征的变化及肢体的情况，了解患儿有无四肢无力、一侧肢体及面部抽搐等症状，倾听患儿的主诉。

（2）严密观察患儿原发症状有无加重及是否有新发症状出现等。

（3）观察患儿用药后的反应。

2. 卧位护理

（1）术后患儿去枕平卧 6 h，术肢制动 12 h，避免曲髋，绝对卧床休息 24 h。

（2）由于患儿自主性差，则很难坚持，让患儿家属为患儿准备感兴趣的玩具、书籍或光碟转移患儿注意力。

（3）伤口在腹股沟处，容易被尿液污染，为患儿准备防水小尿垫覆于术区包裹大腿内侧并开口朝外，既能防止大小便对术区的污染又便于观察术区情况。

3. 穿刺点局部护理

（1）儿童自主性差，因疼痛等刺激，术后制动较为困难。穿刺部位血肿是血管内穿刺插管最常见的并发症，出血量大时可引起压迫症状。术后穿刺部位指导家属用示指、中指、无名指三指加压按压 30 min 后改用 1 kg 沙袋压迫止血 6 h。

（2）严密观察患儿穿刺部位有无渗血和血肿，每 15 ~ 30 min 观察穿刺部位有无渗血及术肢的皮温、肤色、感觉及足背动脉搏动情况，如无出血，4 h 后改为 1 h 观察一次。

（3）做好床边交接班工作，及时记录患儿穿刺部位敷料情况。

4. 术侧肢体的制动护理

（1）术后需卧床 24 h，穿刺侧肢体不得随意挪动。

（2）术侧肢体长时间保持同一姿势，患儿会有患肢紧绷感、麻木、肌肉痉挛、疼痛等，年幼儿会因以上不适出现哭闹、不合作，甚至挪动穿刺侧肢体、要求家属抱起。

（3）责任护士为患儿做足部按摩操，以促进血液循环。具体方法：第 1 节：护士一只手握住患儿的踝关节，用另一只手的手掌按摩患儿足底（每只脚做两个 8 拍）；第 2 节：护士用手掌按摩患儿脚掌两侧（每只脚做两个 8 拍）；第 3 节：护士从脚趾开始，向上挠婴儿的脚背（每只脚做四个 8 拍）。足部按摩每次 5 ~ 10 min，制动期间每隔 1 ~ 2 h 做 1 次。

5. 健康教育

（1）疑似动脉瘤或血管畸形的患儿，应预防再出血的发生，提醒患儿家属，应避免患儿剧烈活动、情绪激动、用力大小便、用力咳嗽等。

（2）对患儿在住院期间出现的问题全程干预。根据患儿的护理问题及治疗方案，实施个性化的护理。

（3）指导患儿家属，注意患儿术后的活动、进食情况，嘱患儿多饮水以利造影剂尽快排出，进食清淡、低盐、低脂、易消化的饮食。

（三）各种并发症的护理

1. 穿刺部位血肿

穿刺部位血肿是最常见的并发症，因此术后 24 h 内护理观察的重点是术侧肢体末梢血运情况、有无水肿、穿刺点局部皮下有无淤血、血肿等，以此评价加压包扎的效果，可先给予局部湿热敷，6 h 后仍无效时应行血肿清除术。

2. 脑血管痉挛

由于导管刺激而诱发，常发生在术后 12 ~ 24 h，随着导管及介入器材质量的不断改进，现已极少发生。为了避免发生脑血管痉挛，术后应密切观察足背动脉搏动有无减弱、有无远端肢体温度降低、肢体发麻及神经系统症状。局部按压不宜过紧，以扪及足背动脉搏动、局部无渗血为宜。

3. 脑出血

因导管的机械刺激导致颅内动脉瘤或血管畸形破裂而出血，或因情绪紧张导致血压突然升高血管破裂而引起。

4. 脑梗死

由于术中血管壁斑块脱落或导管上血栓形成而出现，其表现与脑出血相似。

5. 癫痫及有癫痫病史

因导管刺激、注射造影剂、精神紧张等因素而诱发癫痫发作。抽搐时去枕平卧，头偏向一侧，勿用力按压肢体，以免受伤。

6. 发热的护理

告知患儿家属发热是因栓塞后吸收热或感染而产生。术后 72 h 内每 4 h 测量体温 1 次，待体温正常 24 h 后，改为每日测量 1 次。一般 3 ~ 5 d 可恢复正常。

第五节 压疮的护理

一、概述

压疮（pressureulcer）被认为是当今突出且有负面影响的健康问题之一。神经科的多数患儿存在瘫痪、意识障碍、感觉障碍等因素，因此是压疮的高发人群。实际上患急性病及不能动的早产儿、儿童也是压疮的高危人群。由于压疮常以并发症的形式出现，多因素相互影响，使其复杂难以愈合，治疗时间长达数月甚至数年，花费巨大难以预见。为此，全球各国均致力于压疮的预防和提高治疗效果的研究。近年来，压疮护理理念和治疗方法均有突破性进展。

二、儿童压疮好发部位

儿童压疮多发生在上半身，年龄偏小的患儿尤其是婴儿多见于枕部，年龄较大的患儿多见于骶尾部，其他好发部位包括足跟、脚踝和大腿等。不同疾病可呈现特定的好发部位，如机械通气患儿多见胸骨、髂骨峭、膝盖以及上唇压疮，脊髓损伤患儿因长期坐轮椅而易出现骶部、坐骨和股骨转子压疮，脊髓发育不良多出现下肢和足部压疮。大量研究证实，儿童压疮主要与感知觉缺乏和移动度受损有关。由于患儿缺乏对压力的感知和自主缓解压力的能力，促成了压力对组织的损害，多见于脊柱损伤、脊髓脊膜突出、痛觉消失的患儿。而年龄偏小的患儿更易发生压疮。一方面，年龄偏小的患儿由于感觉认知和表达能力发育不全，无法识别和消除潜在压疮危险，主要是体位限制和医疗器械压迫。另一方面，年龄偏小患儿对照护者的依赖性大，因此护理不当及预防疏忽更易导致压疮出现。儿童压疮可导致永久性的身体畸形和形象损害，如枕部压疮可导致瘢痕性脱发。此外儿童压疮也可继发以金黄色葡萄球菌为主的全身感染，更严重的可导致骨髓炎。

三、定义

压疮的最新定义：皮肤或皮下组织由于压力、剪切力或摩擦力而导致的皮肤、肌肉和皮下组织的局限性损伤，常发生在骨隆突处。有很多相关因素或影响因素与压疮有关。

四、压疮发生的因素

压疮的发生是多种因素引起的复杂病理过程，包括外在因素和内在因素。

1. 外在因素

包括垂直压力、摩擦力、剪切力和潮湿环境等。

（1）垂直压力

①引起压疮最主要的原因是局部组织遭受持续性垂直压力。②骨隆突处皮下脂肪和肌肉少，受压时压力高度集中。③肌肉及脂肪组织比皮肤对压力更敏感，临床表现为皮肤未破或仅有一小窦道，但深部组织坏死大而广泛。9.3 KPa 的压力持续 2 h 就可能引起不可逆的组织变化。这提示每间隔一段时间则有为患儿减轻压力的必要性。

（2）摩擦力

摩擦力是指人体处于不稳定的体位有持续倾滑的趋势时产生的力。可破坏皮肤的角质层，造成皮肤破损，从而增加压疮的发生几率。床铺皱褶不平，有渣屑或搬动时拖、拽、扯、拉患儿均产生较大的摩擦力。

（3）剪切力

是指不同层次或部位的组织间发生不同方向运动时产生的一种力或是一种对于骨突所产生的平行拉力。剪切力作用于深层，引起组织的相对移位，能切断较大区域的小血管供应，导致组织张力下降，因此它比垂直方向的压力更具危害性。患儿因为治疗采取坐位或半坐位时，若头部抬高＞30°，为防止患儿下滑而同时曲腿，在这种体位下，骶尾部和足跟部都承受着摩擦力和剪切力的影响。

（4）潮湿

潮湿可由大小便失禁、引流液污染、出汗等引起。过度潮湿引起皮肤软化及抵抗力降低，潮湿会浸润皮肤组织，削弱皮肤角质层的屏障作用，造成局部皮肤水肿，使上皮组织更容易受到剪切力和摩擦力所伤。在潮湿的环境下发生压疮的危险性会增加 5 倍。重病患儿很多会发生大小便失禁，并容易造成会阴部及臀部的潮湿环境，尿液和粪水对皮肤也有刺激作用。

2. 内在因素

包括营养状况、皮肤情况、活动力、营养和组织灌注等。

（1）皮肤情况

任何原因使皮肤功能受损均可导致皮肤的完整性受损。清洁、有弹性、无损害皮肤能对压力、剪切力和摩擦力有较好的承受力。

（2）活动力

已经有较多的研究表明，活动减少是发生压疮的重要因素。引起活动力减少或损害的主要原因是精神、体力、或先天性技能障碍。如丧失活动能力或活动受限者。缺乏活动减少了受压部位的血供，并延缓静脉回流，这样导致的水肿将进一步减少皮肤的供氧。神经障碍降低皮肤对痛、压觉的敏感性，是皮肤受压缺血的主要因素之一。当患儿失去了正常的疼痛感觉而不知道变换体位时则表明疼痛的信号已被忽视，此时压疮极易发生。

（3）营养状况

含有基本营养物质的平衡饮食对维持组织健康、促进组织修复、预防感染都是非常必要的。全身营养障碍，营养摄入不足，出现蛋白质合成减少，负氮平衡，皮下脂肪减少，肌肉萎缩，一旦受压，骨隆突处皮肤要承受外界压力和骨隆突处对皮肤的挤压力，受压处缺乏肌肉和脂肪组织的保护，引起血液循环障碍，出现压疮。有低蛋白血症（血清白蛋白低于 35 g/L）的患儿中 75% 患压疮，而白蛋白正常者只有 16.6%。

（4）组织灌注状态

促进血液供应和组织的氧合作用是维持组织活力的关键。血管收缩、血管受压和血容量减少导致缺血。老年患者的心脏血管功能衰退，毛细血管弹性减弱，心排血量减少，末梢循环功能减退，受压后更容易发生皮肤及皮下组织缺血、缺氧。

五、压疮的预防

（一）正确的评估

正确评估患儿情况是预防压疮的关键。近年来，压疮护理研究的进展之一，便是对压疮发生的相关因素有了量化的认识。对发生压疮的危险因素作定性、定量的分析后，对高危患儿实行重点预防，可以合理分配和利用医疗资源。应用压疮危险因素评估表作为临床护理工作的依据之一，其可对有压疮危险的患儿提供个体化护理。临床上常用的有比较简单的 Noeton 评分量表和比较全面的 Waterlow 评分量表和比较详细的 Braden 评分量表。

（二）压疮的预防措施

通过患儿、家属和医护人员对压力的共同评估预测和预防，可大大降低压疮的发生率。预防涉及对危险因素的认识、采取适当姿势、使用保护装置或减少危险的设备。

1.健康教育

对患儿及家属、护工和护士等进行教育是成功预防压疮的关键所在。让家属、患儿、护工和护士了解皮肤损害的原因和危险性，讲解压疮的预防措施及方法，如勤换体位、勤换洗、勤检查、勤整理、勤剪指甲，防止抓伤皮肤以及鼓励多增加营养。

2.缓解或移除压力源

间歇性解除压力是有效预防压疮的关键。在形成压疮的多项因素中，局部组织长期受压是致病的关键。因此，避免或减少压力对组织的损坏是首要的预防措施。

（1）定时除压

适时的体位变换是最基本、最简单而有效的解除压力的方法。每隔 1～2 h 给患儿翻身一次，能防止大部分压疮的发生。给患儿变换体位时，护士除了掌握翻身技巧外，还要根据力学原理，减轻局部的压力。患儿翻身频率需根据患儿的病情和舒适需要决定，一般间隔 2 h 或更短。危重患儿改变体位必须以保证血液动力学和呼吸处于平稳状态为前提。患儿侧卧时，使人体与床成 30°，以减轻局部所承受的压力；并用枕头支撑避免髋部受压。可实行床边翻身卡，标明患儿卧位及翻身时间、皮肤的完整性，记录每次翻身的时间和安排，实行压疮报告制度。病情危重暂不适合翻身者，应每 1～2 h 用约 10 cm 厚的软枕垫于其肩胛、腰骶、足跟部，增加局部的通透性，减轻受压部的压力，使软组织交替承压。因此，翻身实质是弥补机体对生理反射活动失调的主要措施。

（2）注意保护患儿的骨隆突及支撑区

预防压疮的一个重要环节就是选择一种合适的起压力缓解作用的器具。并使用定位器材如软枕、棉垫等将压疮容易发生的位置和支撑区隔开，身体空隙加软枕支托，以加大支撑面，减少对身体某个部位的压强；可使用减压工具。迄今为止减压的器材已有多种，国内使用的以经济廉价为主，如海绵式压疮垫、自制水床、脉冲式充气床垫等。国外现多使用明胶床垫、交替压力床垫。不宜适用圈状垫，以往常在保护骨突处和受压部位适用橡胶圈，使压力分布在圈状物衬垫的皮肤组织上，导致单位面积上组织压力增大，使发生压疮的部位及周围组织血液循环相对不足，营养缺乏而延误压疮部位的修复及易发生新的压疮。长期坐轮椅的患儿应教会其每小时做撑起运动，较小患儿需要经常挪动或托起臀部。避免剪切力和摩擦力的预防措施包括保持床面清洁干燥和平整、移动患儿时动作轻柔不拖拉、在压疮好发部位使用润肤剂或透明敷贴等。病情危重患儿常因疾病限制而无法翻身，可根据患儿危险分级、舒适需要和对装置的耐受性选择减压装置。气垫和水垫的减压效果最佳，泡沫塑料垫有局部升温效应，加快组织代谢而加重组织缺氧。聚合凝胶垫具有接触面压力小、均匀分布承重和利于皮肤散热的优点，在手术压疮预防中应用较广，骨科手术后患儿使用凝胶垫，后足跟压疮发生几率显著降低。

（3）避免对局部发红皮肤进行按摩

软组织变红是正常保护性反应，由氧气供应不足引起，通常受压引起的充血使局部尚能保持 1/2～3/4 的血液供应，连续仰卧 1 h 受压部位变红，更换后一般可在 30～40 min 内褪色，不会使软组织受损，所以无需按摩。如果持续发红则表明已受损，此时按摩可能刺激过度的血流并对易碎组织产生破坏，导致严重损伤。骶尾部因二便失禁皮肤变软，轻微的摩擦或按摩会进一步加剧皮下组织的损伤。尸检结果表明，经过按摩的局部组织显示浸渍和变形，未经过按摩的无此种现象。

3. 避免出现剪切力

由于骶尾部的剪切力和摩擦力可随床头抬高角度增大而增加，但需控制在 30° 以内。因此，临床指导患儿半坐卧位时床头抬高不应超过 30°，并注意不超过 30 min。

4. 减轻皮肤摩擦

保持床单清洁、平整、无渣屑，减少其对局部的摩擦。使用提式床单帮助患儿在床上移动对减轻皮肤摩擦十分有效，它使皮肤与床单之间无移动，而是通过床单与褥子之间的移动变换患儿体位。使用保护膜（如透明薄膜）可减少皮肤摩擦力。

5. 皮肤护理

恰当的皮肤护理是预防皮肤破损的关键。

（1）皮肤监测

护士要密切注意观察皮肤的情况，特别是容易发生压疮的部位；同时指导患儿或家属如何观察皮肤的情况。

（2）保持皮肤清洁

多汗患儿，定时用温水和中性清洁剂清洁皮肤，及时更换汗湿的被服，保持皮肤干燥。皮肤清洁后予润肤霜或润肤膏外涂，不用吸收性粉末来改善患儿皮肤湿度，因为粉末聚集在皮肤皱褶，可引起额外的皮肤损伤。尽量减少皮肤暴露在失禁、出汗及伤口引流液引起的潮湿环境中。大小便失禁患儿在清洁会阴后需涂护肤霜加强保护；长期坐轮椅的患儿应注意患儿肢体功能、循环状态，轮椅垫的位置和清洁。

（3）避免皮肤过度干燥

如低湿度（小于40%）和寒冷，可能导致皮肤干燥，脆性增加，易受压力所伤。所以应注意房间的温度和湿度，以减少环境因素的影响。

6. 提供足够营养

保持健康均衡的饮食和适当的液体摄入是压疮的预防中绝对不可忽视的问题。美国AHCPR 的指南指出，血清白蛋白水平低于 35 g/L、总淋巴细胞数少于 1.8×10^9/L 或体重减少超过15% 即可认为存在明显的营养不良。加强饮食，补充尤其丰富的蛋白质摄入可明显减少发生压疮，而某些矿物质维生素在构成新组织对损伤的愈合中十分重要。患儿的营养状况对压疮的发生和愈合有重要影响。现已证明蛋白质、精氨酸、维生素 C、维生素 A、锌等具有预防压疮和促进压疮愈合的作用。高危患儿需持续监测体重、24 h 出入量、白蛋白、前清蛋白、转铁蛋白等指标。

总之，良好的护理始终是防止压疮发生的前提，充分了解患儿的皮肤特点，掌握患儿，尤其长期卧床或坐轮椅的患儿发生压疮的危险因素，有利于临床护士更好地制定有针对性和有效可行的预防措施，有效地预防压疮的发生，从而减轻患儿的痛苦，节省医疗费用。

六、鉴别误区

误区一：勤按摩

局部按摩使骨突出处组织血流量下降，组织活检显示该处组织水肿、分离。要避免以按摩作为各级压疮的处理措施。

误区二：使用气圈

不能减缓压力，增加了新的受压点。

误区三：使用碱性肥皂

使用碱性肥皂彻底擦洗皮肤，以为皮肤越干燥越有利于预防压疮，实际去除有利的皮肤保护层。

误区四：粉剂保持干燥爽身粉堵塞毛孔不利于皮肤呼吸和健康。

七、压疮的分期

1. 可疑深部组织损伤期

局部皮肤完整，呈紫色或黑紫色或有血疱。伴疼痛、局部硬结、凉或热等表现，可能会发展为被一层薄的焦痂覆盖。

2. Ⅰ期压

疮局部皮肤完整，有指压不变白的红肿。与周围组织相比，可能有疼痛、硬结、松软、热或凉等表现。

3. Ⅱ期压

疮真皮层部分缺损，表现为有光泽或干的浅表、开放的溃疡，伤口床呈粉红色，没有腐肉或淤肿（显示可疑有深部软组织损伤）。

4. Ⅲ期压疮

全皮层缺损，可见皮下脂肪，但没有骨骼、肌腱或肌肉暴露，有腐肉，但未涉及深部组织，可有潜行和窦道。

5. Ⅳ期压疮

全皮层缺损，伴有骨骼、肌腱和肌肉的暴露，伤口床全部分覆盖腐肉或焦痂，常常会有潜行和窦道，可能深及肌肉和（或）支撑组织（如筋膜、肌腱或关节囊）。

6. 不可分期

全皮层缺损，伤口床被腐肉（黄色、棕褐色、灰色、或褐色）和（或）焦痂（棕褐色、褐色或黑色）覆盖。只有彻底清创后才能测量伤口真正的深度，否则无法分期。

八、压疮伤口的处理

1. 可疑深部组织损伤期

此期伤口即使接受最好的治疗，也可会快速发展为深层组织的破溃。因此处理的目标是保护局部，防止继续受压，密切观察发展趋势。对无血疱、黑硬者，可使用水胶体辅料；有血疱、黑硬者，可剪去疱皮，根据渗出量情况选择辅料，可用水胶体或藻酸盐，并密切观察发展趋势。

2. Ⅰ期

此期为可逆性改变，如及时去除致病原因，则会阻止压疮的发展。护士应做好评估，针对患儿的个体情况制定恰当有效的防护措施，并按照制定的计划，尽力为患儿做好压疮的防护，有效改善受压部位的微循环。应用透明薄膜粘贴在发红和容易受到摩擦的部位，以减轻摩擦力，同时给患儿翻身时不要拖拉，避免敷料卷曲。粘贴的透明薄膜敷料如无卷边和脱落，通常1周左右更换，如有渗液流出或卷边，应及时更换。

3. Ⅱ期

此期按照水疱直径大小的不同或有无皮损进行分类。

（1）小水泡（直径小于 5 mm）

未破的小水泡要减少和避免摩擦，防止破裂感染，使其自行吸收。先按伤口消毒标准消毒后，直接粘贴透气性薄膜敷料或水胶体敷料，水疱吸收后才将敷料撕除。

（2）大水泡（直径大于 5 mm）

大水泡可在无菌操作下加以处理。按照伤口消毒标准消毒后，在水疱的边缘用注射器抽出疱内液体或用针头刺破水疱；用无菌棉签挤压干净水疱内的液体或用无菌纱布吸干水疱内渗液；粘贴透气性薄膜敷料或水胶体敷料，水疱吸收后才将敷料撕除。每天观察，如水疱又出现，不要更换薄膜敷料，按照伤口消毒标准消毒敷料外层，在敷料的外层，重复 1 和 2 的处理不变，最后剪小块的薄膜敷料将穿刺点封紧，直至水疱吸收后才将敷料撕除。如渗液多，敷料已经松动脱落，可更换新的薄膜敷料。

（3）真皮层破损

生理盐水清洗伤口及周围皮肤，以去除残留在伤口上的表皮破损的组织；用无菌纱布吸干；根据伤口的渗液情况及基底情况可选择水胶体敷料或藻酸盐敷料；换药间隔根据伤口的渗液情况确定换药次数。

4. Ⅲ期、Ⅴ期和不可分期

对于此几期的伤口主要是要进行彻底清创、去除坏死组织，减少感染机会，有助于准确地评估伤口、选择合适的伤口敷料促进愈合。

（1）焦痂（黑痂皮和黄痂皮）

有焦痂的伤口在没有去除焦痂时不能直接判断伤口的分期，一定清除焦痂后才能判断，创面过于干燥或有难以清除的坏死组织时，用水凝胶进行自溶清创：先用生理盐水清洗干净伤口及周围皮肤；纱布吸干；在焦痂上用刀片画上 # 字样痕迹，以便于水凝胶的吸收，有利于焦痂溶解，焦痂开始溶解后，再配合采用外科清创的方法将焦痂和坏死组织清除，如有黑痂且伤口有红肿热痛的感染症状时，必须要进行外壳切开，将脓液引流出来和清除坏死组织或泡沫敷料，间隔换药。

（2）伤口有黄色腐肉，渗液多的处理

创面渗液多时，使用高吸收的敷料，例如藻酸盐敷料或泡沫敷料，间隔换药。

（3）伤口合并感染的处理

使用银离子敷料或含碘敷料，但不能长期使用，1 ~ 2 次炎症控制后就要停止使用，否则影响创面的愈合，碘剂对肝脏有毒性作用，感染的创面应定期做细菌培养及药敏实验。每周 1 次，结果及时报告医生，按检查结果用药。若合并骨髓炎的伤口，应请骨科医生会诊处理。

对大且深的伤口清创后，基底肉芽好的伤口可请外科医生会诊，确定能否给予皮瓣移植修复术。

儿童压疮创面的护理类似成人方法，以清除坏死组织、清洁创面和预防感染为主。仅出现表皮破损或水疱者，应保护皮肤而不是去除残留表皮。生理盐水可有效清洁创面，尽量避免使用抗生素。湿润环境利于肉芽组织和新生细胞的生长，同时促进白细胞的抗炎反应和细胞碎片的清除，可促进创面愈合。由于儿童对疼痛的耐受性及治疗的依从性差，因此需在创面护理中进行心理干预。鼓励家长陪伴和参与，则可提高患儿的依从性。

第六节　留置导尿管的护理

一、尿管相关尿路感染

留置导尿管是尿路感染最主要的危险因素。可以通过操作将细菌带入泌尿道；置管动作粗暴，尿管型号、材质选择不当使黏膜受损；细菌从尿管外尿道周围黏液鞘进入泌尿道；细菌从尿管或引流装置内部逆行进入；不必要的膀胱冲洗等均会增加尿路感染的危险。尿管相关尿路感染占医院获得性感染的40%。

二、人员

（1）只有掌握无菌插管正确技术和导管护理的人员才能操作导管。

（2）定期对医院工作人员和护理导管的其他人员进行在职培训，强调尿管插入术的正确技术和潜在并发症。

三、导管的使用

（1）只有当患儿病情需要时才放置导尿管。

（2）选择安全合适的导尿管。

（3）根据病情决定留置时间。

四、洗手

护理导管或操作导尿管器械前后均应立即洗手。

五、插入导管

（1）应用无菌技术和无菌器材插管。

（2）插管时准备手套、手术孔巾、纱布，选用合适灭菌液清洁尿道周围、使用一次性包装的润滑凝胶。

六、密闭式无菌引流

（1）维持持续的密闭无菌引流系统。

（2）不要分离导尿管和引流管，除非必须冲洗导尿管。

（3）如果违反了无菌操作，出现了分离和渗漏，应消毒导尿管和引流管连接处后再用无菌技术重新放置集尿系统。

七、冲洗

（1）尽可能避免冲洗。

（2）除非有阻塞或出血时采用无菌密闭冲洗。

八、保持引流系统的密闭

保持引流系统的密闭可以使感染率明显降低，也是目前公认的预防尿管相关泌尿系感染的有效措施。其中涉及尿管更换时间、集尿袋更换时间、膀胱冲洗等。目前多不主张每天更换集尿袋，频繁更换尿袋会破坏密闭引流系统，造成导尿管末端与集尿袋连接处污染，导致感染率明显增加。但究竟间隔多长时间更换，依然存在争议。较多研究建议 7 d 更换一次尿袋，留置尿管 10 d 以上尿液有混浊、结晶现象者，每周更换 2 次尿袋。也有研究建议集尿袋 3 d 更换一次，认为 7 d 更换一次则间隔时间太长，尿培养细菌阳性率增加。

九、尿管的选择

尿管的选择对于预防尿路感染有重要意义，尽量选择较为细软的尿管，可以减少黏膜损伤，减少对前列腺管开口处的挤压，减少导尿管与尿道壁间的压力，有利于预防感染。有研究表明：硅胶导尿管，对黏膜刺激小，毒性较小；硅处理乳胶导尿管、塑料导尿管毒性中等；橡胶导尿管具有较大的毒性，易引起尿道炎症。医用硅胶导尿管道壁改型加涂抹缓释抗生素润滑胶的方法，经临床对照实验可明显降低尿路感染发生率。在尿管表面结合一层医用高分子材料 – 聚乙烯吡咯烷酮，使尿管遇水后具有极为润滑的表面，可减少导尿管对黏膜的损伤。一种表面包一层银合金的新型尿管，经过临床对照实验证明可以减少菌尿发生。

十、导尿操作注意事项

导尿操作上应该严格无菌操作，操作轻柔，应尽量减少黏膜损伤，对于尿道狭窄、插管困难的患儿，严禁反复插管。导尿操作时，在插管前向尿道内注入兼具局部润滑和麻醉作用的卡因缓释剂（利宁）3 ~ 5 ml，同时润滑尿管，2 ~ 3 min 后再置管，可减轻患儿疼痛和黏膜损伤。对于外科手术患儿，宜选择在麻醉后行导尿术，可以减少术前导尿所致的患儿不适和尿道黏膜损伤，导尿最佳时机在麻醉完全起效后 10 min，加强局部麻醉和尿道润滑效果会更好。

十一、尿道口清洁与消毒

保持尿道口清洁是预防尿管相关泌尿系感染的重要措施，但目前关于尿道口清洁时到底是否使用消毒液尚未有定论，有研究指出用 0.5% 碘伏溶液消毒尿道口可以减少尿路感染的概率。

十二、掌握适应证

尿管相关尿路感染的根本原因是由于尿管的置入，因此要严格掌握留置尿管的适应证，尽早拔除尿管是防止泌尿系感染的关键。

十三、留置尿管研究的争论

1. 长期留置尿管时，夹闭尿管及时放尿对预防膀胱挛缩的作用的探讨

传统的观念认为，对于长期安置尿管的患儿，需定时夹闭尿管定时放尿以促进膀胱功能锻炼，预防膀胱挛缩。但膀胱挛缩常是泌尿系结核的晚期并发症，少数见于间质性膀胱炎及膀胱慢性非特异性炎症。长期留置导尿者持续引流是否导致膀胱挛缩，目前在医学界还存在争论。

泌尿外科专家吴阶平教授认为，能引起逼尿肌广泛纤维化的疾病才可能成为膀胱挛缩的致病原因，与尿管安置无直接关系。但也有学者认为长期留置导尿者持续引流可导致膀胱挛缩或膀胱平滑肌失用性萎缩，建议夹闭尿管定时放尿，以预防膀胱挛缩。还有研究者对长期留置尿管持续引流尿液患儿进行随访观察，认为长期留置导尿管不会引起膀胱挛缩。该研究者还认为膀胱长期处于空虚状态可能会引起逼尿肌失用性萎缩，但属可逆性变化，膀胱恢复储尿时，逼尿肌可自行恢复其形态和功能，因此不必夹闭尿管定时放尿。

究竟对长期安置尿管的患儿是否需要夹闭尿管并定时开放，其仍有待于进一步的研究和探索。

2. 长期留置尿管患儿更换尿管周期的探讨

长期留置尿管的患儿间隔多长时间更换一次尿管，是目前护理界争论的一个问题。有专家认为，反复插管、拔管，会增加对尿道黏膜的损伤，容易诱发尿路感染，因此建议只有尿管堵塞时才更换。另有学者认为长期留置尿管，如果长时间不更换，尿管在膀胱部分容易黏附尿盐结晶、发生尿管卡福收缩不良等，造成拔管困难，因此需要定期更换。有资料认为，不同材质的尿管留置时间的长短不同，一般情况下橡胶尿管每周更换一次，乳胶尿管 2 周更换一次。硅胶导管组织相容性好，刺激性小，可每月更换一次，还有学者提出，为防止膀胱结石形成及尿管堵塞，根据患儿尿液 pH 选择换管的时间：pH 小于 6.7 为非高危引流管堵塞者，可以间隔 4 周换管；而 pH 大于 6.8 为高危引流管堵塞者，间隔时间为 2 周。

但对于更换尿管的周期，目前尚无权威的定论，还有待于大量样本的资料搜集和临床循证研究，获取最佳更换周期，使得患儿既能减轻痛苦，降低相关医疗费用，又能降低并发症的发生率，保证留置尿管安全。

尿管护理一直是护理界关注的问题，国内外医学和护理界对尿管相关并发症给予了高度的重视，也进行了大量的研究和探索，使尿管相关并发症有效降低，减轻了患儿的痛苦。但在很多措施和方法上科学设计的具前瞻性的、大样本的临床对照实验较少，还需更多地从循证医学和经济学的角度进行深入探讨。

3. 自助间歇性清洁导尿

是一个由患儿自行施行的简单程序。其原理是为患儿每隔数小时使用一条细小的导尿管（通常为 10 ~ 12 号），经尿道口放入膀胱内以排空潴留在膀胱内的尿液。相比留置导尿管，它的优点主要可减少下泌尿道感染的机会，防止尿液返流，患儿无须长期插着尿管及佩带尿袋，有助患儿重建健康生活，融入社会。但需每 3 个月监测患儿的膀胱感觉，排尿及用尿管放出的小便量、残余尿量。许多患儿起初会对导尿术或多或少有一定的抗拒和焦虑，护士需要给予心理支持和细致的指导，以促进患儿早日熟练掌握当中的技巧。另外，部分患儿会因膀胱肌张力逐渐恢复而不需再做导尿。因此护士应定时随访，了解患儿的进展，评估其是否需要持续施行导尿术。

参考文献

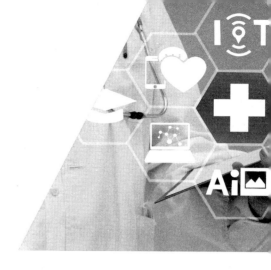

[1] 王海勤，吴轶璇主编 . 小儿神经内科护理指南 [M]. 武汉：湖北科学技术出版社 .2013.

[2] 刘新文，余春华，向赟主编 . 小儿神经外科临床理论与护理实践 [M]. 武汉：湖北科学技术出版社 .2014.

[3] 祁阿朝编著 . 祁阿朝医学思考录小儿神经系统疾病 [M]. 西安：西安交通大学出版社 .2012.

[4] 吕纯纯编著 . 儿科疾病临床护理 [M]. 长春：吉林科学技术出版社 .2019.

[5] 姜永杰等主编 . 常见疾病临床护理 [M]. 长春：吉林科学技术出版社 .2019.

[6] 王清江主编；郑之卿编著王秀玲等 . 临床小儿神经病学 [M]. 北京：人民军医出版社 .2000.

[7] 卢亮，赵明祥主编 . 实用小儿神经科急诊基础与临床 [M]. 贵阳：贵州科技出版社 .2008.

[8] 丁琼，王娟，冯雁，龙浩，李大波编 . 内科疾病护理常规 [M]. 北京：科学技术文献出版社 .2018.

[9] 阎景铁，许桂东，胡屹峰主编 . 小儿外科疾病临床诊治 [M]. 长春：吉林科学技术出版社 .2019.

[10] 惠晓霞等主编 . 儿科疾病诊断与重症救治 [M]. 长春：吉林科学技术出版社 .2019.

[11] 单强，韩霞，李洪波，张爱，蔺香云 . 常见疾病诊治与护理实践 [M]. 北京：科学技术文献出版社 .2018.

[12] 孙志群等主编 . 现代儿科疾病学 [M]. 长春：吉林科学技术出版社 .2016.

[13] 闫军主编 . 实用儿科常见疾病诊疗实践 [M]. 长春：吉林科学技术出版社 .2019.

[14] 侯瑞英主编 . 临床儿科疾病诊疗与相关病理检查 [M]. 长春：吉林科学技术出版社 .2019.

[15] 王娟，毕娟主编 . 神经科疾病观察与护理技能 [M]. 北京：中国医药科技出版社 .2019.

[16] 吴波涛等编著 . 临床神经外科疾病诊疗学 [M]. 长春：吉林科学技术出版社 .2019.

[17] 卢俊丽总主编 . 临床常见疾病护理精粹 [M]. 西安：西安交通大学出版社 .2017.

[18] 王艳等主编.实用儿科疾病诊疗技术 [M].长春：吉林科学技术出版社 .2017.

[19] 达志海，梁殿哲主编；达志河，赵鹏，万秋瑞副主编.最新儿科疾病诊疗指南 [M].兰州：甘肃文化出版社 .2017.

[20] 张贤锋著.实用儿科疾病诊断与治疗 [M].延吉：延边大学出版社 .2017.

[21] 权弋主编.儿科疾病诊断治疗学 [M].长春：吉林科学技术出版社 .2017.

[22] 刘凤爱等主编.实用临床儿科疾病理论与实践 [M].北京：科学技术文献出版社 .2018.

[23] 侯斌等编著.神经内科疾病诊疗与中医辩证 [M].天津：天津科学技术出版社 .2018.

[24] 陈忠英主编；熊永红，武君颖，蒋俊，李震副主编.儿科疾病防治 [M].西安：第四军医大学出版社 .2015.

[25] 刘俊，梁庆伟主编.小儿疾病防治问答 [M].北京：金盾出版社 .2015.